Atlas …

AF233322

Ta 20
Ta 17.

ORIGINE

ET

DÉVELOPPEMENT DES OS

PARIS. — IMPRIMERIE DE E. MARTINET, RUE MIGNON, 2.

ORIGINE

ET

DÉVELOPPEMENT

DES OS

PAR

A. RAMBAUD et Ch. RENAULT

———

ACCOMPAGNÉ

D'UN ATLAS GRAND IN-4

DE 28 PLANCHES.

PARIS

F. CHAMEROT, LIBRAIRE-ÉDITEUR

RUE DU JARDINET, 13

1864

Tous droits réservés.

PRÉFACE.

Nous publions aujourd'hui le résultat de trois années de recherches assidues. Dès le commencement, nous nous sommes imposé la tâche de ne rien faire représenter et de ne décrire que ce que nous avions vu et contrôlé sur la nature. Pour l'accomplissement d'un tel ouvrage, il fallait réunir une grande quantité de matériaux. L'un de nous, étant prosecteur à l'amphithéâtre des hôpitaux, nous étions à même d'avoir presque chaque jour des quantités considérables d'enfants de tout âge, pouvant ainsi suivre jour par jour toutes les phases de l'évolution du squelette. La première difficulté qui se rencontrait, c'était de représenter fidèlement la nature sous son véritable jour; il fallait avoir un dessinateur, non-seulement artiste, mais encore habitué aux dessins anatomiques. M. Léveillé réunissait toutes ces qualités, nous devons dire qu'il s'en est acquitté avec un zèle digne d'éloges.

Notre intention étant de faire un traité complet sur l'origine et le développement des os, nous avons dû parcourir tous les travaux antérieurs au nôtre, nous avons cherché à rendre à chacun la part qui lui revient. Bien que l'étude du développement du squelette repose exclusivement sur l'observation de faits matériels palpables, elle n'en a pas moins donné naissance à de nombreuses controverses. Quand nous avons abordé ces questions délicates nous nous sommes toujours laissé guider par l'observation rigoureuse des faits, sans idée préconçue, ne prenant parti pour ou contre aucune doctrine, n'adoptant que ce qui nous paraissait le plus conforme à la nature, ne nous arrêtant devant aucune considération autre que l'amour de la vérité.

Nous devons des remercîments à **MM. Pajot** et **Regnier** pour les embryons qu'ils nous ont donnés, et à **MM. Hayem** et **Hénocque** pour les bons dessins qu'ils nous ont faits.

Dans les travaux que nous devons entreprendre sur le développement des divers tissus organiques, nous rendrons toujours publiquement un témoignage de reconnaissance à ceux qui nous fourniront des matériaux d'étude.

A. RAMBAUD et CH. RENAULT.

Paris, le 12 octobre 1863.

TABLE DES MATIÈRES

QUATRIÈME PARTIE.

OSSIFICATION DES CARTILAGES DITS PERMANENTS.

APPENDICE.

ORIGINE

ET

DÉVELOPPEMENT DES OS

INTRODUCTION HISTORIQUE.

L'étude du développement des os remonte aux premiers temps de l'anatomie. Dès la plus haute antiquité, les hommes qui étudièrent l'ostéologie ne purent manquer, en effet, de rencontrer des os aux différentes phases de leur évolution. S'il faut en croire Gœlicke (1), les Égyptiens, dès le temps des Pharaons, cultivaient l'anatomie, et si ces peuples ne nous ont rien laissé, il paraîtrait cependant qu'ils avaient, surtout en ostéologie, des notions assez étendues. C'est l'opinion de Galien, et Eusèbe cite même un certain Asthotis ou Asthotas qui écrivit des livres anatomiques.

Au dire de Plutarque (2) et d'Hérodote, il existait chez les Égyptiens la coutume singulière d'apporter un squelette à la table du festin, et de s'exhorter à songer que bientôt ils seraient ainsi.

Hérodote affirme avoir vu ce fait.

De l'Égypte la science anatomique passa en Grèce. Là elle fut transmise, dans certaines familles, de génération en généra-

(1) *Introductio in historiam litterariam anatomes,* etc. Francofurti, 1738.
(2) *Septem sapient. convivio,* p. 148.

1

tion. Les connaissances en ostéologie étaient assez étendues, on les appliquait à la réduction des luxations et à la guérison des fractures.

Dans les temples d'Esculape, quelques écrits même résumaient déjà les connaissances anatomiques et médicales.

Enfin vint Hippocrate. Il condensa dans ses livres les enseignements qui lui avaient été transmis et les résultats de ses propres études. Il reconnut le peu de dureté des os du crâne de l'enfant, leurs solutions de continuité à la naissance, les fontanelles, qu'Aristote appela ὀστέον ὑστερογενὴς, c'est-à-dire os engendré le dernier. Il reconnut quelques épiphyses, la division primitive du sternum en plusieurs pièces. Il est probable, comme le pense Fallope, qu'il vit au moins sur de jeunes animaux la division de l'os iliaque en trois pièces, auxquelles il imposa les noms qui leur sont restés (ilion, ischion, pubis); il fixa même le terme de l'accroissement du squelette, qu'il croyait lié chez la femme à la menstruation.

La squelettopée ne paraît pas non plus avoir été ignorée de son temps, car on rapporte qu'il consacra un squelette d'airain à l'Apollon de Delphes.

D'Hippocrate jusqu'à Celse, malgré tout l'éclat jeté par l'école d'Alexandrie, l'étude du développement des os fit peu de progrès.

Celse lui-même, dans son *Traité des os du corps humain*, éclaircit peu la question. Il nota le premier les trois ou quatre sutures que présente parfois l'occipital (1), et reconnut que les dents étaient parfaitement distinctes des os.

Cent cinquante ans plus tard parut Galien. De nombreux passages de ses livres indiquent qu'il connaissait les principales périodes de l'évolution du squelette. On dit même qu'il parcourait les montagnes pour ramasser les os des enfants qui avaient été exposés aux bêtes sauvages.

---

(1) Lib. III, cap. IV.

Il décrit, au livre de la formation du fœtus, l'état primitif du crâne, l'endurcissement successif de ses os, la flexibilité première des os des membres. Il reconnut sur des animaux sept os primitifs au sternum (1) outre la pointe, les deux moitiés de la mâchoire inférieure, les principales pièces de l'os hyoïde (2).

Il désigna sous le nom d'épiphyses les pièces osseuses unies aux os d'une façon médiate, et les distingua ainsi des apophyses :

« Epiphysis est ubi os cum osse ad unionem coit : apophysis » vero totius ossis pars est (3). »

Il décrit aussi les diverses déformations que peuvent subir, chez les enfants mal soignés, les os tendres et maniables comme la cire.

Après Galien, Mélétius, médecin et philosophe chrétien, écrivit un ouvrage sur la nature et la structure de l'homme, dans lequel il donna çà et là quelques détails sur l'ossification des os de la tête, sur les sutures qui les unissent ; mais il dépassa peu les limites tracées par Galien.

Il en est de même des médecins arabes. On trouve bien dans les écrits d'Albucasis des figures de squelettes, dans Avicenne (Abensine) des détails d'ostéologie ; mais rien sur le développement.

L'*Anatomie de l'enfant*, que Gabriel de Zerbi publia vers la fin du xv⁰ siècle, n'est qu'un résumé incomplet des travaux de ses devanciers.

Vésale lui-même ne doit être cité que pour mémoire, car, sauf quelques épiphyses et quelques détails qu'il reconnut fortuitement, il ne signala rien de nouveau. Il fit même une querelle à Galien pour avoir dit que la mâchoire inférieure était formée de deux os.

(1) Galenus, *De anatomicis administrationibus*, lib. VIII, cap. I.
(2) Id., *De usu partium corporis humani*, lib. VII, cap. XIX.
(3) Id., *De ossibus ad tirones liber*, introductio.

Ce furent ses contemporains et ses disciples qui firent du développement des os une partie importante de l'ostéologie.

Jacques Sylvius (1) (Jacques du Bois ou du Boës), suivit pas à pas le livre *Des os* de Galien, ajoutant à chaque chapitre de nombreuses additions.

Il étudia parfaitement les épiphyses, leur mode de formation et leurs usages ; il répartit les os, au point de vue des épiphyses, en six classes, suivant qu'ils ont :

> 1° pas d'épiphyse (mâchoire inférieure) ;
> 2° une épiphyse (calcanéum, phalanges des doigts) ;
> 3° deux épiphyses (tibia, péroné, cubitus, radius, etc.) ;
> 4° trois épiphyses (os iliaque).

Au sujet de cet os, on doit dire qu'il signala le premier l'épiphyse située entre l'ilion et le pubis surtout, qui fut si bien décrite plus tard par Albinus.

> 5° quatre épiphyses (fémur, omoplate) ;
> 6° six épiphyses (vertèbres des lombes).

Il reconnut quatre pièces à l'occipital (écaille, condyles, base). Il observa que la mâchoire inférieure était composée de deux os chez les jeunes enfants, et à ce sujet il réfuta avec violence Vésale, qui avait mis en doute la véracité d'Hippocrate et de Galien.

« Genam infernam Hippocratis et Galeni testimonio biossem » esse non recipit *calumniator*, etc., etc. » Il décrivit les épiphyses du sacrum et l'ossification fréquente du ligament stylohyoïdien chez les vieillards.

Colombe (2), dans les quinze livres qu'il publia à Crémone, en consacra quatre aux os et aux cartilages, mais il ne parla que d'une manière accessoire de ceux de l'enfant.

(1) *Opera medica jam demum in sex partes digesta, castigata et indicibus necessariis instructa, adjuncta est ejusdem vita et icon*, opera et studio Renati Moræi, D. M. P. Genève, 1630, p. 56, 57, 62, 66 et 138.

(2) *De re anatomica*, lib. XV. Venetiis, 1559.

On doit à Eustache (1) une bonne étude de l'ossification du sternum.

Philippe Ingrassias, à qui l'admiration de ses concitoyens décerna le nom d'Hippocrate de la Sicile, n'écrivit presque rien sur l'anatomie ; mais on sait qu'il étudia attentivement les os des jeunes sujets. Il compta jusqu'à 331 épiphyses, rangeant sous ce nom, d'après la définition de Galien, tout ce qui était séparé quelque temps du corps de l'os. Ce fut lui aussi qui découvrit l'étrier ; voici comment il raconte sa découverte :

« L'année 1540, tandis que nous professions publiquement
» à Naples la théorie et la pratique de la médecine et aussi
» l'anatomie, nous n'avons pas trouvé, mais découvert ce
» troisième osselet que nous ne cherchions nullement: car
» nous n'en avions aucun indice ni aucun soupçon. Nous
» sondions à l'aide d'un scalpel, et nous percutions à l'aide
» d'un marteau le temporal, pour montrer aux disciples qui
» nous entouraient les cavités internes de cet os et ce qu'elles
» contenaient. Déjà nous avions fait voir le marteau et l'en-
» clume, quand, je ne sais comment, nous aperçûmes sur
» la table un troisième osselet! Tout de suite, nous lui don-
» nâmes le nom d'*étrier ;* plus tard nous l'appelâmes encore
» os *deltoïde.* »

Fallope (2), le premier, vers le milieu du xvie siècle, réunit en corps de doctrine l'histoire du développement des os. C'est par là qu'il commence ses observations anatomiques.

Il désigne sous le nom d'appendices tout ce que Galien et ses successeurs avaient appelé épiphyses.

Il découvrit l'évolution du frontal par deux moitiés latérales, décrivit les trois principaux centres d'ossification de l'occipital en niant la division primitive de l'écaille en quatre par-ties. « Jamais, dit-il, comme il en est qui l'enseignent dans

(1) *Opuscula anatomica.* Venetiis, 1574.
(2) G. Fallopii *Opera omnia in unum congesta,* etc. Francofurti, 1600, p. 360 et suiv.

» les écoles, je n'ai vu l'occipital formé de cinq ou de sept
» pièces. »

Le temporal des jeunes enfants lui fournit de riches découvertes : le cercle du tympan ; l'aqueduc qui porte son nom, déjà entrevu par Galien et Vésale, si facile à observer sur de jeunes sujets ; l'ossification de l'apophyse styloïde et celle du ligament stylo-hyoïdien chez les vieillards. Il remarqua les cinq centres principaux du sphénoïde, le corps, les grandes et petites ailes, le développement des cornets sphénoïdaux. Il signala la ligne transverse qui va sur la voûte palatine d'une canine à l'autre, comme ayant exercé tous les observateurs de son temps, ligne qui depuis a exercé encore la sagacité de bien des anatomistes.

Il observa que le sinus maxillaire découvert par Vésale sur les adultes n'existait pas chez les fœtus.

La description qu'il donne de l'encroûtement des cartilages du larynx est très-exacte.

La colonne vertébrale lui offrit aussi de curieuses découvertes dont l'observation lui fit, dit-il, grand plaisir. Il reconnut les trois centres des vertèbres, les quatre qui forment l'axis. L'atlas lui présenta des anomalies dans l'ossification de son arc antérieur, qu'il exposa avec le plus grand soin. Il rencontra deux rudiments de côtes supplémentaires, et conclut à l'existence accidentelle de treize côtes. Sur le sujet dont il rapporte l'observation, il y avait treize vertèbres dorsales et seulement quatre lombaires, ce qui permettrait de croire ici à l'existence d'une côte lombaire.

Il signala aussi les épiphyses des diverses apophyses des vertèbres.

Il étudia avec soin le sternum et lui accorda huit points d'ossification à la naissance. Passant au membre supérieur, il décrivit l'ossification de l'apophyse coracoïde de l'acromion, les principaux points épiphysaires de l'humérus ; à l'avant-bras, avec les autres épiphyses, celle qui forme l'olécrâne ; au carpe il fit remarquer que le pisiforme s'ossifiait le dernier. Puis vient la description des épiphyses des membres inférieurs, de l'ossification de la rotule et des autres sésamoïdes. Ce qu'il précise le moins, c'est l'âge des fœtus qu'il étudie : âge auquel il semble, du reste, attacher peu d'importance.

Après Fallope, A. Paré (1) répéta sans y rien ajouter les opinions reçues à son époque. Cependant, à la façon dont il décrit les deux moitiés du maxillaire inférieur chez le fœtus, les épiphyses des os longs, l'ossification de l'os hyoïde, des cartilages du larynx, du sternum, on voit qu'il étudia la question du développement des os.

Un homme né à Groningue, en Frise, Volcher Coiter, fut, à la même époque, un des plus actifs investigateurs de l'évolution du squelette. A Pise, disciple de Fallope, dont il recueillit les leçons, il prit là les documents de son principal ouvrage. A Rome, il suivit Eustache; à Bologne, Aldrovande, qui le poussa à étudier le développement du poulet; mais, selon Harvey, il ne fit point de découvertes de ce côté. De là, poursuivant ses pérégrinations, il se rendit à Montpellier, près de Rondelet. Enfin, vers 1569, il fut appelé par les magistrats de Nuremberg comme médecin-physicien. Ce fut dans ce poste qu'il fit une *Etude des cartilages* et son *Traité des os de l'enfant* (2). Il précise dans ce travail, où il passe en revue les os des fœtus avortés qu'il avait pu se procurer, et ceux des enfants âgés d'une demi-année, tout ce qui avait été vu ou seulement entrevu par Fallope.

Il reconnut aussi que les dents n'étaient point des os, *sed peculiaria quædam duriora, candidiora et solidiora*, etc.

Peu après, en France, Riolan (3) consacra les cinq derniers chapitres du Ier livre de son *Manuel anatomique* à l'étude

(1) Livres V et VI de l'*Anatomie*.

(2) *De ossibus infantis*, avec le *Traité des os de l'enfant* de Henry Eysson, 1659.

(3) *Manuel anatomique et pathologique, ou Abrégé de toute l'anatomie*, liv. 1, chap. xxvi et suiv.

des os de l'enfant, depuis leur commencement, dit-il, jusqu'à l'âge de sept ans.

Après avoir donné une idée générale des os à cette période de la vie et avoir examiné les opinions des anciens sur ce sujet, il étudie successivement l'ossification des os de la tête, de l'épine, de la poitrine, des membres ; et s'il n'ajoute pas de découvertes à celles de ses devanciers, au moins, en résumant leurs idées, il les présente avec une clarté remarquable. Si l'on voulait exprimer en quelques mots la valeur des travaux de Riolan sur ces matières, il suffirait de citer cette inscription latine, que Gui Patin plaça sous son portrait :

Non Riolanus, at est hic bibliotheca vocandus,
Quippe quod in tota discitur arte tenet.

Presque en même temps, Henri Eysson, prosecteur de l'Académie de Groningue, obtint des premiers magistrats de cette ville qu'un nouvel amphithéâtre d'anatomie fût fondé aux frais publics ; car, depuis vingt ans, les démonstrations anatomiques y avaient été négligées. Dans la suite, il eut l'occasion d'y ouvrir beaucoup d'enfants et de nouveau-nés, d'y décrire publiquement leurs os et la façon de construire les squelettes. Ce fut là l'origine de son traité anatomique (1) *De ossibus infantis cognoscendis, conservandis et curandis.*

Dans ce traité, on trouve, avec l'histoire des os des jeunes sujets, l'énumération de leurs différences avec ceux des adultes, la manière de les soigner quand ils sont en bonne santé, et de les guérir quand ils sont malades ; puis des conseils aux nourrices, aux accoucheurs et aux chirurgiens. Kerckringe lui reproche cependant, dans plusieurs endroits, de n'avoir disséqué qu'un seul fœtus.

Eysson corrigea aussi le *Traité des os des enfants* de

______

(1) *Tractatus anatomicus et medicus de ossibus infantis cognoscendis, conservandis et curandis, accessit Volcheri Coiteri eorumdem ossium historia.* Groningue, 1659.

V. Coiter, et la similitude du sujet l'engagea à y joindre ses propres recherches. Il réclame hautement pour son compatriote la prérogative d'avoir publié le premier un pareil traité, oubliant Fallope, le premier maître de son héros. Il ne craint pas non plus d'accuser Riolan, si célèbre à cette époque, d'avoir décrit beaucoup de choses d'après Coiter, sans faire mention du petit livre de celui-ci.

Pour terminer cette série d'anatomistes, il faut citer Adrien Spigel (1), disciple de Cassérius et d'Acquapendente. Il passe en revue assez rapidement les différentes phases du développement des os, donnant pour cause de l'évolution tardive du système osseux chez l'homme les nécessités de l'accouchement, l'imperfection de l'homme. Il déduit de la mollesse des os dans le jeune âge des conseils aux mères et aux nourrices.

Il agite aussi la question de savoir comment se fait la transformation osseuse, et admet que certains os sont cartilagineux avant l'ossification, que d'autres ne sont que membraneux. Comme exemple des premiers, il cite les épiphyses des membres ; comme exemple des seconds, les os du crâne, dont l'ossification, selon lui, se fait par juxtaposition. « Ainsi, dit-il, sur les bords d'un fleuve, quand il gèle, il se fait d'abord de petits îlots de glace qui s'unissent entre eux et finissent par s'étendre de proche en proche. »

En 1670, le Hollandais Th. Kerckringe, publia sous le titre modeste de *Glanage anatomique* (1) cent observations de cas rares, une *Ostéogénie*, et, comme supplément à l'ostéogénie, une *Anthropogénie ichnographique*.

Jusqu'à lui l'ostéogénie avait été traitée superficiellement ; les meilleurs observateurs avaient à peine dépassé la naissance. La grande difficulté de se procurer les fœtus des différents âges,

---

(1) *Anatomia* Spigelii Bruxellensis, 1645 : *De formato fœtu*, cap. xiv. — *De ossibus.*

(2) Th. Kerckringii *Spicilegium anatomicum, nec non osteogeniam fœtuum.* Amstelodami, 1670.

la difficulté aussi de les préparer quand on les avait acquis, de se prononcer sur l'âge d'après une seule observation, tout avait contribué à introduire des erreurs ou à laisser dans l'ombre des vérités dignes d'être connues.

Kerckringe, ami et concitoyen de F. Ruysch, à qui rien n'était refusé à Amsterdam, eut le bonheur de posséder plus de soixante-dix fœtus, acquis à grands frais. Il n'épargna, comme il le dit dans sa préface, ni son temps, ni sa peine, et passa ses nuits et ses jours à les étudier ; en sorte qu'il n'affirme rien que l'autopsie ne lui ait montré.

Pour éclairer ses descriptions, il ajouta à son traité sept planches représentant en grandeur naturelle des squelettes de fœtus, depuis le second mois après la conception graduellement jusqu'au neuvième. Il reconnut que tous les os étaient primitivement membraneux, puis devenaient cartilagineux, puis osseux, opinion qui paraît appartenir à A. Laurent (1). Il élucida complétement l'ossification de l'occipital, en partie celle du temporal, du sphénoïde, de l'ethmoïde ; reconnut les trois principales pièces du maxillaire inférieur, entre autres celle qui depuis a pris le nom de Spix ; découvrit la membrane externe du tympan, etc. Mais il précisa surtout, avec une rare exactitude, l'époque d'apparition et de soudure des diverses pièces osseuses.

Sans doute il se glissa, malgré lui, des erreurs dans son travail, dues infailliblement, comme le remarque Swammerdam, à la difficulté de déterminer le temps de la conception, de juger des fœtus rejetés avant le terme, les uns pouvant être plus petits, les autres plus développés, suivant la plus ou moins grande abondance de nourriture fournie par la mère. Il n'est pas non plus étonnant que Bidloo ait représenté des fœtus du même âge d'une taille plus grande : car Kerckringe, comme il est

(1) Lib. II, *De ossibus*, cap. x. — *Historia anotomica humani corporis, et singularum ejus partium, multis controversiis et observationibus novis illustrata.* Paris, 1600, in-fol.

facile de s'en assurer, a fait faire ses gravures d'après des pièces dont les cartilages, racornis par la dessiccation, avaient perdu la majeure partie de leur volume primitif.

Dans son *Anthropogénie ichnographique*, qu'il publia un peu plus tard, il prend le fœtus dès sa formation dans l'œuf, et l'étudie au bout de trois, de quatre et de quinze jours, puis de trois semaines, d'un mois et de six semaines.

A un mois, le fœtus, dit-il, a un point osseux dans les maxillaires, les clavicules, les côtes.

Ruysch lui-même possédait dans son musée anatomique un grand nombre de squelettes de fœtus et d'enfants (1).

Il décrivit chacun d'eux dans son catalogue, en insistant, avant tout, sur l'état de l'ossification.

Welschius (2) donna en 1697 cinquante-six planches, dont il consacra dix-sept aux os des adultes, des enfants et des nouveau-nés. Ces planches, publiées dix-sept ans après celles de Kerckringe, leur sont bien inférieures.

Duverney (3), dans son *Traité de l'oreille*, fournit quelques détails sur l'ossification du temporal, mais presque tous empruntés à ses prédécesseurs. Il en est de même de Schelhammer (4).

En 1690, un anonyme publia à Paris une *Ostéologie* nouvelle, où l'on trouve une théorie de la formation des os, avec l'énumération des différences qui existent entre le squelette du fœtus et celui de l'adulte. — Un peu plus tard, J. Baster (5), A. Vater, disciple de Ruysch, et Ulmann (6), traitèrent la question du développement des os sans y apporter de nouveaux faits ; il en

(1) *Museum anatomicum Ruyschianum, sive catalogus*, etc. Amsterdam, CIƆIƆCCIXCI.

(2) *Tabulis anatomicis universam corporis humani fabricam perspicue ac succincte exhibentibus*, etc. Lipsiæ, 1697.

(3) *De auditùs organo tractatus*, dans Manget, *Bibl. anat.*, t. II, p. 426 (*Traité de l'organe de l'ouïe*, Paris, 1683).

(4) *De auditu liber*. Leyde, 1681.

(5) J. Baster, *De osteogenia*. Lugduni Batav., 1731.

(6) A. Vater et Ulmann, *Osteogenia*. Vitcb., 1733.

est de même de Nesbitt (1), qui, presque en même temps, en Angleterre, publia un *Traité d'ostéogénie humaine*. Platner (2), vers la fin de 1736, fit imprimer à Leipzig une *Dissertation sur les épiphyses*, où il résume, d'après Kerckringe, l'histoire de toutes les pièces du squelette, en y ajoutant des considéra-tions générales sur l'ossification des cartilages, sur le nombre des épiphyses et leur mode d'accroissement. Sans donner une définition bien exacte de ce qu'il comprend sous le nom d'épi-physes, il semble les regarder comme des pièces surajoutées aux grosses apophyses : «*Aliquando majores apophyses suas epi-physes habent.* »

Il range aussi sous ce nom, à côté de ces pièces, d'autres parties, comme l'apophyse styloïde. On lui doit une bonne description des épiphyses de l'os coxal. Mais le travail le plus remarquable qui fut publié sur ce sujet, dans le courant du xviiie siècle, fut celui de Bernard Sigefroi Albinus (3). Comme complément à son splendide *Traité des os de l'adulte*, il donna de magnifiques figures gravées avec le plus grand soin, repré-sentant séparément, grandeur naturelle, tous les os du fœtus à la naissance. Par leur exactitude et le fini de leur exécution, ces figures sont, sans contredit, les meilleures qu'on ait données jusqu'ici. Dans l'histoire succincte qu'il trace du développe-ment de chaque os, il décrit les principales phases de son évo-lution, sans trop s'inquiéter des points qui le composent avant la naissance, sans trop fixer les époques d'apparition et de soudure des différentes pièces.

On doit surtout citer les chapitres consacrés au pariétal, au sternum, aux différents os longs. Il entrevit les points du maxillaire supérieur; observa que la majeure partie du cartilage qui forme, après la naissance, l'extrémité des os longs, est

(1) R. Nesbitt, *The human Osteogeny*. London, 1736.
(2) *Dissertatio de ossium epiphysibus*, 1736.
(3) *Icones ossium fœtus humani, accedit osteogeniæ brevis historia*. Leidæ Batavorum, 1737.

envahie par la diaphyse, et non par l'épiphyse, comme on le croyait avant lui. Il spécifia ce qu'il entendait par épiphyse, retranchant de cette classe de pièces osseuses les os tels que les apophyses styloïdes, odontoïdes, etc. Enfin, avec une idée succincte de l'apparition des granules osseux destinés à former chaque pièce épiphysaire, il traita de la vascularité du périoste. — En résumé, il y a peu de chose à ajouter à ce qu'Albinus a dit du squelette à la naissance. — Parmi les auteurs qui ont écrit depuis sur le développement des os, il faut citer Ungebauer (1); Bertin (2), qui étudia superficiellement les pièces d'ossification de quelques os, en les désignant indistinctement sous le nom d'épiphyses : il crut avoir signalé le premier les deux coquilles osseuses qui forment les sinus du sphénoïde, et décrivit soigneusement les lames contournées situées au devant de ceux-ci, sous le nom de cornets sphénoïdaux (3); Reichel (4), Senff (5), Spix (6), Meckel (7), M.-J. Weber, et surtout Béclard (8) et M. Serres (9).

Meckel ajouta fort peu aux travaux de ses devanciers : il re-

(1) *Epistola de ossium trunci corporis humani epiphysibus sero osseis earumdemque generi*, 1739.

(2) *Traité d'ostéologie*, 1754, t. II, p. 23, 78, 79.

(3) *Mémoires de l'Académie royale des sciences*, année 1744.

(4) *Dissertatio de ossium ortu et structura*, Leipsick, 1740, in-4, dans Sandifort, *Thes. dissert.*, vol. II.

(5) C. F. Senff, *Nonnulla de incremento ossium embryonum in primis gravidatis mensibus*. Halæ, 1801.

(6) *Cephalogenesis, sive capitis ossei structura, formatio et significatio*, etc., avec 18 pl. Monachii, 1815.

(7) *Deutsches Archiv für die Physiologie*, t. I, p. 589, 618, et t. VII, p. 397.

(8) *Mémoire sur l'ostéose, ou sur la formation, l'accroissement et l'atrophie des os dans l'espèce humaine* (Faculté de médecine de Paris, 26 août 1813; — *Nouveau Journal de méd., chirurg. et pharm.*, 1819, vol. IV, p. 57, 71, 107, 218 et 327; — *Ib.*, 1820, vol. VIII, p. 81).

(9) *Des lois de l'ostéogénie* (*Institut*, 1829); analyse de ce travail par G. Cuvier, dans les *Comptes rendus des travaux de l'Académie des sciences de Paris* (sc. physiq. et physiol.) pour 1819. — *Note sur le développement centripète du système osseux* (*Institut*, 9 janvier, 1838; — *Comptes rendus*, 1838, vol. VI, p. 24).

mit seulement en lumière quelques modes particuliers d'ossification qui semblaient avoir été oubliés. Ainsi il dit que l'écaille de l'occipital s'ossifiait par quatre points, particularité qui avait été déjà signalée par Kerckringe; il étudia avec soin l'ossification du sphénoïde; il essaya aussi de formuler des lois générales, mais qui, la plupart, sont en contradiction avec les faits.

On doit à M. J. Weber (1) une bonne étude de l'ossification de la colonne vertébrale et de plusieurs autres os du squelette. Le 18 janvier 1819, dans un mémoire lu à l'Académie des sciences, M. Serres, par une série de faits constatés chez l'homme et surtout chez les mammifères et les oiseaux, s'efforça d'établir des lois générales qui groupaient tous les faits de l'ostéogénie sous six chefs principaux, dont quatre spécialement applicables au système osseux. — Il eut le mérite, sinon d'être toujours arrivé à des lois scrupuleusement exactes, au moins d'avoir synthétisé des faits envisagés jusqu'alors trop isolément. On lui doit aussi la description de l'ossification du vomer, des doubles canaux du maxillaire inférieur et des principales pièces de cet os. La découverte des deux pièces accessoires des frontaux, des deux granules des épiphyses, des phalanges, etc., etc.

Deux mois après, Béclard publia un mémoire également sur le développement des os, mémoire conservé manuscrit depuis six ans et dont les pièces avaient été exposées tout ce laps de temps aux regards des élèves dans les cabinets de la Faculté! Il apporta, dans les nombreuses recherches qu'il fit sur des embryons humains, la plus grande attention à la détermination des âges, et prit avec grand soin les dimensions des os aux différentes phases de leur évolution. Si le champ qu'il parcourut, déjà traversé par tant d'observateurs, ne lui offrit que des découvertes secondaires, il sut néanmoins, par la rigoureuse

____

(1) *Handbuch der Zergliederungskunde*, t. 1. — *Anatomie*, t. 1.

exactitude qu'il apporta dans son travail, en faire un des éléments nécessaires à la science qui nous occupe (1).

L'étude du squelette cartilagineux ne remonte pas très-loin : Kerckringe l'étudia le premier chez l'homme, mais il s'inquiéta peu du mécanisme de sa formation.

Malpighi (2), dans ses observations sur le développement du poulet dans l'œuf, décrivit la formation des plaques carrées, origine des arcs vertébraux, et sur la plupart de ses nombreuses figures il représente même la corde dorsale, qu'il prenait pour la moelle épinière, qui, selon lui, se serait développée comme un fil unique situé sur la ligne médiane. Il regardait les deux moitiés primitives du système nerveux comme les deux moitiés des corps vertébraux et l'origine de la base du crâne.

Maître Jean (3), dans ses observations sur la formation du poulet, étudia peu l'évolution du squelette cartilagineux ; il est

______

(1) Nous pouvons citer, à titre de renseignements, les quelques auteurs qui suivent :

JULES JASOLINI, professeur au gymnase de Naples, en 1668, publia une petite *Ostéologie* où il défend Galien contre Vésale et Fallope au sujet de l'usage des épiphyses.

COURTIAL (de Toulouse), en 1705, à Paris, publia un *Traité des os*, où il décrit leur structure, *leur formation* et leurs maladies.

Dans les *Éphémérides cur. nat.*, fondées surtout par Wepfer, observation 76, 1re décurie, année 1re, WOLFFSTRIGELIUS, professeur à l'Académie de Vienne, prétendit que le sphénoïde, chez les jeunes sujets, se composait de trois os seulement, le premier, celui qui forme la selle, étant percé à son centre.

THÉODORE ALDE (Mathieu Slada), médecin à Amsterdam, fit des incubations, et étudia le *développement* du poulet dans l'œuf.

HALLMANN, *Vergleichende Anatomie des Schläfenbeins*, 1837.

HILDEBRANDT, *Handbuch der Anatomie*, t. II.

DANZ, *Zergliederungskunde der Ungeborenen.*

RITGEN, *Probefragmenteiner Physiologie des Menschen.*

Lisez pour le développement de l'os intermaxillaire :

LEUCKART, *Untersuchungen über das Zwischenkieferbein des Menschen.* Stuttgard, 1840.

(2) *De formatione pulli in ovo*, 1672, dans Manget, t. I, p. 577 à 593.

(3) *Observations sur la formation du poulet.* Paris, 1722, p. 83.

même, sous ce point de vue, inférieur à Malpighi. Ses figures n'offrent également rien d'intéressant.

Depuis Malpighi, les travaux se sont multipliés, et cependant il reste encore des doutes sur bien des points. Citons Meckel (1), Dœllinger (2), Pander (3), Valentin (4), de Baër (5), Velpeau (6), Serres (7), Remark, Rathke (8), Bischoff, Reichert (9) et Coste (10), dont les travaux sur la formation des mâchoires donnent une explication rigoureuse des fréquentes altérations pathologiques de cette région.

(1) *Archiv.*, t. I.

(2) *Beiträge zur Entwicklungsgeschichte des menschlichen Gehirns.* Francfort, 1814.—*Beiträge zur Entwicklungsgeschichte des Hühnchens.* Wurtzbourg, 1817.

(3) *Dissertatio sistens historiam metamorphoseos quam ovum incubatum prioribus quinque diebus subit.* Wurtzbourg, 1817, trad. dans *Arch. gén. de méd.*, t. I, p. 178. — *Beiträge zur Entwicklungsgeschichte des Hühnchens im Eie*, p. 9.

(4) *Handbuch der Entwicklungsgeschichte*, etc. Berlin, 1835.

(5) *Histoire du développement des animaux*, trad. par Breschet.

(6) *Embryologie, ou ovologie humaine.* Paris, 1833.

(7) *Principes d'embryogénie, de zoogénie et de tératogénie*, 1859.

(8) *Entwicklungsgeschichte der Wirbelthiere.* Leipzig, 1861.

(9) *De arcubus sic dictis branchialibus.* Berlin, 1837. — *Das Entwicklungsleben in Wirbelthierreich.* Berlin, 1840.

(10) *Histoire générale et particulière du développement des corps organisés, et Recherches sur la formation des embryons*, par Coste et Delpech. Paris, 1834.

Consultez aussi :

PRÉVOST et DUMAS, *Ann. des sciences naturelles*, 1824.

C. F. WOLF, *Ueber die Bildung des Darmcanals*, t. II.

BOJANUS, *Nova Act. nat. curios.*, vol. X.

SOEMMERING, *Icones embryonum humanorum*, 1809.

HUSCHKE, *Isis*, 1826, p. 401 ; 1827, p. 102.

ACHERSON, *De fistulis colli congenitis.*

RATHKE, *Journal l'Isis*, 1828.

ERDL, *De embryonum arcubus sic dictis branchialibus*, dissert. inaug. Berolini, 1837.

GUNTHER, *Beobachtungen über die Entwicklung des Gehœrorgans.* Leipzick, 1842.

GOODSIR, *The morphological constitution of the skeleton of the vertebrate head* (*Edinburgh new philosophical Journal*, new series, janv. 1857, vol. V).

NATALIS GUILLOT, *Recherches sur le développement des dents et des mâchoires* (*Comptes rendus de l'Académie des sciences de Paris*, séance du 29 mars 1858).

C'est de Clopton Havers (1) que date en réalité l'étude de la structure et de la formation du tissu osseux, bien qu'avant lui tous les anatomistes qui s'étaient occupés du développement des os eussent produit une théorie sur la formation de leur tissu.

Havers étudia le mode de formation du tissu osseux, le périoste, les parties constituantes des os, leur mode de nutrition et d'accroissement.

Les os sont, disait-il, « primitivement gélatineux, sembla-
» bles à de la gomme gonflée par l'eau, puis cartilagineux,
» puis osseux. Tous les cartilages tendent vers l'ossification.
» Les uns s'ossifient dès leur apparition ; d'autres, le larynx,
» la trachée, les cartilages costaux, ne s'ossifient que très-tard. »

Albinus professait une opinion peu différente : « Les os sont
» d'abord une gelée très-molle, qui peu à peu s'épaissit et finit
» par prendre une dureté notable. Tous les os sont primitive-
» ment cartilagineux. Quelques-uns ont l'apparence membra-
» neuse, mais leur nature est cartilagineuse. »

Boerhaave (2) était d'un avis semblable. Le chevalier Hans Sloane, ayant fait connaître à l'Académie la remarque du chirurgien anglais Belchier sur la coloration des os par la garance, procura aux physiologistes de nouveaux moyens d'expérimenter.

Duhamel (3), en s'aidant de ce moyen, établit dans différents mémoires une série de propositions sur la formation et l'accroissement des os. Ainsi il dit :

« Ce qui doit former l'os est une substance cartilagineuse ou

---

(1) *Osteologia nova, sive quædam observationes de ossibus*, etc. Lipsiæ, 1692.

(2) *Prælect. in Instit. rei med.*, n° 476.

(3) *Mémoires de l'Académie royale des sciences*, 1739, 1741, 1743, 1746, etc.
Voyez : Bœhmer, *Prolusio qua callum ossium e rubiæ tinctorum radicis pastu describit*. Lipsiæ, 1752.

Dethleef, *Dissert. inaug. medic.-chirurg. exhibens ossium calli generationem et naturam, per fracta in animalibus rubiæ radice pastis ossa demonstratam*. Gottingæ, 1773.

» approchante de la nature du cartilage, qui est d'autant plus
» molle que l'embryon est plus petit. Cette substance, qu'on a
» peine à distinguer du périoste, et qui est peut-être tout le
» périoste, acquiert peu à peu de la fermeté et ensuite la dureté
» de l'os.

 » Les lames intérieures qui enveloppent la moelle sont celles
» qui s'ossifient les premières ; et elles sont fortifiées par la
» superaddition des lames intérieures du périoste, qui, en
» s'ossifiant, augmentent l'épaisseur de l'os, etc., etc. »

Ces idées trouvèrent dès leur apparition de nombreux con-
tradicteurs, entre autres Haller et Bordenave, dont Fouge-
roux (1) essaya de réfuter les mémoires.

Presque en même temps, en plongeant un os dans l'acide
nitrique étendu d'eau, Hérissant (2) reconnut qu'il se faisait
un dégagement de gaz, et que la substance calcaire disparais-
sait. L'os, en sortant du liquide, était comme cartilagineux,
flexible, et devenait transparent par la dessiccation. Il fit calci-
ner alors, dans un creuset, la partie moyenne d'un fémur
humain ; au bout de quelque temps, il resta une masse calcaire
d'un volume et d'un poids moindres, la partie animale était
disparue ; plaçant alors le morceau calciné dans de l'acide
nitrique étendu d'eau, il fut dissous complétement. Hérissant
conclut que les os sont formés d'un *parenchyme cartilagineux*
incrusté d'une *substance terreuse* crétacée.

A notre époque, M. Flourens (3), reprenant les expériences
de Duhamel, en a déduit les conclusions suivantes :

1° Le cartilage naît dans le périoste, l'os naît dans le cartilage.

(1) *Mémoires sur les os, pour servir de réponse aux objections proposées
contre le sentiment de M. Duhamel du Monceau, avec les Mémoires de MM. Haller
et Bordenave.* Paris, 1760.
(2) *Mémoires de l'Académie royale des sciences,* année 1758, p. 322.
(3) *Théorie expérimentale de la formation des os.* Paris, 1847.
Consultez Brullé et Hugueny, *Expériences sur le développement des os dans
les mammifères et les oiseaux* (*Ann. des sc. nat.,* 1845, p. 383).

2° L'os croît en grosseur par couches superposées.

3° Il croît en longueur par couches juxtaposées.

4° Le canal médullaire s'agrandit par la résorption des couches internes de l'os.

5° Les têtes des os sont successivement formées et résorbées, pour être reformées encore, tant que l'os croît.

Enfin, tout récemment, les expériences instituées par M. Ollier (1) ont apporté un nouveau jour dans la question.

En dernier lieu, parmi les auteurs qui se sont occupés de la transformation du cartilage en os, nous citerons Howship (2), Miescher (3), qui ont pensé que l'os était une transformation immédiate du cartilage ; Nesbitt, Weber (4), que le cartilage, essentiellement temporaire, existe pour remplir momentanément les fonctions de l'os ; Béclard, qui croyait que l'ossification de certains os se faisait sans l'intermédiaire du cartilage, qu'il est des os qui passent directement de l'état muqueux à l'état osseux.

(1) Ollier, *De la production artificielle des os au moyen du déplacement et de la transplantation du périoste* (*Institut*, 6 décembre 1858 ; *Comptes rendus*, 1858, vol. XLVII, p. 905 ; *Ann. des sc. nat.*, 1858, 4ᵉ série, Zool., vol. X, p. 373). — *Nouvelles recherches expérimentales sur la production artificielle des os et sur les greffes osseuses* (*Institut*, 28 mars 1859 ; *Comptes rendus*, 1859, vol. I, p. 633 ; en entier dans *Ann. des sc. nat.*, 1858, 4ᵉ série, Zool., vol. X, p. 374, paru en 1859). — *De la transplantation de la dure-mère comme moyen de déterminer si cette membrane remplit le rôle d'un périoste à l'égard des os de la face*, 1ᵉʳ et 22 août 1859 (*Comptes rendus*, 1859, vol. XLIX, p. 206 et 309). — *Sur la réalité des régénérations osseuses après les résections sous-périostées*, 16 janvier 1860 (*Comptes rendus*, 1860, vol. L, p. 161). — *De l'accroissement en longueur des os des membres, et de la part proportionnelle qu'y prennent leurs deux extrémités*, 28 janvier 1861 (*Comptes rendus*, 1861, vol. LII, p. 130). — *Nouvelle note sur les greffes périostiques*, 27 mai 1861 (*Comptes rendus*, 1861, vol. LII, p. 1086). — *Application de l'ostéoplastie à la restauration du nez*, 11 novembre 1861 (*Comptes rendus*, 1861, vol. LIII, p. 846).

(2) *Exper. and observ.*, etc., *on the formation of the bones* (*Med.-chir. Trans.*, 1815, vol. VI).

(3) *De inflammatione ossium*, etc., *atque de modo quo terra materia in ossibus continetur*. Berolini, 1836.

(4) *Ueber die wieder Vereinig und oder den Heilungs process gebrochenen Brochen-Knochen.*

MM. Miescher, Meckauer et Gerber (1) se sont occupés du développement des canaux osseux. Ils se formeraient, d'après eux, par la métamorphose des cavités du cartilage.

M. Robin (2) étudie d'abord la formation de la substance osseuse, la substance fondamentale, puis les ostéoplastes. Il envisage ensuite les différents modes suivant lesquels se font les transformations.

Cet observateur a reconnu que les vaisseaux sanguins ne précèdent pas l'apparition de l'os dans le cartilage, et il pense que les ostéoplastes résultent de la transformation des chondroplastes après la résorption des noyaux contenus primitivement dans ceux-ci.

Enfin, MM. Lionel Beale (3), H. Muller (4), Wirchow (5), et Kölliker (6), croient que les ostéoplastes résultent des noyaux contenus dans les chondroplastes.

(1) *Handbuch der allg. Anat.* Berne, 1840.

(2) *Observations sur l'ostéogénie*, Paris, 1851 (*Mémoires de la Société de biologie*, 1850, p. 179 ; *Gaz. méd.*, 1857).

(3) *On the structure of the simple tissues of human body.* Londres, 1861.

(4) *Entw. d. Knochen* (*Würzb. Verhandl.*, Bd. VIII, p. 150). — *Ueber d. Vork. v. Resten der chorda dorsalis nach der Geburt* (*Zeitschr. für rat. Med.*, 3° série, Bd. II, 1858).— *Ueber sog. Fotal-Rachitis bei thieren* (*Würzb. med. Zeitschr.*, Bd. I, p. 221).

(5) *Pathologie cellulaire*, trad. Paul Picard, 1861, 18° leçon, p. 532.

(6) *Handbuch der Gewebelehre des Menschen*, etc., 1862, p. 252 et suiv. — Voyez Ch. Rouget, *Développement et structure du système osseux*, thèse. Paris, 1856.

PREMIÈRE PARTIE.

ORIGINE DU SQUELETTE.

CHAPITRE PREMIER.

FORMATION DU SQUELETTE CARTILAGINEUX (1).

§ I. — Formation de la colonne vertébrale.

Quand la tache embryonnaire, de ronde qu'elle était, est devenue ovale, il se développe sur son milieu (entre la quatorzième et la quinzième heure d'incubation chez le poulet) une strie moyenne, longue d'environ $3^{mm},5$, nommée par de Baer, *strie primitive*.

Sa formation précède celle du rachis et en est l'indication. Elle est située dans l'axe longitudinal de l'*area pellucida*.

Bientôt, des deux côtés de cette strie moyenne, s'élèvent deux éminences que Pander a désignées sous le nom de *plis primitifs*.

Malpighi, qui les étudia avec soin, les désigna sous le nom de *ceintures* (*zonæ*), car il les croyait destinées à former, par leur réunion en avant sur la ligne médiane, une gouttière, origine du canal vertébral.

De Baer, partageant l'opinion de Malpighi, leur donna le nom de *plaques dorsales*. Les travaux de MM. Coste, Delpech, Reichert, Serres, Valentin et R. Wagner, ont démontré que

---

(1) Les détails qui suivent sur l'origine du squelette, presque impossibles à observer sur le fœtus humain, ont été pris sur des embryons de grenouille, de poulet et de lapin.

c'étaient les deux *moitiés primitives* du système cérébro-rachidien.

Nos recherches nous font partager cette dernière opinion.

Puis, dans l'axe du futur rachis, par conséquent de tout l'embryon, se forme une autre partie appelée par de Baer *corde dorsale* (*chorda dorsalis*), ou *notocorde*, ou bien encore, de ce que plus tard elle formera l'axe du corps des vertèbres, *corde vertébrale*.

Elle consiste primitivement en une rangée simple de cellules embryonnaires, plus rapprochées les unes des autres à l'extrémité antérieure de la rangée, plus isolées à son extrémité postérieure. On ne reconnaît cette première disposition que lorsque l'eau dans laquelle on examine le germe est tout à fait exempte de globules vitellins. Elle devient plus épaisse et plus solide après cette époque, par l'accroissement du nombre des cellules. Son extrémité antérieure forme alors un bouton rond et beaucoup plus épais que le reste de la strie, ce qui l'a fait comparer à une épingle très-fine munie d'une petite tête. Cette corde a été prise pour la moelle épinière par Malpighi et plusieurs des observateurs qui le suivirent.

Aussitôt que cette ligne commence à se former, on la voit s'entourer d'une bordure transparente, au milieu de laquelle, à la vingt-quatrième heure, elle devient très-distincte. Comme cette bordure existe de toutes parts, elle constitue ce que de Baer appelait la *gaîne de la corde dorsale*. Nous la regardons, à juste titre, comme l'origine des corps vertébraux.

Quoique très-transparente, cette sorte de gaîne a une grande consistance. Si à la fin du troisième jour on procède avec précaution, on peut retirer la corde dorsale de sa gaîne, qui reste alors un long tube à parois épaisses dont les extrémités offrent une petite lumière. Au quatrième jour, cette dissection devient facile.

La corde dorsale est l'axe des corps vertébraux ; le cylindre qui l'entoure est le premier état des corps vertébraux et des disques intervertébraux. Plus tard les transformations subies par les cellules qui composent ce cylindre le segmenteront en corps et disques. De la vingtième à la vingt-cinquième heure, sur les côtés des deux moitiés du système nerveux, se montrent trois ou quatre petites lames quadrilatères, formées de cellules embryonnaires, pressées les unes contre les autres. Ces lames quadrilatères sont les rudiments des parties latérales des vertèbres, comme la corde dorsale et sa gaîne sont les éléments des corps vertébraux. De Baer pensait qu'elles se formaient dans ce qu'il appelait les plaques dorsales, que nous savons être les deux moitiés primitives du système nerveux. Il n'en est rien, elles se forment, comme la corde dorsale et la gaîne qui l'entoure, indépendamment du système nerveux.

Fig. 1 (pl. I). — Embryon de poulet à la quarante-huitième heure de l'incubation (grossissement, 80 diamètres). — A, corde dorsale; elle a la forme d'une épingle très-fine. EE, gaîne de la corde dorsale ou corps des vertèbres ; cette gaîne se prolonge jusqu'à l'extrémité céphalique, où elle s'étale pour former la base du futur crâne. CC, moitiés primitives du système nerveux. En haut, elles décrivent un arc et viennent se rejoindre sur la ligne médiane. BB, lames quadrilatères au nombre de douze de chaque côté.

Fig. 2. — Embryon à la cinquante-troisième heure de l'incubation, vu par sa face ventrale (grossissement, 80 diamètres). — A, corde dorsale (1); à l'extrémité céphalique elle apparaît à travers le capuchon amniotique F. Plus bas, on la voit entourée d'un amas de cellules embryonnaires EE (corps vertébraux), qui masquent maintenant en partie les deux moitiés primitives du système nerveux CC. Des lames quadrilatères, au nombre de quinze à cet âge, treize (BB) sont seulement visibles sur la figure. O, yeux. G, capuchon amniotique caudal. On remarquera aussi sur cette figure que les lames quadrilatères,

(1) Elle se trouve ici sur le même plan que les moitiés primitives du système nerveux ; mais sur l'embryon, elle est sur un plan manifestement antérieur.

dont les deux extrémités, à quarante-huit heures, étaient sur le même plan, tendent déjà à se réunir en arrière.

A un faible grossissement, on voit la vertèbre composée de trois parties distinctes, une médiane et deux latérales ; mais à l'examen plus attentif et à l'aide d'un fort grossissement, on ne tarde pas à reconnaître que la ligne de séparation entre ces trois parties n'existe pas, absolument parlant ; que du plus loin qu'on puisse voir les éléments de la colonne vertébrale, on trouve qu'il n'y a aucune séparation entre les diverses parties ; que la vertèbre est alors composée de cellules embryonnaires qui ne font défaut nulle part, seulement elles sont plus accumulées sur certains points (corps, arcs latéraux).

En même temps que les plaques quadrilatères augmentent en nombre et prennent chacune plus de volume, elles se confondent en avant avec le cylindre origine des corps vertébraux, par une accumulation considérable de cellules dans les points jusque-là restés transparents. Si l'on observe alors la colonne vertébrale par sa face antérieure (troisième jour de l'incubation), on aperçoit sur la ligne médiane : la corde dorsale, dont la transparence, alors parfaite, pourrait faire croire à une observation superficielle, à une division des corps vertébraux sur la ligne médiane.

C'est à cette époque que commence la segmentation des corps vertébraux, par la région supérieure et moyenne de la colonne.

Fig. 3 (pl. I). — Embryon de poulet au cinquième jour de l'incubation, vu de profil (grossissement, 30 diamètres). — BB, lames quadrilatères. Elles sont toutes apparues et forment les parois latérales du canal rachidien. V, vésicules postérieures du cerveau. M, moelle épinière, dont la moitié postérieure déborde en arrière les lames quadrilatères encore largement écartées ; en d'autres termes, état transitoire qui, s'il persistait, donnerait lieu à un spina-bifida. — O, œil. h, aorte vue par transparence ; i, cœur ; m, membre supérieur ; m', membre inférieur.

Fig. 4. — Fœtus de six jours légèrement grossi, vu de profil. — Les mêmes lettres indiquent les mêmes parties que dans la figure précédente.

Fig. 5.—Le même fœtus vu par le dos. — *VV*, les deux vésicules postérieures du cerveau. J, sillon médian qui sépare encore en arrière les deux moitiés primitives du système cérébro-rachidien, CC. BB, faces postérieures des lames carrées qui ont formé les arcs latéraux des vertèbres. — La figure 6 est à un plus fort grossissement, le détail de ce que nous venons d'énumérer.

Fig. 7. — Colonne vertébrale d'un fœtus de six jours (grossie assez fortement). — A, corde dorsale s'étendant du tiers antérieur de la base du crâne *q* ; à la pointe du coccyx, les corps des vertèbres, P, sont segmentés jusqu'à la partie inférieure des lombes, où la corde dorsale est entourée d'une masse homogène sans subdivisions. R, oreilles.

Cette figure montre les corps vertébraux qui viennent de se former et les disques intervertébraux qui les séparent ; un sacrum qui n'a rien encore de ces futures subdivisions et qui n'est encore que la gaîne de la corde. — La base du crâne, les oreilles, les côtes et l'origine des iliaques.

Fig. 8 (pl. I). — Corde dorsale d'un fœtus de six jours, vue à un grossissement de 300 diamètres. — *aa*, bandes de tissu fibroïde, formant l'enveloppe. En dedans sont les cellules embryonnaires, *ee*, propres à la corde dorsale, séparées en groupes par des intervalles. En dehors du tissu fibroïde, se voient d'autres cellules embryonnaires, *ff*, en petit nombre, origine des corps vertébraux et des tissus voisins.

Fig. 9. — Colonne vertébrale d'un fœtus de dix jours, grandeur naturelle, vue par sa face antérieure. Tous les corps des vertèbres sont limités et enfilés par la corde dorsale A. — La tête, dont on a enlevé la mâchoire inférieure, montre les yeux ; *o o*, les bourgeons frontaux, et les bourgeons latéraux *l l*.

Au huitième jour de l'incubation, les vertèbres de poulet

sont entièrement cartilagineuses ; et après avoir retiré la corde dorsale qui les enfile, si l'on examine leurs corps par une de ses faces horizontales, on reconnaît au milieu de celle-ci une petite lumière, orifice du canal qui contenait la corde dorsale. Ce canal, qui disparaît de bonne heure chez les oiseaux et encore plus vite chez les mammifères, persiste toute la vie chez certains poissons, où la corde dorsale est permanente. Chez les batraciens, le corps de la vertèbre garde la forme annulaire longtemps après l'ossification.

Fig. 19 (grossissement, 12 diamètres). — Fœtus au dixième jour de l'incubation. — A, corde dorsale enfilant plusieurs corps, C, de vertèbres, qu'on a écartées à dessein pour montrer le fil qui les relie.

Fig. 21. — Vertèbre cervicale, vue par sa face supérieure. C, corps de la vertèbre. — O, ouverture circulaire, qui donne passage à la corde dorsale. K, canal rachidien.

Fig. 20. — Vertèbre caudale. Les mêmes lettres indiquent les mêmes parties que dans la figure ci-dessus.

La corde dorsale chez l'oiseau demande une grande patience et une grande habitude pour être extraite du canal qui l'entoure ; celle des têtards de grenouille, au contraire, un peu plus volumineuse et un peu plus résistante, s'extrait assez facilement.

La figure 1 (pl. II) représente, à un grossissement de 115 diamètres, la corde dorsale d'un très jeune têtard. — A, corde dorsale : c'est un cylindre se terminant brusquement en pointe à sa partie supérieure qui adhère encore à la base du crâne ; inférieurement elle s'effile d'une façon plus graduée ; sa transparence est très-grande. O O, oreilles. — Étudions-la maintenant dans sa situation normale.

Fig. 2 (grossissement, 80 diamètres). — Sur un têtard de grenouille dont on a ouvert le canal rachidien par derrière, on voit, dans le fond de la gouttière qu'il représente, un prolongement central médian, A (corde dorsale), qui commence par une extrémité très-effilée dans l'intérieur de la cavité crânienne aussi ouverte. Un peu au-dessous de l'oreille, ce prolongement se dilate et atteint un diamètre d'un demi-millimètre ; il conserve ce diamètre jusqu'au sacrum, où il commence à s'effiler, pour se terminer en pointe un peu plus loin.

Ce prolongement contient, dans son intérieur, des cellules hyalines, paraissant plus petites que les cellules qui l'entourent. Il occupe la partie centrale d'une masse (*belegung Mass*) (corps vertébraux) de cellules cartilagineuses hyalines et sans substance fondamentale. Cette masse l'entoure de toutes parts ; de nombreuses pièces nous en ont donné la conviction. Nous ferons remarquer aussi qu'il y a déjà, dans cette masse environnante, une segmentation d'abord plus marquée vers le point où se développera plus tard le corps de la cinquième ou sixième vertèbre. Cette segmentation sépare cette masse en parties rectangulaires à grands diamètres transversaux. A chaque extrémité de ces diamètres, on observe un prolongement trabéculaire, resserré à sa partie moyenne, renflé de nouveau à son extrémité externe. Ces trabécules sont l'origine des arcs latéraux des vertèbres qu'on a rejetés sur les côtés du corps pour apercevoir la face postérieure de celui-ci, après avoir, comme nous l'avons dit, ouvert le canal vertébral par derrière, et enlevé la moelle et ses enveloppes. — Ces arcs latéraux, encore rudimentaires à l'âge qui nous occupe, ne tardent pas à se développer et à se garnir d'apophyses. La figure 3 (pl. II) montre, sur une pièce préparée comme la précédente, la série des arcs latéraux très-développés. H, extrémité de l'arc latéral qui, jointe à celle du côté opposé, constitue l'apophyse épineuse. I, apophyse transverse vue en raccourcie ; elle est placée au point où l'arc latéral se coude.

Revenons à la figure 2. Les prolongements trabéculaires dont nous venons de parler sont, comme l'ensemble des corps vertébraux, composés de cellules hyalines. Ils sont à peu près les mêmes en volume et surtout en forme, depuis la tête jusqu'à la queue. — A la queue, il n'y a que du tissu fibreux, qui représente simplement le prolongement central : car on voit les parois de ce prolongement central dans toute l'étendue de la colonne vertébrale à travers la masse dont elle diffère par sa structure éminemment fibreuse. Les cellules cartilagineuses disparaissent entièrement au niveau du dernier segment, de sorte qu'on ne trouve jamais ces soi-disant vertèbres caudales sur une queue qui doit disparaître. La dernière masse cartilagineuse nous a paru toujours correspondre à ce qui sera *plus tard* le sacrum et le coccyx.

Nous venons de dire que la masse cartilagineuse s'arrête en bas, ou sur les limites de la queue du têtard. Il n'en est pas de même à l'extrémité supérieure ou céphalique ; la masse environnante se continue sans ligne de démarcation avec la masse cartilagineuse de toute la base du crâne.

Immédiatement au-dessus de la vertèbre atlas, et de chaque côté, se trouve une masse obscure *O* ; cette dernière masse est formée par les circonvolutions d'une sorte de prolongement cartilagineux. Ce prolongement se détache de la partie antérieure de la vertèbre atlas, décrit la forme d'une *S* italique, dont la première courbe est inférieure, à convexité externe, se porte verticalement en haut, se recourbe de nouveau, et donne une convexité interne. C'est l'enroulement de ces prolongements qui forme l'oreille. — Rathke, qui a bien décrit les prolongements crâniens, n'a pas parlé de ceux-ci ; nous ignorons pourquoi. Les deux oreilles, qui sont ainsi formées, ne font point corps avec la masse cartilagineuse qui se prolonge entre elles comme nous allons le voir ; elles ne sont adhérentes que par leur partie inférieure et interne. — Le reste de la masse cartilagineuse, d'abord un peu étranglée entre les deux oreilles, s'élargit ensuite et se porte en avant, en présentant deux renflements *E*, un de chaque côté ; ce sont les poutres (*Balken*) de Rathke ; elles décrivent une surface ovale ou légèrement scaphoïde. Rathke regarde ces prolongements comme séparés. Voici la vérité.

Une lame de cartilage hyalin *F*, très-mince, comble l'espace qui est entre elles. En avant, les deux poutres se réunissent en formant une sorte de fer à cheval, de la convexité duquel naissent deux autres prolongements *B*, qui se réuniront de nouveau, de manière à représenter en petit la sorte de table que représentent les deux précédents. Une lame de cartilage hyalin *c* comble le vide que laissent entre elles ces dernières.

Jusqu'ici nous n'avons parlé que de la partie centrale qui forme la base du crâne ; en dehors de la première paire de trabécules, presque à leur origine en avant des oreilles, et sur un plan un peu inférieur, naissent de la masse centrale deux lames de cartilage hyalin, une de chaque côté, *D*. Ces lames, minces, décrivent une courbe à convexité externe, de façon à circonscrire entre elles et la première paire de poutres un large espace, K ; puis elles viennent s'unir à la première paire de poutres, vers le point où celles-ci se joignent en avant. Ces arcs K sont destinés à former les os de la face et de la mâchoire supérieure. — De chaque côté de la seconde paire de trabécules B, se voient deux pièces cartilagineuses *L*, qui s'appuient, d'une part, sur la partie antérieure des courbes cartilagineuses que nous venons de décrire, et de l'autre, viennent se rencontrer sur la ligne médiane, un peu en avant de l'extrémité antérieure de la seconde paire de poutres et sur un plan inférieur.

Ces pièces *L* constituent le squelette de la mâchoire inférieure du têtard, de même que les poutrelles *B* forment la mâchoire supérieure de cet animal.

En résumé, aussitôt que les deux moitiés primitives du système nerveux sont devenues sensibles, la corde dorsale se montre sur la ligne médiane, et peu après, latéralement, des plaques quadrilatères qui, avec la corde dorsale et le blastème transparent qui entoure celle-ci, constituent alors l'enveloppe de la moelle. Peu à peu les cellules qui entourent la corde dorsale se multiplient, se tassent, les unes contre les autres, tout autour d'elle et forment d'abord un long tube à parois épaisses, se prolongeant à l'extrémité céphalique au delà de la corde dorsale. Après avoir abandonné la corde dorsale, le tube s'aplatit, s'épaissit sur certains points, se segmente sur d'autres, pour former le squelette cartilagineux de la base du crâne.

Sur les côtés, les plaques quadrilatères, d'abord en petit nombre, se multiplient, s'allongent, se rejoignent en arrière, s'unissent en avant, avec les parties latérales du tube qui entoure la corde dorsale, dont elles n'avaient jamais été nettement séparées. A la portion céphalique, des plaques quadrilatères forment la voûte du crâne. C'est alors que le tube, qui peut être appelé gaîne de la corde dorsale, se segmente, par la transformation des cellules embryonnaires, en cellules cartilagineuses hyalines, différentes, là où seront les corps, des points où seront les disques intervertébraux. Chaque vertèbre offre alors *un corps* perforé pour le passage de la corde dorsale, *deux arcs latéraux* réunis en arrière en un point très-transparent et présentant des couches de cellules peu nombreuses.

La corde dorsale doit donc être envisagée au point de vue du développement de la colonne vertébrale, comme composée de deux parties, un axe central, ou corde proprement dite, et une masse environnante, origine des corps vertébraux et des disques intervertébraux. On peut dire que l'axe et la masse environnante sont en raison inverse de développement : car plus on avance en âge, plus la corde dorsale diminue et plus le cartilage hyalin qui l'entoure augmente. Bientôt la corde va même disparaître au niveau du corps des vertèbres par l'envahissement successif de la substance osseuse qui se dépose de la circonférence au centre.

On pense généralement que la corde dorsale étranglée, refoulée par les corps des vertèbres, se renfle dans leur intervalle et forme les disques intervertébraux. Elle forme si peu ces disques, que sur des colonnes vertébrales de poulet et de grenouille, nous avons pu extraire entièrement la corde dorsale sans détruire en rien la forme de la colonne. Les vertèbres restaient unies entre elles par leurs disques. De plus, chez de jeunes poulets et des têtards, on voit parfaitement les cellules éléments des disques après l'extraction de la corde.

§ II. — Formation des côtes, du sternum, du squelette de la face.

De Baer pensait qu'au troisième jour (chez le poulet), des deux côtés des corps vertébraux, s'élèvent deux lames qu'il appelait *plaques ventrales*, destinées à former les cavités du tronc et de la face, en se réunissant sur la ligne médiane. Ce n'est point ainsi que s'accomplit le phénomène, mais cette façon d'envisager la formation des cavités du tronc et de la face permet de comprendre facilement la formation du squelette situé en avant de la colonne vertébrale. On voit apparaître sur les côtés des vertèbres dorsales de petites lignes blanches arciformes, qui s'allongent et s'étendent peu à peu en avant vers la ligne médiane ; ces lignes seront les côtes.

Rathke et plusieurs auteurs avec lui pensent qu'arrivés à la ligne médiane, les côtes d'un côté se réunissent à celles du côté opposé, et forment ainsi le sternum.

Cette explication ne rend nullement compte de la formation du sternum ; car, en l'admettant, on est réduit à se demander comment se forment le sternum des animaux dont les côtes n'atteignent pas la ligne médiane (batraciens urodèles), le sternum de ceux qui n'ont pas de côtes (batraciens anoures) ; cependant il ne manque chez aucun de ces animaux, et chez quelques-uns même il est très-développé (*Salamandra maculata, Pipa*).

Dans nos recherches sur les embryons de poulet, nous avons observé que pendant que les côtes se forment sur les côtés de la colonne vertébrale et tendent vers la ligne médiane, sur cette ligne médiane elle-même apparaît une ligne blanche qui occupe bientôt toute la longueur du thorax. Cette ligne blanche, origine de la crête apophysaire appelée *brechet*, est alors formée par l'accumulation d'un grand nombre de cellules embryonnaires qui ne tardent pas à se transformer en cartilage hyalin.

Le développement continuant, les côtes, qui jusque-là avaient marché rapidement vers la ligne médiane, s'arrêtent à une certaine distance, séparées de la crête du sternum déjà formée par un intervalle transparent. Cet intervalle ne tarde pas à s'obscurcir, à former les lames scutiformes qui constituent dans les oiseaux la majeure partie du sternum, et à relier les côtes d'un côté avec celles de l'autre.

Vers la face et le cou, le capuchon céphalique est fendu sur plusieurs points d'arrière en avant. A chacune des bandes résultant de ces fentes correspond un arc vasculaire, et plus tard des amas de cellules embryonnaires qui donneront un ou plusieurs arcs cartilagineux.

On compte de chaque côté quatre de ces languettes ; Reichert (1) n'en a trouvé que trois.

On les désigne sous le nom d'*arcs branchiaux, fentes branchiales*, et mieux, *arcs viscéraux, fentes viscérales*. Le premier arc viscéral forme le nez, les deux mâchoires, le marteau et l'enclume, les apophyses ptérygoïdes et les palatins. Au-dessous de la cellule cérébrale antérieure descend un bourgeon *s* (fig. 9, pl. I : tête d'un embryon de poulet au dixième jour de l'incubation, dont on a enlevé les bourgeons destinés à former la mâchoire inférieure).

Au-dessous des yeux *oo* partent deux autres bourgeons *tt*, qui se dirigent transversalement vers la ligne médiane.

Le bourgeon frontal est destiné à former la majeure partie du nez, les deux latéraux, le zygoma, le malaire et la plus grande partie du maxillaire supérieur.

Chez l'homme, dans les angles formés par le bourgeon frontal et les yeux, se manifestent deux autres bourgeons destinés à former les ailes du nez. De plus, à son extrémité infé-

____

(1) Muller's *Archiv*, 1837.

rieure, le bourgeon frontal présente, peu après son apparition, deux excroissances appelées bourgeons incisifs (1).

Les deux moitiés de la mâchoire supérieure se rapprochent, entraînant avec elles les bourgeons des ailes du nez, gagnent les appendices incisifs et se fondent avec eux.

Les diverses variétés de bec-de-lièvre sont constituées par des arrêts dans cette marche vers la ligne médiane.

La voûte palatine est une dépendance des bourgeons incisifs. La cloison des fosses nasales descend de la base du crâne et vient se souder au plancher palatin.

Pendant que cet ensemble de bourgeons se portent l'un vers l'autre pour former le nez et la mâchoire supérieure, il se dépose dans toute leur étendue un blastème qui ne tarde pas à se cartilaginifier et à se segmenter pour former les différents os de la face.

La figure 2 (pl. II), décrite plus haut, nous montre deux arcs en voie de cartilaginification, D, situés en avant des oreilles, sur les côtés de la base du crâne. Ils donneront les pièces osseuses qui se trouvent chez les grenouilles en avant et au-dessous de l'oreille, et celles de la mâchoire supérieure, sauf les incisives.

La mâchoire inférieure est formée par deux bourgeons latéraux parallèles aux bourgeons latéraux de la mâchoire supérieure. Contrairement à ceux-ci, ils se réunissent promptement sur la ligne médiane sans intermédiaire. La masse blastématique qui se dépose dans cette subdivision du premier arc viscéral ne tarde pas à se transformer en cartilage, et par segmentation histologique fournit le marteau et le maxillaire inférieur. Longtemps même après le commencement de l'ossification on peut retrouver l'origine commune du marteau et du maxillaire inférieur. C'est J. F. Meckel (2) qui découvrit, au

(1) Voyez, sur ce sujet, les admirables planches de l'atlas de M. Coste, *Histoire générale et particulière du développement des corps organisés.*

(2) *Manuel d'anatomie*, t. III, p. 199.

troisième mois de la vie intra-utérine, le cartilage qui lie encore entre eux le marteau et le maxillaire.

Voici la description du *cartilage de Meckel*, tel que nous l'avons observé sur un fœtus de deux mois et demi.

FIG. 9 (pl. II). — Crâne et face vus en-dessous ; la figure a été faite à un grossissement de 2 diamètres.

C'est une pointe cartilagineuse *j*, cylindrique, ayant l'aspect de l'apophyse styloïde ; sa longueur égale 1ᶜ,5. Elle part de la partie supérieure de l'oreille moyenne où elle fait corps avec le marteau *k*, passe entre le cercle tympanique *l* et l'écaille du temporal, par la fente où l'on trouve engagée plus tard la longue apophyse du marteau, longe toute la face postérieure de la mâchoire inférieure *i* dans la gouttière qui limite inférieurement la pièce de Spix et vient mourir en pointe à un millimètre de la symphyse. Elle est parallèle à l'apophyse styloïde.

Ce cartilage, sur lequel le maxillaire semble en quelque sorte s'être moulé, subsiste jusqu'au cinquième mois sans diminution très-notable dans son volume, mais il ne va pas alors jusqu'à la symphyse ; c'est un petit stylet rougeâtre de 1ᶜ,5 à 2 centimètres de long, très-mince, adhérent au périoste et se détachant quand on dépouille l'os de cette membrane ; puis, étranglé dans la fosse glénoïdienne par le cercle tympanique qui le comprime contre l'écaille du temporal et le rocher, il s'atrophie et devient en dernier lieu le ligament sphéno-maxillaire, qui ne naît pas simplement de l'épine du sphénoïde, mais bien de la scissure de Glaser, au point où l'on trouve engagée la longue apophyse du marteau.

L'étranglement qu'il subit le sépare de l'apophyse grêle, qui elle-même disparaît quelquefois. D'après Huschke, Rathke, Reichert et Valentin, le premier arc viscéral formerait encore la *caisse du tympan* et la *trompe d'Eustache*.

Le deuxième arc viscéral forme l'étrier, l'apophyse styloïde, les petites cornes de l'os hyoïde.

Reichert a bien étudié les formations diverses du second arc.

D'après cet observateur, au moment où les cellules embryonnaires qui constituent l'arc commencent en arrière à se cartilaginifier, il se segmente en trois parties. Le premier segment qui touche à la base du crâne disparaît dans la formation de la caisse du tympan ; le second constitue l'étrier qui, au dire de Reichert, serait primitivement un cartilage plein, ce que, du reste, nous n'avons jamais observé ; le troisième segment est le plus long, il fait un angle aigu avec l'étrier, par suite de l'union de celui-ci avec le labyrinthe, se dirige en bas, rencontre le corps de l'os hyoïde formé par le troisième arc viscéral et se soude à lui à son union avec les grandes cornes. La figure 9 (pl. II), montre en *n* ce long cartilage cylindrique qui s'étend, comme nous venons de le dire, du corps de l'os hyoïde *q* à la partie postérieure de la caisse du tympan. Ce cartilage passe sous le cercle tympanique *l*, et vient se perdre dans la masse blastématique qui entoure alors les osselets de l'ouïe. Il se sépare peu à peu de cette masse blastématique par une sorte d'étranglement occasionné par la pression du cercle tympanique contre le rocher, se soude enfin avec la portion mastoïdienne du temporal.

Plus tard, cette bande cartilagineuse se segmente en trois parties, que l'ossification rend surtout apparentes. La supérieure constitue l'apophyse styloïde, la moyenne le ligament stylo-hyoïdien, l'inférieure la petite corne de l'os hyoïde. — Le troisième arc viscéral donne le cercle du tympan, les grandes cornes et le corps de l'os hyoïde. Le cercle du tympan *l* (fig. 9, pl. II) se sépare rapidement de la grande corne hyoïdienne *p* ; d'abord à peine concave, il se recourbe peu à peu en arc, et finit par atteindre la forme presque complète d'un cercle ; de telle sorte que l'extrémité, unie primitivement à la corne hyoïdienne, vient se placer sur l'apophyse mastoïde.

Du quatrième arc viscéral naissent les cartilages du larynx et les parties molles du cou.

§ III. — Formation des membres.

Etudiés chez le poulet, les membres se montrent vers le quatrième jour de l'incubation sous forme de lames arrondies, presque hastiformes (pl. I, fig. 3, $m\,m'$). — Ce sont les inférieurs qui commencent. Le pied sort le premier, puis successivement le tarse, la jambe et la cuisse. Les supérieurs sortent quelques heures plus tard, et s'allongent de la même façon.

Au cinquième jour, à un grossissement de 80 diamètres, on distingue (pl. I, fig. 15), des vaisseaux gorgés de sang, au milieu d'une masse blastématique très-confuse; à mesure qu'on se rapproche de l'extrémité terminale, ces vaisseaux se ramifient en plusieurs troncs, qui forment trois anses principales. Ces trois anses vasculaires circonscrivent trois bourgeons $e,\,e',\,e''$, opaques, mal limités, formés par des cellules embryonnaires rassemblées là en grande quantité. Peu à peu, l'extrémité terminale du membre s'élargit; les divisions, que l'on ne faisait encore que pressentir au cinquième jour, sont entièrement dessinées au septième (pl. I, fig. 16). On aperçoit des rayons opaques $e,\,e',\,e''$, au milieu d'une substance transparente qui les unit, et donne à cette extrémité l'aspect d'une palette natatoire. A quelque distance au-dessus, se voit également une sorte de bourgeon e''', uni au membre par une substance transparente. Ces rayons, qui présentent chacun deux vaisseaux sanguins parallèles, sont destinés à former les orteils, le métatarse, ou les doigts, et le métacarpe. Le tarse et le carpe ne sont point encore distincts.

Peu à peu, les membres s'allongent; les os qui doivent s'y former se dessinent dans leur intérieur. Le coude se dirige en arrière, le genou en avant. Les doigts s'accusent de plus en plus, et la substance qui les unissait primitivement se transforme en membrane. Au neuvième jour, le pied a la forme représentée, pl. I, fig. 17: $e,\,e',\,e''$, orteils; $f,\,f'$, membrane interdigitale. Cet état, transitoire dans l'espèce qui nous occupe, persiste chez les palmipèdes. — Au douzième jour (fig. 18), la membrane interdigitale, *f*, *f'*, a presque entièrement disparu, les doigts, *e*, *e'*, *e''*, *e'''*, ont des ongles, et des points opaques indiquent, à travers la peau, les endroits où le travail de cartilaginification est le plus avancé.

Les os iliaques présentent, dans leur formation, beaucoup d'analogie avec les côtes.

Chez l'homme, le développement des membres se fait d'une façon toute semblable. Les membres inférieurs commencent les premiers. — Les pieds et les mains sont primitivement palmés comme chez les oiseaux, aussi trouve-t-on assez fréquemment des fœtus où cet état de choses a persisté, et qui sont nés avec une membrane interdigitale. — L'apparition successive, du pied d'abord, puis de la main, de la jambe, de l'avant-bras, de la cuisse et du bras, explique ces arrêts de développement où une main reste suspendue à l'épaule, où un des pieds reste à quelques centimètres du bassin, les membres du côté opposé étant développés normalement.

A quinze jours, les membres sont notablement avancés; à un mois, tous les os sont indiqués sans être encore entièrement séparés.

§ IV. — Transformation cartilagineuse.

Dans les os à l'état embryonnaire ou muqueux, la transformation cartilagineuse se fait :

1° Longtemps avant le dépôt osseux (os du carpe) ;

2° Peu avant le dépôt osseux (diaphyses) ;

3° Sensiblement en même temps que la transformation osseuse (os plats du crâne).

Les points de cartilaginification sont mal définis. Cependant nous avons vu le cartilage commencer par le centre des os du carpe, par le centre des diaphyses, ce qui, pour ces os du moins, fait coïncider le point de cartilaginification avec le point d'ossification.

Les cartilages des côtes, de la colonne, de la mâchoire inférieure commencent à se manifester vers la troisième semaine chez l'homme.

CHAPITRE II.

OSSIFICATION AUTOUR DE LA CORDE DORSALE CHEZ LE TÊTARD DE LA GRENOUILLE.

Nous venons d'étudier la formation du squelette cartilagineux, voyons maintenant comment se dépose la matière osseuse autour de la *corde dorsale* représentant l'axe du squelette.

Chez le têtard de grenouille, dans la masse qui entoure la corde dorsale, au moment où se fait la transformation cartilagineuse, on voit naître une série de cercles au nombre de onze, dont les neuf premiers sont l'origine des corps vertébraux. La figure 2 (pl. II) représente la série des cercles dont nous venons de parler, quelque temps après leur formation. Bientôt le quatrième, sur sa face antérieure, présente une tâche noire finement granuleuse.

A un grossissement de 200 diamètres, on voit (fig. 5, pl. II) que cette tache noire est composée de cellules tout à fait circulaires, J, très-serrées les unes contre les autres, présentant des parois à double contour, et de la substance intermédiaire fortement encroûtée de sels calcaires K. Le nombre de ces taches noires augmente dans un sens polarique vers la tête et la queue. Sur des pièces où la matière osseuse est apparue dans tous les cercles de segmentation, on remarque que la tache noire est d'autant plus développée, qu'on se rapproche plus du milieu de la colonne, et tandis qu'elle est volumineuse vers la troisième et la quatrième vertèbre où elle a même un millimètre de diamètre, on n'en voit pas encore de traces à l'atlas et à la huitième vertèbre. Autour du point noir, presque sur les limites du cercle (fig. 5, pl. II), on trouve des cellules de cartilage hyalin, J, extrêmement nettes. Ces cellules cartilagineuses sont successivement transformées et envahies, du centre à la circonférence, par l'encroûtement.

Pour exposer complétement nos observations, nous devons dire que nous avons vu l'atlas et la dernière vertèbre (neuvième) présenter une sorte de segmentation médiane verticale sur la tache noire, sans jamais séparer celle-ci complétement. Cette segmentation médiane occupe la partie supérieure de la tache noire dans la première vertèbre et la partie inférieure dans la neuvième. Il est à remarquer que ces deux fentes, l'une supérieure, l'autre inférieure, persistent sous forme d'une dépression très-marquée longtemps même après l'ossification du squelette.

Les figures 3 et 4 (pl. II) montrent, à de faibles grossissements, l'ossification des corps vertébraux à différents âges de la vie du têtard. — A, corde dorsale encore visible sur la figure 3 ; G, points osseux des corps vertébraux vus par leur face postérieure ; O O' oreilles. Les canaux demi-circulaires qui n'étaient encore que vaguement indiqués, au milieu du cartilage, sur la figure 3, se voient nettement sur la figure 4 où ils sont même en partie ossifiés.

La figure 24 (pl. V) est une vertèbre de grenouille entièrement ossifiée (grossissemement, 2 diamètres). — A, corps vertébral ; T, trou occupé par la corde dorsale, il finit par s'oblitérer.

CHAPITRE III.

OSSIFICATION AUTOUR DE LA CORDE DORSALE CHEZ LES OISEAUX.

Au commencement du douzième jour, de Baer vit sur une colonne vertébrale de poulet encore entièrement cartilagineuse, un petit point durci sur la partie moyenne de chaque corps vertébral. — Nous avons observé le même fait. La figure 6, pl. II (grossissement, 200 diamètres), représente la face antérieure d'une vertèbre de poulet au douzième jour de l'incubation. — K, point d'ossification occupant la partie moyenne du corps; L, arc latéral que l'on a placé sur le même plan que le corps, après l'avoir séparé de celui du côté opposé; J, cellule de cartilage hyalin.

Peu à peu ce point d'ossification situé en avant de la corde dorsale s'étend latéralement en décrivant autour de celle-ci un anneau très-visible dans le courant du treizième jour.

Fig. 7 (pl. II). — Vertèbre de poulet de la fin du treizième jour vue par sa face supérieure. — M, trou vertébral; N, trou qui livre passage à la corde dorsale; P, demi-cercle osseux qui embrasse celle-ci.

En observant ces faits à un faible grossissement, on doit se mettre en garde contre une cause d'erreur.

En effet, en étudiant une colonne vertébrale de poulet au quatorzième jour de l'incubation, on aperçoit, à première vue, deux petits points osseux opaques, séparés par un intervalle médian transparent. Si l'on ne va pas plus loin, il faut admettre deux points d'ossification latéraux pour chaque corps vertébral. Mais si l'on réfléchit que la vertèbre est perforée d'un trou médian dans lequel passe un organe très-transparent relativement au cartilage qui l'entoure, on comprendra que sur la ligne médiane la transparence du point osseux sera presque parfaite, tandis que sur les parties latérales son opacité sera relativement très-grande. — Il n'est donc pas étonnant qu'à l'œil nu et à un faible grossissement, on aperçoive deux petites plaques osseuses séparées par un intervalle clair, ayant la largeur de la corde dorsale. Mais si l'on examine le point osseux à un fort grossissement et en changeant le foyer, les parties latérales trop opaques ne seront pas vues, et la portion claire intermédiaire apparaîtra sous la forme d'un réseau osseux parfaitement continu avec les parties opaques. Sans l'aide du microscope, en isolant le point osseux de son cartilage, on reconnaît la continuité parfaite des parties latérales, qui sont alors aussi transparentes que la partie moyenne.

Cependant comme les faits énoncés ci-dessus nous mettaient en opposition avec les opinions généralement admises, avant de conclure, nous avons fait de nombreuses coupes perpendiculaires à l'axe de la colonne, et toujours nous avons vu : 1° les cellules cartilagineuses disposées par couches régulièrement concentriques autour du trou par où passe la corde dorsale ; 2° l'ossification commencer en avant de la corde sur la ligne médiane et se diriger vers les parties latérales.

Quelques-unes des figures dont la description suit, vues à des grossissements peu considérales, montrent les causes d'erreurs que nous venons de signaler.

FIG. 10 (pl. I).—Colonne vertébrale au quatorzième jour de l'incubation. — A, corde dorsale ; *h*, point osseux ; *q*, base du crâne ; *cc*, côtés. En un point de la colonne qui a été fracturé, on voit à nu la corde dorsale, qui relie comme un fil les deux fragments.

Les premières cervicales, les sacrées et les coccygiennes n'ont point encore d'ossification.

FIG. 13.—Colonne vertébrale au quinzième jour de l'incubation. — Les vertèbres sacrées commencent à s'ossifier. Les corps de ces vertèbres sacrées s'ossifient par deux petits points situés sur les côtés de la corde dorsale. Ces deux granules se rejoignent en avant et en arrière de l'organe médian, laissant après leur soudure un sillon *très-marqué* sur la face antérieure de chaque corps. Ce sillon reste très-accusé durant toute la vie de l'oiseau.

FIG. 14. — Ce sont les deux dernières lombaires de la pièce précédente vues à un plus fort grossissement. —A, corde dorsale ; *h*, point osseux ; *e*, corps vertébral.

FIG. 11 (pl. I). — Colonne vertébrale au dix-septième jour de l'incubation. — Q, base du crâne vue par sa face inférieure. Les points osseux *h* masquent en grande partie la corde dorsale A.

Fig. 12. — Colonne vertébrale d'un embryon de lapin, pris au dix-huitième jour de la vie intra-utérine. — Toutes les vertèbres, sauf l'atlas, ont un point d'ossification médian ; sur les vertèbres coccygiennes ils vont en décroissant si rapidement, qu'à l'extrémité ils deviennent imperceptibles au grossissement dont on s'est servi (8 diamètres). La corde dorsale est à peine apparente aux lombes et au dos, mais on l'aperçoit encore immédiatement derrière le point médian, quand on regarde le sacrum et le coccyx par transparence. Sur les mammifères, il n'y a pas de causes d'erreur possibles, quand on observe l'ossification du corps, car le point osseux s'épaissit sur la ligne médiane, au point de masquer la corde dorsale avant de s'étendre latéralement.

DEUXIÈME PARTIE.

DÉVELOPPEMENT DES OS.

CHAPITRE PREMIER.

GÉNÉRALITÉS ET DÉFINITIONS.

Généralités et définitions. — On emploie simultanément le mot *centre d'ossification* et *point d'ossification* à peu près comme synonyme. Nous avons cru devoir établir une différence dans la signification de ces deux termes, employant le mot *centre* dans une acception plus générale, et le mot *point* dans une acception plus restreinte. Ainsi, par exemple, si nous envisageons l'activité formatrice d'un os long, nous trouvons qu'il présente, sous ce point de vue, un corps et deux extrémités. Comme la force formatrice du corps doit produire une grande quantité de l'os, nous l'appelons *centre d'ossification;* comme chaque extrémité se développe d'abord séparément, nous l'appelons également *centre d'ossification.* — De plus, dans chaque extrémité, nous voyons en général la matière osseuse se déposer dans plusieurs endroits distincts les uns des autres (extrémités de l'humérus). Ces endroits sont pour nous des *points d'ossification,* concourant à former le même *centre d'ossification,* qui est une des extrémités de l'os. L'exemple qui précède montre qu'un *centre* peut être *unique* (corps) ou composé de *plusieurs points* (extrémités). Si d'un os long nous passons à un os plat ou court, nous observons la même chose. Ainsi les différents *points* des maxillaires inférieurs, en se réunissant, forment deux pièces qui restent longtemps séparées et finissent par se réunir. Nous disons, dans ce cas, que le maxillaire inférieur est composé de deux *centres*, comprenant chacun six *points*.

De même pour une vertèbre. Dans ces os, nous trouvons trois *centres* d'ossification, un pour le corps, un pour chaque moitié latérale. Le corps est un centre formé d'un *point principal ;* les centres latéraux sont composés de plusieurs *points*.

Les exemples qui précèdent nous montrent que souvent la partie fondamentale et essentielle se compose d'une seule activité formatrice, tandis que les parties accessoires se composent de plusieurs forces. Cette distinction n'est pas absolue, mais elle présente, à beaucoup d'égards, un côté vrai. Ces *centres* et ces *points* d'ossification, envisagés dans leur époque d'apparition, peuvent être encore distingués en *centre* et *points d'ossification primitifs*, en *centre* et *points d'ossification secondaires*. Ainsi le corps des os longs, qui s'ossifie avant les extrémités, est un *centre primitif*, et chaque extrémité un *centre secondaire*. — On pourrait encore, à la rigueur, dans les centres qui se composent de plusieurs points d'ossification, classer ceux-ci, selon l'ordre d'apparition, en *points primitifs* et *points secondaires*. Seulement cette manière de voir pourrait entraîner des subdivisions trop minutieuses, et n'aurait tout au plus de valeur que dans le cas où l'un des points apparaîtrait vers la naissance, et l'autre plusieurs années plus tard.

Sous le nom de *points accessoires*, nous désignons des points osseux, souvent lamellaires, assez mal circonscrits, ceux qui complètent l'ossification du corps vertébral chez l'homme, par exemple.

Les *centres* sont plus constants que les points. Les *centres* et les *points primitifs* sont plus constants que les *centres* et les *points secondaires*.

De ce qui précède, on peut conclure : 1° que plus une portion d'os est précoce, plus elle est constante; 2° que plus la partie de l'os qui doit être formée est grande, plus elle est constante.

On donne le nom de *diaphyse* (διὰ, indiquant intervalle, et et φύσις, production) à la partie de l'os long situé entre les épiphyses des extrémités. Cette partie, dans l'os adulte, prend le nom de *corps*.

On désigne généralement sous le nom d'*épiphyse* (de ἐπὶ, sur, et φύομαι, je nais) des pièces osseuses unies au corps de l'os par du cartilage. Le plus souvent, les mots *épiphyse* et *apophyse* ont été employés dans un sens mal défini. Pour les uns, le mot *apophyse* ne devrait s'appliquer qu'à une saillie développée aux dépens de l'os primitif sans point épiphysaire, et le mot *épiphyse* à une saillie formée par un point spécial.

Pour nous, le mot *apophyse* désignera toujours une saillie osseuse, quelle que soit son origine, quand elle se continue avec l'os sans ligne de démarcation.

Le mot *épiphyse* désignera toujours une saillie osseuse, séparée du corps de l'os par une lame cartilagineuse. D'après cette manière de voir, toutes les fois qu'un point osseux se réunira définitivement à l'os, il pourra devenir *apophyse*, d'*épiphyse* qu'il était avant cette réunion.

Toutes les saillies osseuses qui seront des expansions de l'os seront des *apophyses* à tous les âges de la vie ; et, après le développement complet, il n'y aura plus que des *apophyses*. En un mot, l'*épiphyse* est une pièce destinée à perfectionner ou à compléter un os (clavicule, vertèbres, fémur, omoplate, métatarsiens , etc. , etc.). Nous désignerons sous le nom d'*appendices* (*additamentum*, Albinus), les extrémités cartilagineuses des os longs, qui restent longtemps dans cet état, et qui, enfin, sont envahies peu à peu par la diaphyse dans un sens et par l'épiphyse dans l'autre.

§ I. — Mode suivant lequel se dépose la matière calcaire.

Le dépôt osseux qui forme les points primitifs d'ossification se fait suivant différents modes :

1° Par *traînée* ou par *accumulation ;*

2° Par *réseau.*

Dans la *traînée* vue à un faible grossissement, le dépôt, très-abondant sur un point, va à partir de ce point en s'éclaircissant suivant une seule direction. On peut citer les maxillaires, surtout l'inférieur, où ce fait est frappant.

A ce mode s'en rattache un autre dans lequel le dépôt osseux se fait tout autour d'un centre. La surface ossifiée a, dans ce cas, un aspect chagriné ; l'écaille occipitale en est un bon exemple.

Nous désignons sous le nom de dépôt par *accumulation,* celui qui se fait dans les diaphyses claviculaires et costales.

Le *réseau* est le mode le plus répandu. Ainsi les pariétaux, les frontaux, les diaphyses, se présentent d'abord sous cet aspect.

L'ossification du frontal, qu'on peut choisir comme exemple, se montre à l'œil nu sous la forme de mailles formant une sorte de filet. Les petites barres ou spicules d'os courent dans diverses directions et se rencontrent à de courtes distances. Plus tard, la partie ossifiée s'étend, elle devient plus épaisse et plus rapprochée en structure, surtout vers le centre, d'où s'élancent alors les plus grands spicules osseux qui viennent s'irradier à la circonférence. L'ossification continue ainsi à s'étendre et à se consolider jusqu'à ce que le frontal ait atteint les autres os et se soit engrené avec eux.

En examinant un os long on trouve que le milieu de la diaphyse présente d'abord une ligne transversale, de chaque côté de laquelle se groupent des cellules en nombre considérable ; à mesure qu'on s'éloigne de chaque côté, on voit le nombre des cellules devenir de plus en plus rare. Ajoutons que sur cette ligne le périoste adhère d'une manière plus intime. Ce même centre, examiné à toutes les périodes de la vie, se trouvera plus complet et composé d'un plus grand nombre de cellules.

Les points secondaires d'ossification se forment par un seul mode de dépôt. Des granules osseux se montrent disséminés vers un point de la masse cartilagineuse, puis se réunissent pour former un point d'ossification; chacun de ces granules se creuse comme une petite loge dans le cartilage.

La portion de cartilage qui est dans la direction de l'ossification se ramollit. Nous avons constaté, par de nombreuses macérations, que la plaque cartilagineuse qui sépare l'épiphyse de la diaphyse, était toujours criblée de trous correspondant aux saillies rugueuses de l'ossification ; ce qui prouve que tout autour du point ossifié le cartilage était plus altérable par la macération et par conséquent ramolli, tandis qu'il persistait intégralement dans les points intermédiaires, là où il n'avait point encore subi de modification.

Quand un certain nombre de granules osseux se sont réunis, ils forment une masse osseuse, rugueuse, qui envahit le cartilage du centre vers la circonférence, à tel point qu'au bout d'un certain temps il ne reste plus qu'une petite pellicule cartilagineuse à sa surface. Les aspérités du point osseux percent cette croûte (*crusta*) et paraissent à l'extérieur par une multitude de petites fenêtres.

§ II. — Ordre d'apparition des points osseux.

Nous avons dit plus haut que la formation du squelette commençait vers l'axe du corps, c'est-à-dire autour du système nerveux. Il n'en est pas de même de l'ossification. Elle débute sur plusieurs points à la fois et par les parties latérales. On pourrait dire qu'elle se fait d'une façon excentrique. En effet, elle débute par les diaphyses d'organes qui se sont formés en dernier lieu, par les diaphyses de la clavicule, de l'humérus, du fémur, des côtes ; par les mâchoires, les diaphyses des radius, des cubitus, des tibias et des péronés. A la région lombaire paraissent les points osseux des corps vertébraux, et en même temps au cou ceux des arcs latéraux.

Au crâne, ce sont d'abord les parties latérales de la base, grandes ailes du sphénoïde, condyles occipitaux, qui s'ossifient ; puis, sur la ligne médiane, l'apophyse basilaire de l'occipital, le corps du sphénoïde, etc.

Fig. 8 (pl. II). — Base du crâne d'un fœtus de deux mois et demi (grossissement, 2 diamètres). — *e*, grande aile du sphénoïde ossifiée ; *b*, condyle occipital ossifié ; *aa'*, points osseux de l'apophyse basilaire. Sauf un commencement d'ossification du limaçon, le reste de cette base du crâne est cartilagineux.

A la voûte, les points d'ossification sont aussi précoces que ceux des parties latérales de la base, quelques-uns même les précèdent.

En un mot, sans qu'on puisse en déduire une loi bien fixe, l'ossification débute par les os où s'insèrent les muscles inspirateurs et expirateurs, par ceux qui doivent protéger les organes des sens et le cerveau, par les mâchoires. Si l'on voulait chercher la raison rigoureuse qui fait que tel os se développe avant tel autre, on la trouverait difficilement. Tout ce qu'on peut dire, c'est que la précocité d'un organe est en raison des besoins de l'économie. Du reste, quand l'ossification commence dans un squelette, on ne la trouve pas seulement sur un point, comme on a voulu le dire, mais à la fois sur divers points de la tête, du tronc et des membres. En étudiant la marche de l'encroûtement dans chaque os en particulier on reconnaît :

1° Que dans les os plats ou courts, formés d'un seul point primitif, l'ossification marche du centre à la circonférence (pariétaux, presque tous les os du carpe).

2° Dans les os plats ou courts qui sont formés par plusieurs points primitifs, chaque point est situé au milieu de la portion de cartilage qu'il doit ossifier, et s'étend de là en rayonnant dans tous les sens. Ainsi le point d'ossification de l'iléon apparaît au milieu de la fosse iliaque, celui de l'ischion au-dessous de l'épine sciatique, celui du pubis à l'angle pubien. Si les points d'un même os se soudent rapidement, l'ossification s'étend néanmoins du centre de la pièce qui en résulte vers sa circonférence ; voyez, par exemple, l'écaille occipitale.

3° L'ossification des diaphyses part d'un centre unique et se fait surtout aux extrémités.

4° Au maxillaire inférieur, par exemple, des points osseux partent de la circonférence pour gagner le centre, d'autres partent du centre et marchent vers la circonférence.

Les os qui doivent être complétés par des points d'ossification secondaire, s'ossifient de telle sorte qu'il reste à leurs extrémités des portions cartilagineuses désignées sous le nom d'*appendices*, et pendant un certain laps de temps ils sont formés du corps qui est osseux et de ces *appendices* (humérus, cubitus, radius, phalanges, fémur, os iliaques, vertèbres, etc.). Quelques-uns de ces appendices sont envahis peu à peu par le corps devenu osseux, comme cela a lieu pour les appendices inférieurs des premières et secondes phalanges des doigts. Mais la plupart du temps ils sont surtout envahis par le corps et par un os à part, qui naît dans leur intérieur. Cet os, formé primitivement d'une matière osseuse perdue dans le cartilage, augmente peu à peu et finit par absorber tout le cartilage, sauf une lamelle qui reste interposée entre le corps et l'allonge osseuse, qui prend alors le nom d'épiphyse.

Ainsi le fémur, par exemple, est d'abord un seul cartilage renfermant les rudiments de la tête, des trochanters, des condyles. En un mot, rien ne distingue alors les épiphyses de la diaphyse ; puis, vers le milieu de l'organe, se forme un point osseux qui gagne en longueur en absorbant peu à peu le cartilage. Au bout de quelque temps le fémur se compose d'un cylindre osseux portant à ses extrémités deux *appendices* cartilagineux. L'un de ces cartilages, le supérieur, comprend la tête, le col, le grand et le petit trochanter ; l'autre, les condyles.

Le point osseux du fémur continue à s'étendre par ses deux extrémités. A la partie supérieure, il commence par isoler le petit trochanter de la masse totale de l'appendice, en s'étendant entre lui et le grand trochanter, peu après il sépare progressivement le grand trochanter de la tête fémorale en venant former le col. Pendant ce temps, des points osseux se sont développés dans la tête, le grand et le petit trochanter, ont remplacé le cartilage et définitivement se soudent avec la diaphyse quand celle-ci a acquis toute son extension. On peut donc dire qu'avant de se transformer en épiphyses l'*appendice* supérieur a subi une vraie segmentation en trois parties.

L'*appendice* inférieur ne subit point de segmentation, il est seulement creusé par l'envahissement de la diaphyse.

Après la soudure de ses épiphyses, l'os devient un os continu, comme il avait été auparavant un cartilage continu.

Dans les os plus longs que larges qui ont des épiphyses, la diaphyse commence, en général, au milieu de leur longueur.

Cependant il en est, comme les troisièmes phalanges des doigts et des orteils où l'os commence à se déposer vers leur extrémité la plus grêle.

Les petits os s'ossifient, en général, tardivement et n'ont pas d'épiphyses.

§ III. — Lois de Serres.

Parmi les lois de M. Serres, quelques-unes spécialement applicables aux os, nous ont paru souffrir des objections.

1° *Tous les trous osseux sont des trous de conjugaison.*

A part la formation des trous nourriciers des os, cette loi est généralement vraie.

2° *Les canaux osseux sont formés par la juxtaposition de gouttières, de pièces où de lames primitivement isolées.*

Nous objecterons seulement que les canaux médullaires ne se développent jamais ainsi.

3° *Toutes les éminences sont dues à des pièces de rapports, à des épiphyses qui viennent se souder au corps de l'os.*

A. — *Toutes les éminences articulaires simples doivent leur formation à une seule épiphyse ou à une seule pièce.*

B. — *Toute éminence articulaire composée se forme par autant de pièces qu'il y a de condyles ou d'éminences distinctes qui la composent.*

Cette loi, anciennement connue sous le nom de *loi des éminences articulaires*, n'est point générale, particulièrement dans l'extension que lui a donnée M. Serres. Ainsi, par exemple, les condyles du fémur qui devraient, pour vérifier la loi, se développer par deux points, ne nous en ont jamais montré qu'un seul. La lame quadrilatère qui forme le dos de la selle turcique ne se développe pas par un point séparé. L'apophyse vaginale ne nous a jamais non plus paru résulter d'un point isolé.

4° *Toute cavité articulaire est formée de deux ou plusieurs pièces osseuses qui se réunissent et se confondent pour les constituer.*

Cette loi est générale.

CHAPITRE II.

ORIGINE ET DÉVELOPPEMENT DU TISSU OSSEUX.

§ I. — Origine du cartilage.

Cette étude ne peut être faite avec fruit que sur des embryons de batraciens, de poulet et de jeunes mammifères. Chez l'homme on a très-rarement occasion d'avoir des embryons avant l'époque où apparaît l'élément osseux, et dans ce cas on ne peut avoir qu'une série incomplète, tandis que chez les animaux on peut les avoir heure par heure. Nos études ont surtout été faites sur les batraciens et le poulet.

Dans les uns comme dans les autres, aussitôt qu'on peut distinguer un embryon de forme quelconque, on trouve qu'il est exclusivement composé de cellules sans substance intermédiaire. Toutes ces cellules se ressemblent, elles sont à peu près circulaires ou légèrement ovales. Elles sont petites (voy. fig. 8, pl. I). A cette époque, il est impossible de dire ce qui sera un os, un cartilage, un muscle, etc. Cependant tous les éléments de l'individu se développent par ces cellules, ou en d'autres termes, ces cellules que nous appellerons embryonnaires sont destinées à produire tous les tissus de l'organisation ; nous les avons vues former des muscles, des globules sanguins, des parois de vaisseaux, des cartilages, mais, nous le répétons, sans qu'on puisse trouver d'abord une différence entre ces cellules.

Comme on rencontre du tissu fibroïde et du tissu cellulaire, on peut se demander si le tissu fibroïde existe d'abord comme tel sans avoir passé par l'état cellulaire, nous avons fait remarquer ailleurs que plus on remontait à l'origine de l'embryon, plus on rencontrait le tissu cellulaire en abondance, proportionnellement surtout au tissu fibroïde. Mais dans la corde dorsale, autant que nous avons pu remonter près de l'origine, nous avons toujours trouvé du tissu fibroïde. Nous nous sommes demandé naturellement s'il n'y avait pas, à toutes les périodes, un même tissu fibroïde indépendamment des cellules. La circonstance que plus l'embryon était développé plus le tissu fibroïde était abondant, nous portait à croire que ce dernier avait passé par l'état cellulaire. Nous avons eu occasion d'observer des embryons de poisson excessivement jeunes, sur lesquels la corde dorsale ne présentait du tissu fibroïde que dans sa partie la plus volumineuse, au milieu de la colonne vertébrale ; ce tissu se rapprochait beaucoup de la forme du tissu jaune élastique. Tandis qu'aux deux extrémités effilées en pointe nous ne trouvions que des cellules embryonnaires, sans trace de segmentation, au milieu on distinguait très-bien aussi la portion qui représentait le corps des vertèbres et celle des disques intervertébraux. Ceci établit encore que dans le principe toutes les parties sont confondues.

Pour ce qui est de l'étude actuelle, nous pouvons assurer que les cellules qui vont devenir d'abord cartilagineuses résistent plus longtemps à la macération et aux agents chimiques. Nous avons isolé après macération des vertèbres de poulet après quatre jours d'incubation, il ne restait absolument que la vertèbre composée de cellules embryonnaires. Ce n'est que plus tard que ces cellules augmentèrent de volume et offrirent sous le microscope un champ cellulaire, représentant exactement des cellules végétales. A cette époque, la paroi de la cellule aura par conséquent acquis une épaisseur considérable. Ainsi, augmentation de volume de la cellule, épaississement de ses parois, voilà le premier phénomène qui indique le passage de la cellule embryonnaire à la cellule cartilagineuse. Ce phénomène s'observe parfaitement bien sur une tête de batracien.

Bientôt après on voit dans l'intérieur des cellules de un à trois ou quatre corpuscules, qui sont irréguliers, opaques, sans qu'on puisse dire que ce soient là des noyaux ou des nucléoles. Le développement nous a montré que ce sont des nucléoles qui deviendront plus tard des noyaux et des cellules (fig. 9, pl. III, M). Cette paroi épaissie est pour nous un commencement de capsule cartilagineuse et non pas, comme l'admet Kölliker (1), un utricule primitif. En effet, nous avons toujours vu le développement de nouveaux éléments se faire dans l'intérieur de la cellule primitive, et quand, par exemple, les noyaux de celle-ci sont devenus cellules, nous avons alors la cellule primitive, naturellement très-agrandie et constituant une capsule, par rapport aux cellules qu'elle contient dans son intérieur. Cha-

<hr>

(1) *Handbuch der Gewebelehre des Menschen*, 4ᵉ édit., 1862, p. 75 et suiv., et **250**.

cune des cellules filles qui contient des noyaux et des nucléoles deviendra à son tour une capsule, et alors les noyaux qu'elle renferme deviendront eux-mêmes des cellules. En même temps la cellule primitive qui, dans un premier degré, est devenue capsule, deviendra substance fondamentale en dernier lieu.

Par là s'explique : 1° *l'apparition de la substance fondamentale ;* 2° *son augmentation par l'appropriation successive de capsules qui elles-mêmes résultent de cellules antérieures.*

D'après ce qui précède, nous considérons la substance fondamentale comme résultant de la paroi des cellules ; parce que avant qu'il soit survenu des changements dans l'intérieur des cellules, à quelque endroit qu'on observe le cartilage, on ne voit pas de substance fondamentale.

Jusqu'ici la substance fondamentale ne présente aucune trace de structure, elle est essentiellement homogène, hyaline, transparente, élastique. Plus tard, elle devient fibroïde ; on commence à distinguer cette apparence dans les grands espaces cellulaires. Les prolongements intermédiaires aux petits groupes de cellules, ou qui séparent les cellules isolément, ne prennent cet aspect que plus tard. Nous verrons que dans la plus haute expression du développement de l'élément cartilagineux, quand il va se métamorphoser en élément osseux, la substance fondamentale est vraiment fibreuse et nous a toujours présenté sur ce point les propriétés du tissu jaune élastique.

Fig. 9 (pl. III). — Pariétal d'un embryon humain de quarante jours (grossissement, 580 diamètres), il montre la série de transformations éprouvées par la cellule embryonnaire. — *a*, capsule ; *b*, cellule ; *c*, noyau.

Avant de passer à l'étude de l'ossification du cartilage, il importe de bien s'entendre sur les parties composantes de ce cartilage.

Nous avons vu qu'il se compose essentiellement de deux parties :

1° Une matrice (substance fondamentale) ;

2° L'élément cellulaire.

La substance fondamentale est assez connue sans qu'il soit besoin d'y revenir (fig. 1, *d*, pl. III).

L'élément cellulaire se présente sous la forme de cavités circulaires ou à peu près (fig. 1, pl. III).

Ces cavités présentent ordinairement deux enveloppes, ou plutôt ce sont deux vésicules contenues l'une dans 'autre. On est convenu d'appeler *capsule de cartilage (a)*, la vésicule contenante ; et *cellule (b)*, la vésicule unique ou multiple contenue dans la capsule. La cellule est encore appelée *corpuscule cartilagineux*. La capsule n'est pas autre chose qu'une cellule antérieure, après que se sont développées dans son intérieur d'autres cellules ; comme aussi ces cellules deviendront capsules quand la capsule primitive sera devenue substance fondamentale. De telle sorte que plus on s'éloigne du centre de la cellule que l'on observe actuellement, plus on a affaire à des éléments anciens, plus aussi ces éléments sont homogènes, et il est alors difficile de saisir les limites qui les séparaient l'un de l'autre. Cependant, quand on est prévenu des phénomènes qui se sont passés sur un point, on parvient assez souvent à discerner entre deux cellules les différentes couches qui résultent de la métamorphose successive de capsule en substance fondamentale ; en sorte que chaque cellule a, pour ainsi dire, une sphère d'activité. Nous verrons, en étudiant le dépôt de la matière osseuse, que ce dépôt a lieu dans un ordre analogue à celui suivant lequel se sont faites les différentes métamorphoses dans le cartilage ; c'est-à-dire que les parties les plus anciennement formées sont celles qui sont envahies les premières, ou, en d'autres termes, que l'ossification commence d'abord par la substance fondamentale. Cela nous explique pourquoi la partie ossifiée se prolonge sous forme de dents entre les groupes de cellules encore cartilagineuses. Ce n'est que derrière ce point, là où l'os est plus anciennement formé, que l'on commence à voir la matière granuleuse se déposer d'abord dans l'intérieur même de la capsule sous forme de cerceaux plus opaques. On n'aperçoit la cellule ci-devant cartilagineuse devenue véritablement corpuscule osseux (cellule osseuse) que plus loin encore, là où l'os est plus homogène, moins opaque.

Comme on le voit, nous admettons que l'élément cellulaire du cartilage, c'est-à-dire, *capsule, cellule, noyaux* ou *nucléoles*, passent tels quels dans l'os, et que le phénomène essentiel de l'ossification réside dans le dépôt calcaire.

Si l'on n'a pas généralement admis la capsule osseuse contenant elle-même le corpuscule osseux (cellule osseuse, ostéoplaste), c'est qu'elle est difficile à démontrer, même sur des os de rachitiques où le phénomène s'observe plus facilement. Nous avons eu nous-même de très-grandes difficultés pour trouver dans l'os tous les représentants de ce qu'il y a dans le cartilage. L'acide chromique nous avait déjà laissé soupçonner le phénomène, l'eau sucrée ou le sirop de gomme nous l'avaient rendu un peu plus évident. Mais là où nous l'avons bien vu, c'est sur des pièces qui avaient macéré pendant quelque temps dans l'eau sucrée quand on ajoutait à la solution quelques gouttes d'acide chromique.

L'alignement des cellules résulte du mode de génération de celles-ci. En effet, quand les cellules commencent à s'aligner, on voit sur les limites de l'alignement une cellule à noyaux multiples et tendant à se disposer dans un sens parallèle à l'axe de la diaphyse. Immédiatement au-dessous, en se portant vers la diaphyse, on trouve un grand nombre de cellules toutes logées dans une capsule ovale très-allongée contenant dans son milieu plusieurs rangées de cellules (pl. III, fig. 3, *e*). La capsule elle-même se confond déjà avec la substance fondamentale à un degré au-dessous, vers la diaphyse. Cette même capsule est divisée en deux par une cloison médiane qui résulte de la fusion de plusieurs capsules qui précédemment n'étaient encore qu'à l'état de cellules. Cette série de divisions porte de plus en plus à l'alignement. Plus bas encore, les cellules d'une même

ligne sont devenues capsule, laquelle à son tour devient substance fondamentale (voyez pl. III, fig. 2 et 3). Voilà pourquoi, près de l'ossification, les cellules sont séparées par une
cloison verticale comme plus anciennes, et de plus la plupart
des cellules d'une même rangée sont séparées par une cloison
transversale ou oblique, de telle sorte que sur certaines pièces
elles ressemblent à des feuilles placées sur une tige. Dans quelques cas, on rencontre des cellules coupées en deux par une
sorte de segmentation ; et, comme les cellules segmentées sont
ovales, les deux cellules qui en résultent ont la forme d'un
cône recourbé, de sorte que le sommet de l'une regarde la
base de l'autre, et alternativement.

On conçoit, d'après ce qui précède, que le nombre de cellules osseuses (corpuscules osseux) contenues dans une capsule
osseuse est toujours égal au nombre de cellules cartilagineuses
contenues dans une capsule cartilagineuse ; et, comme celles-ci
sont souvent multiples, on trouve aussi dans les capsules osseuses
des cellules multiples. Nous avons suivi ces éléments osseux,
tels que nous venons de les décrire, très-loin dans la diaphyse
des os longs ; ils doivent naturellement présenter la disposition
alignée que nous avons vue dans le cartilage avant son ossification ; mais comme il va y avoir des creux ou espaces médullaires, il en résultera que cet alignement est de moins en moins
régulier.

§ II. — Mode d'incrustation du cartilage.

Nous avons établi plus haut que les cellules cartilagineuses,
d'abord disposées d'une manière peu régulière, et pour ainsi
dire perpendiculairement à l'axe de l'os (os long), s'alignent
jusqu'au moment où l'ossification se fait. En même temps, sur-
vient une prolifération considérable de cellules, dont le nombre
augmente à mesure qu'on se rapproche de la ligne d'ossification ; c'est là le premier changement qui s'effectue dans le cartilage ; ensuite il devient plus opaque. Cette opacité tient à

deux causes qui se rapportent à d'autres changements essentiels : 1º la coloration rouge de nuances variables (1) ; 2º le dépôt de matière finement granuleuse, qui n'est pas autre chose que le dépôt de matière calcaire. Ce dépôt de matière granuleuse se fait sur les limites de l'ossification. Sur des coupes passant par le point épiphysaire et la diaphyse des os longs, nous avons remarqué que la matière granuleuse est plus abondante sur la ligne d'ossification qui sépare le cartilage du point épiphysaire que du côté de la diaphyse. Cet état granuleux est rendu plus manifeste quand on traite la préparation par les acides ou les alcalis.

La substance fondamentale s'incruste la première, elle devient d'abord très-opaque, à tel point qu'il est bien difficile d'observer les phénomènes qui s'y accomplissent (fig. 2 et 3, pl. III). Elle progresse de ce point de chaque côté vers les capsules cartilagineuses qui semblent se resserrer un peu ; ensuite elle envahit la totalité des cellules. Comme la substance fondamentale est envahie la première sur une même coupe, on trouve que celle-ci est ossifiée assez loin dans le cartilage relativement aux cellules et aux capsules actuellement existantes.

En effet, comme l'ossification se fait en commençant par les éléments les plus anciennement formés, plus on s'éloigne du centre des cellules, plus l'ossification est avancée, plus aussi elle proémine dans le cartilage. C'est ce qui nous explique la disposition en forme de pointes que présente la ligne d'ossification, pointes dont le sommet correspond toujours exactement au milieu de l'espace qui sépare deux rangées de cellules. L'opacité que l'on remarque en ce point tient à plusieurs causes : 1º à la très-grande activité organique, à la surabondance, en quelque sorte, de matériaux calcaires et organiques qui doivent non-seulement suffire à la formation des éléments définitifs,

(1) La coloration rouge tient à l'infiltration sanguine qui se fait sans qu'il existe de vaisseaux dans la partie, puisque ceux-ci sont le résultat d'un développement ultérieur.

mais qui doivent fournir encore les matériaux d'un ramollissement aux dépens duquel vont se créer une infinité d'autres
éléments; de plus, il y a déjà sur ce point même un commencement de production graisseuse que l'on voit assez souvent
sous forme de gouttelettes enchâssées en quelque sorte dans
cette trame : sur des pièces qui ont été lavées soit dans l'éther,
soit simplement dans l'eau, et, par conséquent, privées de leur
graisse, on a une transparence plus grande ; 2° enfin à ce que la
matière osseuse est en quelque sorte posée là sous la forme
d'une poudre agglutinée; c'est ce que l'on voit sur l'extrémité
d'un os long quand on sépare les os du cartilage. Quelque soin
que l'on mette pour faire les coupes sur cette ligne, on ne
peut jamais obtenir de lamelle perpendiculaire ou parallèle à
l'os, toujours la matière calcaire tombe en poussière, tandis
qu'immédiatement après on obtient des lamelles bien nettes,
bien tranchées. Pour nous, le manque d'homogénéité est une
cause d'opacité.

§ III. — Incrustation de la capsule.

Quand la capsule commence à s'ossifier, on voit partir de la
substance fondamentale des prolongements en forme de cerceaux, constituant des portions de cercles ou des cercles complets. Puis la cellule elle-même, qui est dans son intérieur, est
le siége d'un dépôt de matière granuleuse (pl. III, fig. 3, *a, b, c*).
Sur les limites de l'ossification, on suit bien cette métamorphose, car on trouve souvent, l'une à côté de l'autre, deux
capsules, dont l'une ne contient encore que des cellules cartilagineuses et l'autre des cellules ossifiées; celles-ci présentent
une forme dentelée ou crénelée. On voit déjà le commencement
des canalicules osseux à cette époque. En même temps que les
bords de la cellule deviennent crénelés, elle tend à devenir
allongée; son contenu est alors opaque, se ramasse au centre, et constitue la cellule de Virchow (pl. III, fig. 3, *c*). — On

voit alors, sur un certain nombre de cellules, une ligne plus claire entre cette partie centrale et les parois mêmes de la cellule. Cette ligne claire est rendue plus manifeste en traitant les pièces par un acide, un alcali ou l'eau bouillante.

On a discuté longtemps la question de savoir si la cellule osseuse résulte d'une capsule cartilagineuse, ou simplement d'une cellule cartilagineuse.

Si l'on considère une cellule cartilagineuse sur les limites de l'ossification, on voit que dans son intérieur il va se former bientôt une, mais ordinairement plusieurs cellules cartilagineuses qui, bientôt, deviendront cellules osseuses ; tandis que la cellule primitive devient capsule d'abord cartilagineuse et bientôt osseuse. Il arrive souvent même qu'un peu au delà de la limite d'ossification, on retrouve une de ces cellules très-agrandies, contenant une série de noyaux, et, quand plusieurs cellules à la suite l'une de l'autre présentent ces modifications, on peut suivre, au fur et à mesure qu'on s'enfonce dans l'os, toute la série des transformations. De telle sorte que ce qui est capsule cartilagineuse dans l'intérieur du cartilage, non-seulement ne sera pas cellule osseuse, quand l'ossification aura envahi ce point ; mais même elle ne fera plus partie de l'élément cellulaire, parce qu'elle sera devenue substance fondamentale. De même, ce qui est actuellement cellule cartilagineuse ne restera pas toujours tel, mais deviendra capsule, et les cellules osseuses résulteront des métamorphoses de son contenu. A l'aide des moyens que nous avons indiqués, on peut suivre très-loin dans l'os, non-seulement la capsule osseuse, mais encore de très-grands espaces disposés en couches concentriques, indiquant bien que chacune de ces couches appartient à un élément cellulaire d'autant plus ancien qu'il est plus éloigné du centre. Ces couches, on le comprend, sont d'autant plus confondues qu'elles sont plus anciennes.

Nous venons de voir ce qui se passe sur la ligne d'ossification ; en pénétrant dans l'os, on rencontre des sortes de réseaux osseux, dont les mailles sont formées par des lamelles osseuses contenant beaucoup de cellules et de capsules placées dans le sens longitudinal; les espaces circonscrits (pl. III, fig. 3 *f*), ont ordinairement leur plus grand diamètre longitudinal; leurs contours sont très-anfractueux et irréguliers; de ces bords s'avancent des prolongements complets ou incomplets. Sur des pièces lavées dans l'eau pendant un certain temps, on ne trouve rien dans la cavité; mais, sur les bords des plus grandes, on voit encore une substance fibroïde, dans laquelle on peut distinguer de nombreuses cellules, qui ressemblent assez bien aux cellules embryonnaires. Sur une pièce fraîche, sans immersion dans aucun liquide autre que la goutte d'eau nécessaire pour l'étude microscopique, on trouve des cellules finement granuleuses dans toutes les cavités. Par conséquent, comme on vient de le voir, les cavités susmentionnées contiennent, les plus grandes, deux variétés de cellules, celles des parois et celles de l'intérieur. En considérant que les cellules des grandes cavités sont en tout semblables aux cellules qu'on rencontre sur les parois des canaux vasculaires du cartilage, nous sommes portés à considérer ces cellules comme destinées à former les parois des vaisseaux; les autres appartiennent en grande partie au tissu graisseux. C'est à ces différentes variétés de cellules qu'on a donné le nom de *médullocèles*, expression essentiellement malheureuse, en ce sens qu'elle rappelle l'idée de moelle, et qu'elles sembleraient exclusivement destinées à sa formation.

A l'instar des cellules embryonnaires, dont elles ne sont qu'un degré plus avancé, elles peuvent produire des éléments divers: des auteurs, Virchow entre autres, établissent qu'elles peuvent former du tissu conjonctif, des cellules osseuses et tous les éléments des parois vasculaires. Le point le plus important, relativement à ces éléments, serait de savoir quels sont leur origine, leur mode de formation et aux dépens de quel élément ils se forment. Ils ne peuvent pas être une création de toutes

pièces, ils doivent provenir des éléments que nous avons ren-
contrés sur la limite de l'ossification, et nous n'avons là en
principe que le cartilage et le dépôt terreux. Il est probable
que sur ce point il y a un ramollissement d'une partie de la
substance précédente, et que, des matériaux résultantde ce
ramollissement, se forment les cellules dont nous avons parlé.
— Les cavités à bord anfractueux ont deux destinations : les
unes, les plus volumineuses, devant former les canaux de Havers, et les plus petites les aréoles du tissu spongieux. Ce n'est
que là où se trouvent les aréoles qu'existe réellement le tissu osseux ; et, quelle que soit la forme de l'os, on peut dire que quand
la substance osseuse se forme, elle est d'abord spongieuse,
quel que soit l'os. Il n'y a que ce mode de formation. Nous
croyons qu'on a établi des divisions complétement insigni-
fiantes, quand on a voulu décrire un mode d'ossification suivant
la forme de l'os.

Un certain nombre d'observateurs, considérant que des cellules osseuses peuvent se former aux dépens des cellules résultant du ramollissement de substance cartilagineuse, ont rejeté l'ossification de celle-ci, la considérant comme n'ayant pas
d'autre destination que de produire les matériaux de ces cellules
de nouvelle formation, auxquels serait exclusivement dévolu le
rôle de fournir l'ostéoplaste. Cette doctrine est aujourd'hui et
avec raison généralement rejetée.

Les petites aréoles dont nous venons de parler sont remplies
d'abord par les cellules précédemment mentionnées, granuleuses, opaques ; ce sont des cellules adipeuses en voie de formation, elles sont fortement colorées par le carmin. — Sur la
coupe d'un os frais, vue à la lumière réfléchie et à un faible
grossissement, elles présentent une teinte rouge foncé. — On
admet généralement que les canaux de Havers sont formés
par ramollissement et dissolution de la substance osseuse déjà
formée ; il est probable que c'est ainsi qu'ils se forment. Les
vaisseaux n'ont absolument aucun rapport avec la formation

de la substance osseuse : car, suivant l'époque où celle-ci se forme, elle préexiste aux vaisseaux, ou les vaisseaux lui préexistent. Par exemple, jusque vers la onzième semaine, il n'y a pas de vaisseaux dans toute la partie d'os qui s'est formée, tandis qu'à la naissance, et longtemps après, le cartilage transitoire est vasculaire longtemps avant son ossification ; d'où il résulte que la formation des vaisseaux est un phénomène essentiellement accessoire. — M. Tomes considère la formation des canaux de Havers comme résultant d'un alignement de cellules, lesquelles, placées d'abord bout à bout, s'ouvriraient par leur point de contact : il en résulterait d'abord un canal très-anfractueux, irrégulier et élargi au niveau de chaque cellule, très-resserré au point de communication. Par les progrès du développement, l'espèce d'éperon qui résulte de l'adossement de deux cellules adjacentes se résorberait, tandis que la cavité de la cellule se remplirait peu à peu par un dépôt de nouvelle substance, et ainsi le canal présenterait une cavité intérieure de plus en plus régulière. Comme les cellules des extrémités de ce canal sont fermées, la communication avec un canal voisin se ferait par des cellules intermédiaires, dont les extrêmes communiqueraient avec les parois latérales de la dernière cellule. C'est ainsi que M. Tomes explique les communications latérales perpendiculaires à la première direction.

Nous avons dit en commençant que la formation des vaisseaux n'est qu'un phénomène accessoire, qui nous paraît ne pas déroger ici aux lois générales de la formation vasculaire. Toutes les fois que nous avons pu saisir la formation des vaisseaux, nous les avons vus se produire par l'extension des vaisseaux primitifs, sous forme d'abord de cul-de-sac s'allongeant dans le tissu qui n'en contient pas encore. Sur des têtards de grenouille, nous avons observé que ce phénomène est excessivement simple : là où doit se former un vaisseau, les cellules embryonnaires, de hyalines qu'elles étaient, prennent une teinte vert jaunâtre ; puis, au fond du cul-de-sac, on voit se détacher successivement de nouvelles cellules qui cheminent très-lentement dans le cul-de-sac, jusqu'à ce qu'elles arrivent à l'anse vasculaire la plus voisine, où on les voit successivement être entraînées par le courant sanguin. Le mouvement de la dernière cellule du fond du cul-de-sac n'est que la conséquence du vide qui se fait par la disparition de la cellule qui est entraînée par le courant sanguin (pl. III, fig. 2 ; *e*, cellules cartilagineuses ; V, vaisseaux ; *h*, cellule des parois ; *c*, vaisseaux en voie de formation). Les parois se formeront aux dépens des cellules environnantes.

En dehors du canal osseux (canal de Havers proprement dit), on trouve en général : 1° des lamelles osseuses toutes concentriques par rapport à un axe qui est celui du canal ; 2° dans cette série de lamelles, des cellules osseuses placées d'une manière assez régulière. Quel est le mode de formation de ces lamelles? Nous savons que la substance fondamentale interposée entre deux cellules résulte de la fusion successive des différentes cellules primitives ou mieux encore de la disparition successive dans cet espace des capsules les plus anciennes pour former cette substance, et d'autant plus qu'elle est plus ancienne, ces lamelles, d'abord concentriques à chaque cellule, s'harmonisent pour n'être plus concentriques qu'au centre du canal; ceci nous paraît d'autant plus vrai que, là où il n'y a pas encore de canaux, on peut toujours compter un certain nombre de couches ou lamelles concentriques par rapport à chaque cellule. Mais aussitôt que les canaux se sont formés, on ne voit plus de couches autour de la cellule.

Fibres de Sharpey. — Indépendamment des lamelles concentriques, on trouve des fibres rayonnant du centre vers la circonférence franchissant les lamelles, nous avions cru qu'elles passaient entre des solutions de continuité des lamelles : M. Sharpey (1), qui a le premier appelé l'attention sur ces fibres,

(1) *Quain's Anatomy,* 6° édit., 1856, p. 120.

admet qu'elles perforent les lamelles. Kölliker pense que ce sont des fibres de tissus conjonctifs plus ou moins calcifiées et qu'elles se réunissent pour la plupart avec des fibres venant du périoste.

M. Williamson a décrit, sous le nom de *lepidine tubes*, de très-petits conduits qui traversent les lamelles et qu'il regarde comme un système tout à fait à part ; tandis que Kölliker les considère comme accessoires, sinon entièrement semblables aux canaux par où passent les fibres de Sharpey.

D'après H. Müller, les fibres de Sharpey ne se rencontreraient que dans le voisinage du périoste, et encore là en nombre très-variable. Leur longueur peut aller jusqu'à 3 millimètres, et leur épaisseur entre 2 et 5 centièmes de millimètre.

§ IV. — Blastème sous-périostal.

On s'est beaucoup occupé, surtout depuis Duhamel, de la manière dont les os s'accroissent en épaisseur, surtout les os longs. La plupart des auteurs admettent que cet accroissement se fait aux dépens du périoste. Pour les uns, et c'est le plus grand nombre, les vaisseaux du périoste sécrètent ou fournissent les matériaux d'un *blastème sous-périostal* adhérant surtout à l'os. Ce blastème se présente sous forme de cellules sphériques ou ovalaires destinées à la formation de nouvelles couches osseuses. Virchow et quelques autres, tout en admettant que l'ossification se fait aux dépens du périoste, rejettent la sécrétion du blastème. Pour ces derniers, l'ossification résulte du changement direct du tissu fibreux en tissu osseux. Les cellules du tissu conjonctif se métamorphosent en cellules osseuses. C'est, si l'on veut, l'ossification du tissu fibreux procédant toujours couches par couches de la surface profonde ou adhérente du périoste. Il est très-difficile de se prononcer sur cette question : car, selon le point où l'on fait une coupe intéressant à la fois l'os et le périoste, soit dans le sens longitudinal, soit dans le sens transversal, on obtient des résultats différents. Dans le voisinage de l'extrémité de la diaphyse, on trouve une agglomération de cellules sphériques volumineuses à peu près sans substance fondamentale, contenant des noyaux ayant déjà une apparence étoilée. La couche de ces cellules représente une sorte de cône dont le sommet regarde vers la diaphyse, et dont la base se perd dans les cellules du cartilage qui est en voie d'ossification. Ces cellules nous paraissent de la même nature que celles du cartilage, ou plutôt elles ressemblent aux cellules que nous avons décrites au suj... ...squelette cartilagineux primitif : ce qui nous porte à les ...dérer comme des cellules cartilagineuses de formation récente. D'un autre côté, quand nous examinons le périchondre sur les limites de l'ossification, nous trouvons sur la coupe, des cellules de tissu conjonctif, puis, à mesure que nous nous portons vers le centre du cartilage, des cellules très-allongées contenant plusieurs noyaux. Ces cellules ressemblent en tous points aux cellules cartilagineuses, de sorte qu'entre les cellules du tissu conjonctif (corpuscules du tissu fibreux) et la cellule cartilagineuse, on trouve une gradation insensible : il nous semble donc que les cellules sous-périostales, sous-périchondrales, peuvent former et des cellules de tissu conjonctif et des cellules cartilagineuses ; que les unes et les autres peuvent, eu égard à leur origine, donner naissance aux mêmes éléments. Pour nous, la question de la formation de l'os aux dépens du périoste se résume ainsi :

1º Production de cellules embryonnaires sur cette limite d'ossification, comme sur celle que nous avons signalée à l'extrémité de la diaphyse ;

2º Métamorphose de ces cellules en cellules osseuses.

Pour les os plats, l'ossification se fait, tout autour des différents points primitifs, de la même manière qu'à l'extrémité de la diaphyse d'un os long, avec cette seule différence qu'il n'y a pas un alignement aussi régulier de cellules. Pour l'accroissement, il se fait suivant l'étendue des bords par l'envahissement du cartilage, où l'activité formatrice est à son maximum d'intensité. Dans le reste de la surface, l'ossification a lieu comme au-dessous du périoste d'un os long.

Pour les os courts, l'ossification se fait avec la même intensité dans toute la circonférence, et les cellules cartilagineuses qui sont sur les limites de l'ossification sont renfermées dans de très-grandes capsules qui en contiennent un nombre considérable. La substance fondamentale est fortement granuleuse. Cette disposition est la même que celle qu'on trouve autour du point épiphysaire d'un os long.

§ V. — Ossification à l'insertion des tendons.

Sur le point où s'insèrent les tendons volumineux comme le tendon d'Achille, pendant longtemps, même après l'achèvement du squelette, on trouve des tissus durs, élastiques, résistants, ayant à peu près toutes les propriétés physiques du cartilage ; le tissu, examiné au microscope, se présente composé de cellules et de substance fondamentale. Cette dernière est souvent très-granuleuse, les cellules ont pour la plupart les caractères des cellules cartilagineuses en voie d'ossification. On y trouve depuis la cellule osseuse jusqu'à la cellule cartilagineuse tous les degrés intermédiaires.

§ VI. — Ossification des cartilages du larynx et des côtes.

Tous les cartilages permanents ne restent pas à l'état de cartilage. Un certain nombre s'ossifient à la fin de la période du développement ; en première ligne, nous placerons les cartilages du larynx, des côtes, de la trachée-artère, etc. Ici l'ossification se fait en général comme dans les os plats, c'est-à-dire que le cartilage, après avoir présenté plusieurs points devenus opaques, infiltrés de sang, offre sur ces mêmes points des dépôts de matière finement granuleuse, d'abord dans la substance fondamentale, puis dans les capsules et les cellules ; l'ossification progresse tout autour de chaque point, jusqu'à l'envahissement de tout le cartilage. Comme ici ce phénomène est plus lent que dans un cartilage transitoire, on peut mieux aussi observer les phases de l'ossification.

§ VII. — Resserrement de la diaphyse au point de départ de l'ossification.

Nous avons remarqué et fait représenter fig. 5, pl. III, que dans les os longs, quand l'ossification commence à s'y manifester, toute l'épaisseur de la diaphyse est envahie en même temps, et que cette ossification commence dans la partie de l'os qui toute la vie aura le plus petit diamètre p. Là, l'os est opaque, resserré comme si on l'avait comprimé par un lien, et le tissu fibreux qui l'environne adhère fortement à son pourtour. La matière granuleuse est d'autant plus étendue qu'on se rapproche davantage du périoste.

Sur l'extrémité des os longs, entre le cartilage et l'os, on trouve toujours un anneau lamellaire en forme de bracelet, très-dense, se détachant avec la plus grande facilité et composé de cellules osseuses extrêmement abondantes, à bords irréguliers, anguleux, tels que les cellules osseuses avant la formation des canalicules.

Quand on examine une lame prise sur la surface interne du canal médullaire pendant tout le temps de la croissance, on trouve qu'elle est criblée d'une infinité de points noirs représentant très-probablement les orifices des canalicules osseux. De plus, on voit des cellules osseuses, anguleuses, c'est-à-dire en voie de formation.

Fɪɢ 2 (pl. III). — Métatarsien d'un fœtus de quarante jours environ, entièrement cartilagineux.

Fɪɢ. 6. — Os long (péroné) à un degré de développement plus avancé que la figure 5.

Fig. 7. — Trabécules vues sur un pariétal humain avant l'ossification (grossissement, 390 diamètres). Nous ignorons la signification de ces trabécules ; elles ressemblent beaucoup aux fibres de Sharpey.

Fig. 8. — Alignement de cellules embryonnaires sur un pariétal humain (grossissement, 200 diamètres).

Fig. 10. — Portion de frontal en partie ossifié.

TROISIÈME PARTIE.

DÉVELOPPEMENT DES OS EN PARTICULIER.

CHAPITRE PREMIER.

DE LA COLONNE VERTÉBRALE.

Vie intra-utérine. — L'étude de l'ossification de la colonne vertébrale comprend :

1° L'étude de l'ossification des vertèbres en général ;

2° Celle de quelques vertèbres en particulier ;

3° Enfin le développement anormal de l'ossification dans les vertèbres.

§ I. — Ossification des vertèbres en général.

Kerckringe rapportait, à la fin du second mois, l'apparition des points osseux dans les vertèbres ; mais cette apparition est plus précoce.

Vers le quarantième jour de la vie intra-utérine, les cartilages, qui tiennent lieu des vertèbres dont ils affectent la forme, prennent une opacité plus grande et une teinte d'un rouge foncé vers le centre du futur corps, et de chaque côté. C'est dans ces points opaques que se dépose d'abord la substance osseuse, c'est là qu'apparaîtront les premiers points d'ossification, ceux des parties latérales avant celui du corps.

Apparition des points latéraux. — Vers le quarante-cinquième jour, on aperçoit, sur chaque côté des quinze premières vertèbres, un point osseux discoïde parfaitement lisse, dont le volume décroît graduellement, depuis l'atlas, où il a un demi-millimètre de diamètre, jusqu'à la dixième vertèbre dorsale, où il est encore imperceptible.

Apparition du point du corps. — Vers la même époque, apparaît dans la partie antérieure du corps des dixième, onzième et douzième dorsales un petit point ovalaire à grand diamètre transversal dont la longueur est d'un tiers à un demi-millimètre. Sa face antérieure est lisse et ne présente aucune trace de suture.

Pour bien étudier la marche de l'ossification, il faut choisir un fœtus de deux mois à deux mois et demi. Il mesure alors une longueur de 35 à 40 millimètres ; sa colonne vertébrale présente à elle seule 25 millimètres de longueur. Elle a la forme d'une moitié de fuseau ; son diamètre transversal au niveau de l'axis égale 5 millimètres et conserve la même longueur jusqu'à la première dorsale inclusivement. Elle décroît ensuite jusqu'au sacrum pour s'élargir de nouveau et se terminer définitivement en pointe au coccyx.

SYNONYMIE. — POINT MÉDIAN. — *Centrum* (κέντρον), R. Owen. — *Cycléal*, Ét Geoffroy. — *Tertiärwirbel*, Carus. — *Wirbelkörper*, Müller. — *Corpus vertebræ*, Sœmmering. — *Corps de vertèbres*, Cuvier.

D'après Kerckringe, ce serait la sixième dorsale qui présenterait le premier point médian, tandis que nos observations, conformes à celles de Béclard, nous l'ont toujours montré à la douzième. Au reste, jusqu'à une époque très-avancée de la vie intra-utérine, l'inspection des colonnes vertébrales montre que c'est là qu'on trouve les plus grands points d'ossification.

De là les points médians décroissent à mesure qu'on se porte vers chacune des deux extrémités, de telle sorte que celui de la sixième cervicale n'a plus qu'un demi-millimètre de diamètre.

A cette époque, les quatre premières cervicales d'après nous, les trois seulement d'après Béclard, sont dépourvues de point central. Si maintenant de la douzième dorsale nous descendons vers le coccyx, nous retrouvons une progression décroissante analogue. En effet, on voit des points médians dans les cinq lombaires, quelquefois même dans les deux premières sacrées, mais alors ces deux derniers ne peuvent être vus qu'avec une forte loupe.

Chaque point médian (pl. IV, fig. 3 et 4, A), dépouillé de son cartilage, est un petit disque lenticulaire dont la face la plus large regarde en avant. Cette face est parfaitement lisse, d'un blanc jaunâtre; observée à une loupe grossissant 10 à 12 diamètres, les deux faces (antérieure et postérieure) n'ont ni fente, ni suture, ni échancrure, ni rainure. Ces points granulaires ont une forme bien définie, et leurs éléments une cohésion très-grande. Leur situation sur la ligne médiane à la partie antérieure du cartilage du corps vertébral, l'absence, sur les plus petits, de toute trace de réunion primitive de deux points latéraux, suffirait pour nous faire nier la loi de symétrie.

Nous avons vu, après Kerckringe et Béclard, des colonnes vertébrales d'hommes où il n'y avait encore que deux vertèbres avec un point d'ossification au corps. Nous avons pu suivre le développement du point médian depuis son apparition à un quart de millimètre de diamètre, et toujours nous avons trouvé le granule sur la ligne médiane et parfaitement lisse.

APPARITION DES MASSES ARTICULAIRES ET DES LAMES.

SYNONYMIE. — POINT LATÉRAL ANTÉRIEUR. — *Neurapophyse*, Owen. — *Périal*, Ét. Geoffroy. — *Deckund Grundplatten*, Carus. — *Oberer Schlusstück der Wirbelbogen*, Müller. — *Radices arcus posterioris*, Sœmmering.

POINT LATÉRAL POSTÉRIEUR. — *Neurépine*, Owen. — *Epial*, Geoffroy. — Carus adopte deux noms : *Oberer Tertiärwirbel* (sommet), *Oberer Dornfortsatz* (pointe). — *Apophyse épineuse*, Cuvier. — *Processus spinosus vertebræ*, Sœmmering.

Nous venons de faire voir, en étudiant l'apparition des points médians, que la nature procède du centre vers les extrémités de la colonne ; de telle sorte que plus ces points sont éloignés

de ce centre, moins ils sont volumineux, et qu'enfin les corps
des vertèbres placés aux extrémités sont entièrement cartilagineux. Nous venons de faire voir que le point médian ou central, qui apparaît le premier, est celui de la douzième dorsale,
situé par conséquent à l'union du tiers moyen avec le tiers
inférieur. Sous ce point de vue, la partie inférieure de la colonne vertébrale offre une certaine prééminence sur la partie
supérieure. Nous trouvons, en effet, à cet âge, dix-neuf points
aux régions inférieures ; nous n'en avons encore que deux à la
région cervicale, aux deux dernières.

Si l'on examine par sa face dorsale la colonne vertébrale d'un
fœtus de deux mois à deux mois et demi, on verra d'abord une
lame mince, fibreuse, unissant en arrière, sur la ligne médiane, les
parties cartilagineuses qui tiennent alors lieu de lames. Débar-
rassons-nous de ce ligament, de la moelle et de ses enveloppes,
nous aurons sous les yeux une gouttière (pl. IV, fig. 2) (1),
large en haut, depuis l'atlas jusqu'à la première dorsale, où
elle se rétrécit graduellement jusqu'au sacrum ; là son diamètre
augmente de nouveau pour se terminer en pointe. Le diamètre
transverse du point le plus large égale 2 millimètres un quart ;
le plus étroit au-dessus du sacrum, 1 millimètre.

La colonne vertébrale nous présente sur la ligne médiane,
par transparence, la série de points médians A ; puis, en dehors
et de chaque côté, deux autres rangées de points. La première
rangée C est, tout à fait en arrière du canal, la plus apparente,
la plus développée. Plus en avant et un peu en dedans, entre
la rangée médiane A et celle que nous venons de décrire, on
trouve une autre rangée de points B, moins développés et
placés de manière à alterner avec ceux qui constituent la rangée
qui précède. Les points de la rangée la plus postérieure sont
destinés à former toute la lame proprement dite, et la rangée
de points antérieurs le pédicule et une partie du corps.

____

(1) Les figures 1 et 2 sont vues à un grossissement de 2 diamètres.

Arrivée à ce degré de développement, une vertèbre nous présente cinq points d'ossification, un *médian* et deux de chaque côté.

Ordre d'apparition du point latéral antérieur et du point latéral postérieur.—Nous voyons, fait qui avait déjà été signalé par Kerckringe, qu'ici la nature poursuit tout droit son travail de haut en bas. Nous avons été frappé en lisant Kerckringe, après avoir fait notre rédaction la pièce sous les yeux, de trouver que sa phrase était à peu près la nôtre. Nous le laissons parler : « En commençant par la première vertèbre du cou ; » on trouve la plus grande marque d'ossification ; en descendant » peu à peu elle diminue, et, avant d'être arrivée au sacrum, » elle se termine en points à peine perceptibles à l'œil ; cette » partie (le sacrum) est encore entièrement cartilagineuse. »

Pour faciliter la compréhension de la description, après avoir isolé chacun des grains osseux du cartilage qui l'enveloppait, nous les avons placés tous sur un même plan dans leur rapports respectifs (pl. IV, fig. 3) : sur la ligne médiane, A, point médian le plus antérieur dans la vertèbre ; sur les parties latérales, B, point latéral antérieur le plus interne dans la vertèbre ; C, point latéral postérieur ; c'est le plus postérieur dans la vertèbre.

On voit, d'après cette figure, la progression décroissante dont nous parlons plus haut, progression qui est la même pour les deux rangées de points latéraux. La série des points postérieurs prédomine par le volume, et leur forme est à peu près la même.

En prenant la série postérieure, nous voyons que le point de l'atlas a 1 millimètre de diamètre et qu'il est nummuliforme, présentant une surface lisse, des mollécules fortement unies entre elles.

Les points latéraux antérieurs se distinguent des précédents, non-seulement par leur situation plus en avant, mais encore par leur diamètre plus petit ($\frac{2}{3}$ de millimètre environ) ; ils ont, au reste, la même forme et les mêmes propriétés physiques. Au sacrum, les points latéraux sont imperceptibles.

APPARITION DES POINTS LATÉRAUX INTERMÉDIAIRES OU TRANSVERSAIRES.

SYNONYMIE. — *Parapophyse*, Owen. — *Paraal*, Geoffroy. — *Querforlsatz*, Carus. — *Processus transversus*, Sœmmering.

SOUDURE DES POINTS LATÉRAUX ANTÉRIEURS ET POSTÉRIEURS. — APPARITION DES GRANULES SUPPLÉMENTAIRES DU CORPS.

La colonne vertébrale d'un fœtus de dix à onze semaines (longueur de la colonne, de 70 à 80 millimètres, pl. IV, fig. 5) (1) est tout à fait fusiforme; au lieu de présenter la forme décrite plus haut. Le point le plus renflé est au niveau de la deuxième dorsale; le diamètre transversal de cette vertèbre est, en effet, de 13 millimètres, tandis que celui de l'atlas, qui est la plus large des cervicales, n'a que 10 millimètres. La cinquième lombaire, qui est la plus petite, n'a que 6 millimètres.

L'examen des progrès de l'ossification nous montre que les points médians ont augmenté de volume et d'épaisseur : leur diamètre vertical est, dans les plus hauts, de 2 millimètres, et leur diamètre transversal est, dans les plus larges, de 3^{mm},5. L'ossification s'est étendue pour eux en haut jusqu'à la cinquième cervicale, et en bas jusqu'à la troisième sacrée inclusivement. Nous nous accordons sur ce point avec Kerckringe.

Mais cet âge présente de particulier :

1° La soudure des points latéraux antérieur et postérieur;

2° L'apparition, en dehors de la pièce formée par ces deux points, d'un troisième granule destiné à former l'apophyse transverse (*point latéral intermédiaire ou transversaire*) ;

3° L'apparition des granules supplémentaires du corps.

Pour rendre l'exposition des faits plus claire et montrer mieux au lecteur ce que nous allons décrire, nous avons, comme

(1) Cette figure est légèrement grossie.

précédemment, retiré un à un les points osseux de la masse cartilagineuse qui les englobait, puis nous les avons placés sur un même plan dans leur position respective (pl. IV, fig. 4). Sur la ligne médiane A, la série des points médians allant jusqu'à la cinquième cervicale en haut et jusqu'à la troisième sacrée en bas ; au-dessous de chaque point médian un petit point granulaire qui, sur la nature, est placé derrière lui ; ce petit point *i* n'existe encore qu'aux régions lombaire et dorsale, il n'a été signalé par personne. Sur les parties latérales, un petit angle osseux B, dont le sommet est dirigé en dehors ; c'est le rudiment de l'arc vertébral résultant de la soudure du point latéral postérieur et du point latéral antérieur. En dehors de cet arc, au sommet, un granule T, arrondi, de 1 millimètre de diamètre ; c'est le point intermédiaire, rudiment de l'apophyse transverse : il existe à toutes les vertèbres, qui présentent l'arc latéral. Nous verrons plus tard comment il constitue l'apophyse transverse et une des pièces supplémentaires des vertèbres sacrées.

En résumé, dès le milieu du troisième mois pour quelques sujets, vers la fin de ce troisième mois pour d'autres, chaque vertèbre, ayant un point médian, se compose de :

1° *Point médian ;*

2° *Point accessoire du médian ;*

3° *Point latéral antérieur ;*

4° *Point latéral postérieur* (ces deux derniers déjà réunis pour former l'arc latéral) ;

5° *Point latéral intermédiaire.*

Ajoutons à cela deux point costaux pour la septième cervicale.

TUBERCULE COSTAL.

SYNONYMIE. — *Pleurapophyse,* R. Owen. — *Paraal,* Geoffroy. — *Rippe,* Müller. *Côte vertébrale,* Cuvier. — *Processustransversus vertebræ cervicalis,* Sœmmering.

Cette pièce osseuse, qui apparaît vers la même époque que les côtes, présente, à trois mois, une longueur de 3 millimètres, longueur proportionnellement énorme, ne pouvant être comparée qu'à celle de la première côte qui à la même époque a une longueur à peu près égale.

Cette pièce osseuse est arrondie, claviforme ; elle s'appuie, en dedans, sur les parties latérales du corps, on pourrait dire qu'elle s'y articule. De là elle se prolonge en dehors, vient s'appuyer sur l'apophyse transverse et la dépasse environ d'un demi à deux tiers de millimètre ; elle est légèrement concave en avant, convexe en arrière.

Si nous considérons la première côte d'un adulte, nous voyons que sa tête est plus petite que sa tubérosité, et que si elle était coupée en rasant cette apophyse, elle aurait une forme tout à fait semblable (fig. 1, pl. VI, e, e).

§ II. — Modifications successives de l'ossification dans les pièces de la colonne vertébrale.

La plupart des anatomistes, Fallope, Coiter, Riolan, Spigel, Kerckringe, Albinus, Béclard lui-même, admettaient pour une vertèbre trois points primitifs d'ossification. Aussi se trouvaient-ils dans l'impossibilité complète de comprendre la formation des apophyses transverses, des arcs latéraux, du sacrum. Pour les arcs, ils les croyaient formés par l'extension d'un point central, situé au sommet. Quant aux apophyses transverses, ils les passaient sous silence. Aux vertèbres sacrées, ils constataient seulement une pièce supplémentaire. — M. J. Weber est le premier qui ait étudié complétement l'ossification des vertèbres.

L'observation des faits qui précède nous donnent la clef des phénomènes ultérieurs.

Les figures 6, 7, 8, 9, 10, pl. IV, sont les vertèbres d'un fœtus au commencement du quatrième mois.

La figure 6 est l'atlas, son arc antérieur a est encore cartilagineux, les trois points latéraux se sont réunis pour former l'arc latéral B et la racine de l'apophyse transverse T. L'arc postérieur *b* est entièrement semblable à l'arc antérieur.

La figure 7 est l'axis ; l'apophyse odontoïde, encore cartilagineuse, a été enlevée ; le corps présente un point osseux médian A. Les parties latérales sont semblables à celles de l'atlas et des vertèbres qui suivent.

Les figures 8 et 9 (cervicale et dorsale) montrent, en arrière du point médian A, le point accessoire *i*, séparé par un intervalle cartilagineux.

Sur la figure 10 (troisième lombaire), le point *i* est soudé au point médian A. La partie osseuse du corps vertébral présente alors la forme d'un T.

Quatrième mois. — A quatre mois, la colonne vertébrale nous offre une longueur moyenne de 8 à 10 centimètres (longueur du fœtus, 16 à 20 centimètres). Le point médian et son accessoire se sont réunis à toutes les régions ; à eux se sont groupés une infinité de petits granules situés de chaque côté. La masse qui en résulte a de 4 à 5 millimètres dans son grand diamètre.

En haut, toutes les cervicales, sauf l'atlas, ont un point médian. Celui de l'axis est très-petit. Au sacrum, nous n'avons de point médian que pour les trois premières. De chaque côté de ces points, apparaissent, comme à la septième cervicale, des points osseux que nous regardons comme des tubercules costiformes.

Sur les parties latérales de la colonne, tous les points sont réunis. Le point latéral antérieur, le point latéral postérieur, le point latéral intermédiaire ne forment plus qu'un seul tout.

Chaque arc présente en moyenne une corde de 2 à 3 millimètres. Le sommet de cet arc est dirigé en dehors et surmonté d'une apophyse formée par la soudure du granule intermédiaire.

— Les deux côtés de cet arc, qui se rapprochent alors de la forme d'un angle, à peu près égaux au troisième mois, sont maintenant très-inégaux. Le postérieur, qui complétera l'arc par la formation des lames et de l'apophyse épineuse, a une prédominance marquée; il mesure à lui seul 2 millimètres. L'autre, qui se dirige vers le corps dont il est séparé par un épais cartilage, et qui donnera plus tard le pédicule et une partie du corps, mesure $1^{mm},5$. Le granule latéral intermédiaire est surtout porté par la première branche que nous avons décrite, formée primitivement par le point latéral postérieur. L'apophyse articulaire supérieure, qui probablement se développe par un granule extrêmement petit, est surtout portée par la seconde, formée primitivement par le granule latéral antérieur.

En résumé, au quatrième mois nous avons : 1° allongement du granule latéral intermédiaire ; 2° prédominance marquée de la branche postérieure de l'arc latéral sur la branche antérieure ; 3° apparition d'un point médian dans la quatrième et troisième cervicale ; 4° et d'un point latéral intermédiaire dans toutes les vertèbres inférieures jusqu'à la première sacrée.

Cinquième mois. — A cinq mois : longueur du fœtus, de 20 à 25 centimètres; longueur de la colonne, de 115 à 120 millimètres. La colonne vertébrale commence à prendre la forme qu'elle conservera (pl. IV, fig. 11 et 12).

Elle est encore rectiligne, mais on saisit déjà la prédominance en largeur, des parties moyennes, sur les extrémités. Comparez, sur les figures, les cervicales et les sacrées avec les vertèbres inférieures du dos.

A cette époque, la colonne vertébrale offre autant de points d'ossification qu'elle en aura à la naissance. Sa forme n'aura rien de plus.

La seconde cervicale, qui n'avait jusqu'alors que son corps d'ossifié, présente à la fin de ce cinquième mois tous les points osseux qui doivent la constituer essentiellement.

Le point médian A de l'axis (fig. 12, pl. V) est surmonté de deux granules arrondis E, E, ayant 2 millimètres de diamètre et placés symétriquement de chaque côté de la ligne médiane O. Ils vont former dans la suite l'apophyse odontoïde surtout, et une partie minime du corps. Passons à l'étude du sacrum, car en ce moment les vertèbres intermédiaires à l'axis et au sacrum ne sont l'objet d'aucune remarque. Il y a (fig. 6, pl. VI, *e, e*) (1), sur les côtés du corps des trois premières vertèbres sacrées, des points osseux, que Kerckringe a signalés le premier. Ces points, qu'on pourrait regarder au premier abord comme des rudiments transversaires et qui ont été considérés comme tels, sont, au contraire, des éléments costiformes. attendu quel es éléments transversaires qui se retrouvent en arrière de ceux-ci, au commencement de l'arc latéral, sont plus petits et plus tardifs. Malgré les progrès de l'ossification, les points costiformes demeurent longtemps séparés du corps et des points transversaires. Il ne sont pas spéciaux au sacrum ; seulement, ils restent là plus longtemps isolés, prennent un volume considérable et sont consécutivement plus évidents.

En résumé, du cinquième au sixième mois, nous constatons : 1° l'ossification de l'apophyse odontoïde de l'axis, par deux points latéraux ; 2° l'apparition des points costiformes des trois premières vertèbres sacrées ; 3° l'ossification des lames et du corps de la quatrième sacrée.

Sixième mois. — Alors les noyaux costiformes du sacrum offrent des dimensions en rapport avec leur position plus ou moins rapprochée de la base. Ainsi les supérieurs, ceux de la première sacrée, ont 2 millimètres de diamètre, et ceux de la troisième un demi-millimètre; ils sont ovalaires et lisses. Les modifications subies par les parties précédemment ossifiées varient souvent d'une région à l'autre de la colonne. Ce qui frappe le plus dans cette étude, ce sont les modifications de position présentées par les apophyses transverses, soit au cou pour concourir au trou de l'artère vertébrale, soit au sacrum, où elles s'engagent entre l'arc latéral et le point costiforme. — Le corps qui

---

(1) La figure est la première sacrée d'un sujet plus âgé.

jusque-là était presque arrondi, s'aplatit, prend la forme d'un pentagone à angle mousse. Son grand diamètre, dans les plus larges, égale 6 millimètres ; sa partie antérieure proémine en avant, et, comme il s'accroît en hauteur, par la superposition de lames horizontales, le cartilage de ceinture du corps qui s'ossifie plus tardivement se trouve bientôt compris entre deux plans horizontaux qui surplombent au-dessus de lui, surtout en avant et en arrière. De telle sorte qu'après une macération prolongée, ce cartilage se trouvant détruit, on aperçoit en avant du corps une gouttière transversale, excavée, anfractueuse, montrant des trabécules osseux verticaux, isolés, indiquant un travail lent d'ossification. Plus tard, cette gouttière se comble peu à peu et laisse seulement une faible trace de ce qu'elle était en profondeur. C'est ainsi qu'est formée la gouttière transversale du corps des vertèbres. Postérieurement, nous retrouvons une gouttière aussi profonde mais moins large ; c'est l'origine de la gouttière postérieure des corps vertébraux.

La surface de réunion du corps avec la masse apophysaire est lisse quand elle est privée de son cartilage.

Les faces supérieure et inférieure présentent un sillon encore très-sensible, qui limite sur les côtés et en avant les granules latéraux du corps décrits précédemment, et le point connu sous le nom d'*accessoire du médian*.

Les arcs ont des cordes qui varient depuis 5 millimètres jusqu'à 7 millimètres. C'est au cou que ces arcs sont les plus ouverts.

Le point latéral intermédiaire ou transversaire indique, par les positions diverses dans lesquelles il s'est soudé, la future direction des apophyses transverses. Au cou, il se place obliquement sur le pédicule, en avant de sa soudure avec la lame, de sorte que sa partie externe s'incline vers le corps ; la figure 15, pl. V, quoique d'un sujet plus âgé, exprime ce que nous décrivons. Au dos, il se place perpendiculairement sur l'arc, au point de jonction du pédicule et de la lame proprement dite (fig. 20, pl. V); aux lombes, il est épais et comme affaissé sur l'arc au point de jonction des deux pièces qui composent celui-ci (fig. 22, pl. V). (Ici ce point est en réalité l'origine de la côte lombaire, le vrai point transversaire qui est rudimentaire n'est pas encore apparu.) Enfin aux vertèbres sacrées, où il n'est pas encore ossifié, il exagère la position de celui des cervicales et se place en avant de l'arc latéral (voy. fig, 7. pl, VI, *cc*).

La longueur des apophyses transverses cervicales, au sixième mois, égale presque 2 millimètres ;

Les dorsales, 1 millimètre.

Les lombaires, un demi à un tiers de millimètre.

Les sacrées sont granulaires.

Septième mois. — De sept mois à sept mois et demi, longueur du fœtus, 40 centimètres ; longueur de la colonne, de 14 à 16 centimètres.

Nous n'avons pas de nouvelle apparition de point d'ossification, seulement les deux points E E, qui forment l'apophyse odontoïde, sont soudés sur la ligne médiane. On voit encore la trace de leur suture O (fig. 13, pl. V). Un cartilage la sépare du corps ; sa hauteur est de 5 millimètres. L'arc antérieur de l'atlas est toujours cartilagineux.

Le sacrum a quatre vertèbres ossifiées. Pour mieux graver dans l'esprit du lecteur l'état de l'ossification de chaque vertèbre, dans la période de sept à huit mois, nous avons par la macération dépouillé une vertèbre de chaque région de son cartilage et nous en avons fait prendre un dessin exact.

Fig. 4 (pl. V). — Atlas. — Cette vertèbre n'a encore que des arcs latéraux. Ils sont réunis sur la figure par des cartilages *a, b*.

Fig. 15 (pl. V). — Axis. — Arcs latéraux B, B ; C, apophyses transverses ; E, E, points de l'apophyse odontoïde. Sur la ligne médiane *o*, trace de la réunion des deux points latéraux. A, corps. — La figure montre aussi la direction projetée en avant de l'apophyse transverse, et le tubercule costiforme *e e*, des cervicales, ici manifestement isolé par une ligne cartilagineuse. Ce point *e*, qui est l'analogue du point costiforme de la septième cervicale et de celui des vertèbres sacrées, apparaît au commencement du sixième mois, en général; quelquefois avant. **Plus tard**, il se soudera avec l'apophyse transverse *c*, pour constituer le trou de l'artère vertébrale. Il est moins marqué aux autres vertèbres du cou.

Fig. 1 (pl. VI). — Sixième cervicale. — A, corps; sa forme est celle d'un quadrilatère. En arrière, sur le côté qui correspond au canal vertébral, sont deux pans coupés qui s'articulent avec les pédicules, dont ils sont encore séparés par un épais cartilage.

En avant des pédicules : *e, e*, côtes cervicales.

Fig. 20 (pl. V). — Vertèbre dorsale. — A, corps; il est pentagonal, outre les faces postérieures et latérales; la face antérieure est subdivisée en deux pans par un angle mousse, saillant sur la ligne médiane. Ici les apophyses transverses implantées au point d'union du pédicule et des lames se déjettent en arrière, contrairement aux précédentes.

Fig. 22 — Vertèbre lombaire. — Le corps tend à reprendre sa forme quadrilatère, l'angle antérieur s'ouvre presque complétement. — *a*, bordure cartilagineuse qui encadre le corps. (Les lettres sont les mêmes sur toute cette série de figures.)

Fig. 6 (pl. VI). — Vertèbre sacrée. — A, corps redevenu quadrilatère ; *e, e*, apophyses costiformes non soudées, épaissies et placées vers les angles antérieurs du corps. Nous ferons remarquer, en terminant cet examen, que plus les apophyses transverses se rapprochent de la partie antérieure, plus le corps tend vers le rectangle. — Ainsi, au cou, les apophyses transverses inclinent en avant : le corps prend la forme d'un trapèze; au dos, elles inclinent en arrière : le corps prend la forme d'un polygone à cinq côtés; aux lombes, elles sont à peu près perpendiculaires sur les arcs, c'est-à-dire tenant le milieu entre la direction des deux précédentes : le corps aussi prend le milieu entre le pentagone et le quadrilatère; enfin, au sacrum, les apophyses transverses se portent en avant des pédicules : le corps prend la forme d'un trapézoïde dont les angles antérieurs sont un peu abattus. Cette forme est encore plus voisine du rectangle que celle du corps des cervicales.

Les apophyses costiformes *e e*, des trois premières sacrées, méritent aussi de fixer notre attention. Elles ressemblent à un coin, leur grosse extrémité est large et lisse, et tournée en dehors. Le sommet du coin regarde l'intérieur du canal vertébral. Le tiers interne des pédicules, comme on peut s'en rendre compte sur la figure 6, pl. VI, s'appuie sur les angles latéraux postérieurs du corps, légèrement déprimés à cet effet. Les deux tiers externes sont libres et forment, par conséquent, avec les faces externes du corps un angle aigu. C'est dans cet angle, dont l'ouverture est dirigée en dehors et en avant, que vient se placer le coin *e*. Entre le coin et le pédicule existe alors un intervalle cartilagineux qui sera ultérieurement occupé par le point latéral intermédiaire ou transversaire (voy. fig. 7, pl. VI, *c c*). — C'est alors aussi (fin du septième mois) que commence à s'effectuer l'ossification des dernières vertèbres sacrées. Ici, la nature déplace encore une fois l'apophyse costiforme.

Nous venons de décrire comment les apophyses costiformes de la première sacrée étaient reçues dans un angle formé par les pédicules et les faces latérales du corps. Cet angle, sur la seconde, s'est ouvert en avant, parce que le pédicule a glissé sur le corps et a pris une direction moins oblique. Son extrémité interne s'est rapprochée de la face antérieure du sacrum et a en quelque sorte reculé en dehors le tubercule costiforme. Cet état de choses est encore plus marqué à la troisième vertèbre; à la quatrième, la disposition précédente a encore été plus modifiée, l'apophyse costiforme se trouve sous l'aspect d'un tubercule en avant du point de jonction du pédicule et de la lame;

à la cinquième, le tubercule est quelquefois au point de jonction du pédicule et de la lame.

Ce qui précède nous montre : 1° que l'insertion du pédicule sur le corps est d'autant plus antérieure qu'on se rapproche davantage du sommet du sacrum ; 2° que son extrémité externe se porte également de plus en plus en avant. D'où il résulte que les parties latérales du sacrum sont pour la première vertèbre presque sur le même plan que le corps, tandis qu'en bas elles se portent en avant. C'est par ce mécanisme que le sacrum devient concave en avant. Nous sommes frappé, dans les dernières sacrées, de l'énorme ouverture de l'angle : c'est au point qu'au lieu d'être ouvert en avant, il est retourné, c'est-à-dire que son sommet est en avant et son ouverture dirigée en arrière, ce qui tient à la position prise par le pédicule sur les côtés de la face antérieure du corps. Que devient alors notre apophyse costiforme ? Trop courte pour aller jusqu'au corps, elle reste accolée à la face antérieure du pédicule, tout en conservant sa forme conoïde et sa position relative : elle est tout à fait projetée en dehors.

Huitième mois. — Les vertèbres ne présentent que des modifications de forme et de volume. Longueur du fœtus, de 40 à 43 centimètres ; longueur de la colonne vertébrale, de 16 à 18 centimètres. La colonne vertébrale a sa plus grande largeur vers le milieu de la région dorsale, aux lombes elle est plus étroite qu'au cou. L'atlas n'a point encore de granule osseux dans son arc antérieur.

A l'axis (fig. 13, pl. V), l'apophyse odontoïde présente, sur la ligne médiane, la trace de ses deux moitiés latérales ; et en haut, une échancrure dans laquelle est reçu un cartilage *g*, où nous verrons plus tard se développer un point d'ossification. Les parties inférieures de la pyramide odontoïdienne offrent latéralement deux pans coupés, séparés des pédicules par du cartilage. — Dans le cartilage intermédiaire au corps, au pédicule et à l'apophyse odontoïde, se trouvent deux petits granules

osseux, *bb*, placés l'un au-dessous de l'autre, arrondis, du diamètre, chacun, d'un demi-millimètre. Nous ne les avons rencon-
trés qu'une fois. Le coccyx est toujours cartilagineux.

Dimensions des corps et des arcs à huit mois.

VERTÈBRES CERVICALES.

Axis............	Corps, diamètre vertical........	3^{mm},5
	Corps, diamètre horizontal......	5 millim.
	Hauteur de l'apophyse odontoïde.	5 —
	Corde des arcs.............	6^{mm},5

Septième cervicale...	Corps, diamètre vertical........	3^{mm},5
	Corps, diamètre transverse......	9 millim.
	Corde des arcs.............	14 —

Les apophyses transverses de cette région sont unies par du
cartilage au granule costiforme.

VERTÈBRES DORSALES.

Sixième dorsale.....	Corps, diamètre vertical........	5 millim.
	Corps, diamètre antéro-postérieur.	8 —
	Corps, diamètre transverse.......	7 —
	Corde des arcs.............	6^{mm},5

VERTÈBRES LOMBAIRES.

Quatrième lombaire..	Corps, diamètre vertical........	7 millim.
	Corps, diamètre transverse......	9 —
	Corde des arcs.............	5 —

VERTÈBRES SACRÉES.

Première sacrée...	Corps, diamètre vertical........	6 millim.
	Corps, diamètre antéro-postérieur.	6 —
	Corps, diamètre transverse......	11 —
	Corde de l'arc.............	4^{mm},5

Neuvième mois. — Longueur du fœtus, de 45 à 50 centimètres ; longueur de la colonne, de 18 à 20 centimètres
(fig. 13 et 14, pl. IV).

Malgré le dire de Béclard, l'arc antérieur de l'atlas est encore cartilagineux, il n'y a même aucune trace d'ossification (fig. 13, pl. IV, *a*). Il en est de même du coccyx.

L'apophyse odontoïde de l'axis n'a plus, sur la ligne médiane, de trace de sa primitive division (fig. 13, pl. IV, G). Le cartilage déjà signalé dans l'échancrure supérieure de cette apophyse est resté stationnaire.

Dimensions des vertèbres d'un fœtus à l'epoque de la naissance.

Atlas	Diamètre antéro-postérieur	19 millim.
	Diamètre transverse	26 —
Axis	Diamètre antéro-postérieur	2 cent.
	Diamètre transverse	2 —
	Hauteur de l'apophyse odontoïde	8 millim.
Septième cervicale	Diamètre antéro-postérieur	25 millim.
	Diamètre transverse	31 —
Sixième dorsale	Diamètre antéro-postérieur	25 millim.
	Diamètre transverse	26 —
Lombaires	Diamètre antéro-postérieur	22 —
	Diamètre transverse	24 —
Première sacrée	Diamètre antéro-postérieur	21 —
	Diamètre transverse	3 cent.

État général de la colonne vertébrale à la naissance.

A la naissance, d'après nos mesures, la colonne vertébrale prédomine en longueur sur les autres parties. Le calibre du canal rachidien est aussi proportionnellement plus grand qu'aux autres âges. Les lames ont plus d'étendue transversale. Le corps est plus large en arrière qu'en avant; les pédicules plus longs; et conséquemment les trous de conjugaison plus grands. C'est surtout au calibre du canal qu'est due alors la largeur de la colonne vertébrale.

De toutes les vertèbres ce sont les lombaires qui ont à cet âge le volume comparativement le plus petit.

En arrière, les apophyses épineuses sont cartilagineuses.

C'est vers le milieu de la colonne que les lames sont le plus rapprochées en arrière. C'est là aussi qu'elles se souderont d'abord pour former la base des apophyses épineuses.

L'écartement des lames aux deux extrémités de la colonne, la petitesse du point latéral postérieur dans les premiers temps de la vie embryonnaire, quelquefois même l'absence complète de ce point, qui leur donne naissance, expliquent toutes les variétés de *spina bifida*.

Vie extra-utérine.

Première année. — La première année est marquée :

1° Par l'ossification de l'arc antérieur de l'atlas ;

2° Par l'apparition de tous les points d'ossification du sacrum.

A l'époque de la naissance, l'atlas (fig. 4, pl. V) a deux arcs latéraux complétement ossifiés. Ces deux arcs sont séparés en arrière par un cartilage long d'à peu près 4 millimètres (*b*) ; en avant, le cartilage qui les réunit a une longueur beaucoup plus considérable, 16 millimètres environ (*a*).

Un fait isolé découvert par Fallope, cité par Riolan et Spigel, nié par Kerckringe, qui malgré de nombreuses recherches ne l'avait point trouvé, enfin signalé de nouveau par Albinus, qui l'avait vu, a conduit certains auteurs à considérer deux noyaux osseux de chaque côté de la ligne médiane comme constituant l'arc antérieur de l'atlas. Imitant la réserve de Fallope, et partageant presque les doutes de Kerckringe, nous avons cru devoir nous livrer à des recherches très-minutieuses sur ce sujet.

En voici les résultats : sur des fœtus de moins d'un an ayant entre eux des intervalles souvent de quelques jours seulement, nous avons pu suivre toutes les phases d'apparition du point médian. Nous avons constaté que dès son apparition, quelque petit qu'il soit, il ne présente jamais de trace de soudure, pouvant porter à croire qu'il résulte de la fusion de deux points latéraux.

Enfant de trois mois. — L'arc antérieur de l'atlas (fig. 6, pl. V) est cartilagineux, et tout à fait au milieu apparaît un point osseux, A, proéminant légèrement en avant, discoïde, parfaitement circonscrit, ayant dans son grand diamètre un demi-millimètre. A la loupe, la surface de ce point est vue entièrement lisse.

Enfant de cinq mois. — Le point médian de l'atlas a atteint un diamètre transverse de 4 millimètres (fig. 5, pl. V, A) ; il proémine en pointe en avant, contrairement aux corps des autres vertèbres qui, nous le savons, possèdent en avant une large surface.

Enfant de six mois. — Depuis que notre planche est faite, nous avons rencontré un atlas dont tout l'arc antérieur se compose de deux points osseux entièrement séparés sur la ligne médiane. Le gauche est un peu plus volumineux que le droit.

Ce fait est essentiellement exceptionnel.

Enfant de sept mois (fig. 8, pl. V). — Les points d'ossification de l'atlas ont acquis déjà un développement très-avancé. — A, point médian, son diamètre transverse égale 5 à 6 millimètres ; B B, arcs latéraux ; *a a*, cartilage intermédiaire au corps et aux masses latérales, dernier vestige du cartilage qui a tenu longtemps lieu de corps ; *b*, cartilage qui sépare les arcs en arrière.

L'axis, dans le courant de la première année, se développe proportionnellement très-peu. On trouve souvent alors une pièce surnuméraire que nous avons rencontrée quatre fois ; située (fig. 16, pl. V) au point de réunion de l'apophyse odontoïde, du corps et du pédicule quadrilatère, sa surface est lisse ; son diamètre vertical a 5 millimètres, son diamètre transverse, 7 millimètres. Meckel et Nesbitt la regardent à tort comme constante.

Le sacrum a tous ces points d'ossification. Plus haut nous avons décrit tout au long le nombre et la position des points qui le composent.

Fig. 7 (pl. VI). — A, corps; *e*, pièce costiforme très-développée; *c*, point transversaire qui est apparu depuis quelque temps seulement.

Le coccyx est encore cartilagineux.

Deuxième année. — La figure 10, pl. V, est un atlas du commencement de la deuxième année. Les deux moitiés B de l'arc postérieur arrivent au contact et sont maintenues dans cette position par une mince lame de cartilage *b*. En avant, le point médian ou corps, A, s'est étalé sur les côtés, et n'est plus séparé des pédicules (ici très raccourcis) que par une couche mince de cartilage interarticulaire *a*.

L'axis a toujours sa face antérieure divisée par cinq lignes cartilagineuses. Le pédicule de l'axis est reçu dans un angle rentrant formé par le corps et l'apophyse odontoïde. Ces deux parties sont séparées par une lame cartilagineuse plus épaisse à son centre et dont les extrémités aboutissent au sommet des angles. Vers le milieu de la seconde année, dans le coin cartilagineux *g*, qui termine le sommet de l'apophyse odontoïde, se manifeste un point osseux H (fig. 18, pl. V), qui envahit promptement le cartilage. Il est d'abord granulaire, irrégulier, un peu pyriforme.

Bergmann, qui considère l'apophyse odontoïde comme le corps de la vertèbre atlas, a décrit chez la plupart des vertébrés un point d'ossification occupant le sommet de l'odontoïde; il le regarde comme la lame supérieure (lame épiphysaire supérieure) du premier corps vertébral. Il désigne l'apophyse odontoïde sous le nom d'*os odontoideum* et le point sous le nom d'*ossiculum terminale*. Il n'en fait aucune mention chez l'homme (1).

Cet os augmente en volume jusqu'à l'âge de dix à douze ans; nous possédons une pièce d'un enfant d'environ douze ans, où il est très-développé et commence à se souder.

(1) Bergmann, *Einige Beobachtungen und Reflexionen über die Skeletsysteme der Wirbelthiere*. Göttingen, 1846, S. 54.

Sur la même figure on constate également le resserrement des lignes cartilagineuses. Un peu plus tard elles auront entièrement disparu, d'abord les latérales et en dernier lieu la transversale, qui elle-même commencera à s'évanouir par ses parties externes, ne laissant de trace, au bout d'un certain temps, qu'au centre de l'os. Alors si l'on pratique une coupe verticale passant par l'apophyse odontoïde et le corps (fig. 19, pl. V), on ne voit plus qu'un point central *h*, qui, d'abord cartilagineux, s'ossifie en dernier lieu, de sorte qu'au milieu de toute une masse spongieuse on a pendant quelque temps un point osseux compacte de 2 à 3 millimètres.

Fallope dit dans ses observations anatomiques, qu'il vit quelquefois l'atlas de jeunes enfants composé de cinq pièces, mais le plus souvent composé seulement de trois. Albinus a rencontré un cas où le corps avait deux petits osselets à chaque extrémité, un autre où le corps atrophié avait de chaque côté deux osselets volumineux. C'est à ces faits que nous faisions allusion plus haut.

Deux fois nous avons rencontré des faits analogues (fig. 9, pl. V).—A, corps ; *b*, *b*, *f*, points supplémentaires, deux situés à gauche dans le cartilage qui sépare le corps du pédicule, un à droite au même point.

Albinus ajoute encore avoir observé une fois l'arc antérieur divisé verticalement en deux moitiés latérales par un cartilage intermédiaire.

On sait que l'artère vertébrale, après avoir passé par le trou transversaire de l'atlas, contourne les masses latérales, s'appuyant sur la lame proprement dite où elle est reçue dans une gouttière, convertie en canal par une arcade cartilagineuse ou fibreuse. Quand cette arcade est cartilagineuse, ordinairement elle s'ossifie et forme une arche osseuse sous laquelle passe l'artère (fig. 10, pl. V). — A, corps ; *d*, trou transversaire ; *ff*, points d'ossification développés dans l'arcade cartilagineuse. Des soies *i*, passées dans ce canal, l'indiquent suffisamment. Il y avait même sur cette pièce deux ouvertures, la tige flexible est disposée de manière à l'indiquer.

Enfin, à cet âge, nous avons rencontré un atlas dont l'arc postérieur (fig. 11, pl. V) est remplacé par un cordon fibreux très-développé, *b*. Ce cordon fibreux embrassait en arrière une sorte d'apophyse odontoïde, qui s'élevait presque du sommet de l'apophyse épineuse de l'axis.

Ici donc le tissu osseux fait défaut et est remplacé par un ligament, cette anomalie est due à l'absence du granule latéral postérieur. Nous verrons plus tard que c'est un véritable *spina bifida* dû à *l'absence du point osseux.* — A corps; C, pédicule et masse apophysaire; *b*, ligament composé de fibres parallèles nacrées et très-résistantes tenant lieu d'arc postérieur.

Aux autres vertèbres, les différentes pièces se rapprochent et commencent à se souder. Les apophyses s'accusent; tous les points primitifs, sauf ceux du coccyx, sont parus.

FIG. 3 (pl. VI). — Septième cervicale. — Les lames se sont soudées en arrière, sur la ligne médiane, et ont formé, par leur réunion, en partie, l'apophyse épineuse. Au sommet, se voit encore un sillon très-marqué, trace de la division primitive, ordinairement recouvert, à cet âge, d'un cartilage qu'on a enlevé ici pour montrer le sillon. Les pédicules sont séparés du corps par une lame cartilagineuse *a*. Pour la montrer, on a enlevé sur la pièce la plaque cartilagineuse épiphysaire qui la recouvre.

De chaque côté en avant, *ee*, les côtes cervicales encore articulées avec le corps et l'apophyse transverse, le cartilage J, qui les sépare de ces parties, persistera encore longtemps. Leur forme en massue est ici très-accusée.

Les trous des six premières cervicales, destinés au passage de l'artère vertébrale, sont formés par l'apophyse transverse inclinée en avant sur les parties latérales du corps, par une apophyse du pédicule qui se porte en arrière et par l'ossification du lien cartilagineux qui unit ces deux apophyses. L'apophyse du pédicule résulte d'un noyau osseux primitivement séparé (point costiforme) apparaissant au commencement du septième mois et se soudant immédiatement. Au six premières cervicales, nous n'avons bien vu ce point qu'à l'axis (voy. plus haut, au septième mois de la vie fœtale).

Si de l'observation du point costiforme de l'axis, qui est, à n'en pas douter, l'analogue du point costiforme de la septième cervicale, nous concluons à l'existence d'un point primitivement séparé pour former la partie antérieure du trou de l'artère vertébrale dans toutes les vertèbres cervicales, nous pourrons dire que chaque vertèbre possède une pièce plus ou moins développée, restant séparée plus ou moins longtemps, selon la région. Nous appelons cette pièce *costiforme*, parce qu'au dos elle est extrêmement développée pour former les côtes.

Aux lombes, elle constitue ce qu'on désigne ordinairement sous le nom d'*apophyse transverse ;* au sacrum, ce que nous avons décrit plus haut sous le nom de *point costiforme*.

L'apophyse transverse, qui existe à toutes les régions indépendamment du point que nous décrivons, prend un développement à peu près en rapport avec celui de ce point. Au cou, elle lui est à peu près égale. Au dos, le point costiforme ou mieux la côte devenant énorme, elle prend aussi une grande extension. Aux lombes, le point costiforme diminuant, il en est de même de l'apophyse, qui se réduit à un tubercule presque insignifiant, situé en arrière sur le prolongement de la ligne qui passe par les apophyses transverses situées au-dessus ; il en est de même pour les sacrées. Les côtes lombaires, désignées communément sous le nom d'apophyses transverses, se développent, au reste, comme les autres apophyses de ce nom. Aussi, dans le courant de nos descriptions, nous n'avons point cru devoir tenir compte de leur analogie réelle avec les côtes.

Fig. 21 (pl. V). — Vertèbre dorsale. — Les deux faces du corps sont recouvertes par un épais cartilage, qui d'abord complète le point primitif du corps et qui, en dernier lieu, formera la plaque épiphysaire. Le sommet des apophyses épineuses p

et des apophyses transverses demeure cartilagineux. Le pédicule, dont l'extrémité antérieure forme une partie du corps, est séparé de la portion moyenne de celui-ci par une lame cartilagineuse très-épaisse *b*.

Fig. 23 (pl. V).—Vertèbres lombaires. — *a, a*, disques cartilagineux qui recouvrent les deux faces du corps ; *b*, lame cartilagineuse qui sépare l'arc latéral du corps ; *c*, sommet cartilagineux de l'apophyse transverse ; *p*, bordure cartilagineuse de l'apophyse épineuse. Les apophyses articulaires ont aussi à cette région une croûte cartilagineuse *d*.

Les vertèbres qui composent le sacrum, envisagées dans leur ensemble, ont une grande analogie avec les cervicales, c'est-à-dire qu'elles sont aplaties en avant, que leur diamètre transverse est de beaucoup le plus considérable, que les lames sont également très-longues et se recouvrent (fig. 3, pl. V). Ces vertèbres sont encadrées par une bande cartilagineuse (fig. 2, pl. V, M) qui, de la première, s'étend au coccyx, qu'elle comprend en entier. Chaque masse apophysaire (comprenant le tubercule costiforme et le point transversaire) prend une empreinte *m* dans cette sorte de matrice cartilagineuse commune à toutes ces apophyses. On comprend que l'ossification qui se fait dans cette sorte d'enveloppe forme rapidement un seul tout de ces vertèbres primitivement isolées et placées comme les échelons dans les montants d'une échelle.

Dans toutes les pièces que nous avons examinées, nous avons trouvé que les points des masses apophysaires, comme pour les autres vertèbres, se réunissent d'abord entre eux, puis avec ceux des vertèbres voisines. Ce n'est que beaucoup plus tard que la soudure se fait entre les corps ; la trace de leur réunion même persiste toujours entre eux, elle est représentée par des lignes transversales sur la face antérieure du sacrum, et si l'on fait une section verticale passant par le milieu des corps on trouve la cavité centrale des disques intervertébraux. Les ligaments jaunes s'ossifient de bonne heure, et ce qu'il y a de particulier, le tissu osseux qui en résulte a une teinte qui rappelle celle des ligaments.

La figure 2, pl. V, représente un sacrum dont trois vertèbres ont été désarticulées. — A, corps séparé par un épais cartilage *a* des masses latérales ; on voit en arrière les lames proprement dites encore séparées par un cartilage *b* ; M, montants cartilagineux qui unissent à cette époque les diverses vertèbres sacrées ; *m*, empreinte qui reçoit la masse apophysaire. On a, fig. 3, pl. V, représenté les trois vertèbres qui ont été isolées du sacrum.

Les points osseux de la cinquième vertèbre sacrée commencent à se souder, peu après la soudure s'étend aux points de la quatrième et successivement à toutes les vertèbres de cette région, en allant de bas en haut. La première, qui est la plus tardive, n'offre cette réunion que dans le courant de la cinquième ou vers le commencement de la sixième année.

Chacune des vertèbres coccygiennes s'ossifie d'un seul centre ; quelquefois on trouve que l'une des trois premières contient deux granules placés côte à côte. Un noyau osseux apparaît dans la première à l'époque de la naissance ou quelques mois plus tard. Peu après, en arrière et en haut du point médian, de chaque côté, se montre un point osseux qui correspond au point latéral antérieur ; ces deux points, en raison de l'absence des points latéraux postérieurs, ne se réunissent jamais et constituent une variété de *spina bifida* qu'on pourrait appeler normale.

Fig. 2 (pl. V). — A, point d'ossification du corps de la première coccygienne.

Fig. 8. — Le même, isolé.

A la fin de la deuxième année, au commencement de la troisième, quelquefois un peu plus tard, l'atlas ne présente plus que les traces de la réunion de ses parties.

Les pièces de l'axis sont aussi soudées.

Quatrième année. — Vers quatre ans et demi les masses

apophysaires sont unies entre elles pour former l'arc postérieur de toutes les vertèbres. Cet arc postérieur est uni par son pédicule au corps dans toutes les vertèbres, excepté les trois ou quatre premières du cou et la première du sacrum. De cinq à six ans il n'y a plus d'exception, et alors l'anneau des vertèbres et le canal qui résulte de leur superposition ont acquis une grande largeur.

Béclard fixe à quatre ans la soudure des pièces de l'axis, et à cinq ou six ans celle des parties de l'atlas.

L'union du pédicule avec le corps des vertèbres a lieu : 1° au cou, précisément avec la partie latérale du corps ; 2° au dos, avec la partie latérale postérieure ; 3° aux lombes, plus postérieurement encore. Au dos, les cavités articulaires qui reçoivent les côtes appartiennent : 1° en haut, au pédicule et à son articulation avec le corps ; 2° en bas, au pédicule seul.

Sixième année. — A six ans l'ossification se manifeste dans la deuxième coccygienne.

De *quinze* à *seize ans*, ossification de la troisième coccygienne ; les épiphyses ou points secondaires d'ossification commencent à se faire pressentir. Jusque-là les vertèbres se sont accrues en hauteur en envahissant le cartilage avec lequel leurs faces supérieure et inférieure, encore rugueuses, sont comme engrenées. Leurs apophyses, dont le sommet est cartilagineux, se sont étendues dans le cartilage, de la base au sommet. Mais, à partir de ce moment, l'accroissement par envahissement semble ralenti, et dans le cartilage qui reste, commence à se faire un dépôt calcaire indépendant de l'os qui préexiste. Il débute par les cervicales.

De *seize* à *dix-huit ans*, le dernier point primitif s'ossifie pour former la quatrième coccygienne.

Les vertèbres sacrées commencent à se réunir pour former le sacrum. Nous avons remarqué que les diverses pièces de chaque vertèbre sacrée se réunissent entre elles d'abord au sommet du sacrum, et, en dernier lieu, à la base. Il en est de même pour la réunion des vertèbres entre elles, qui s'effectue entre la cinquième et la sixième, de seize à dix-huit ans, tandis que la deuxième et la première ne se réunissent que de vingt-cinq à trente ans.

De dix-huit à vingt ans. — Dans ce laps de temps, au commencement sur quelques sujets, à la fin sur d'autres. Les centres secondaires ou épiphysaires des vertèbres sont les suivants : 1° deux pour le corps ; 2° un pour l'apophyse épineuse ; 3° un pour chaque apophyse articulaire supérieure ; 4° un pour chaque apophyse transverse.

Centres épiphysaires du corps. — Toutes les vertèbres, sauf l'atlas et les trois dernières coccygiennes, en sont pourvues.

Cervicales (pl. VI, fig. 4 et 5). — Une plaque *n*, ayant la forme de l'espace qu'elle recouvre, très-mince en son milieu.

Dorsales. — Semblables aux lombaires.

Lombaires. — Ces vertèbres ont les épiphyses les plus développées (pl. VI, fig. 10). Sur les deux faces du corps, on voit des amas de granules osseux *nn′*, *o o′*, d'autant plus nombreux qu'on est plus près des bords, et allant en s'éclaircissant à mesure qu'on se rapproche du centre, de sorte que vu en dessus, le cartilage (fig. 11, pl. X) étant enlevé, on a un anneau osseux *n*, dont le contour, très-large, a sa circonférence externe plus épaisse que l'interne.

Sacrum. — Les épiphyses des vertèbres sacrées sont des plaques minces semblables à celles des cervicales.

Centre épiphysaire des apophyses épineuses. — Toutes les apophyses épineuses ont une épiphyse.

Cervicales. — Dans ces vertèbres, à l'exception de l'atlas et de la septième, le centre épiphysaire s'est dédoublé. — L'épiphyse du tubercule de l'arc postérieur de l'atlas manque souvent. Les épiphyses de l'axis sont très-volumineuses, quelquefois détachées par l'action musculaire, sur la figure 13, pl. VI (pièce communiquée par M. Faucher). Un des tubercules épiphysaires de l'apophyse épineuse se trouve séparé

du reste de l'os, auquel il est réuni par un faisceau ligamenteux *r*, extrêmement développé. Les insertions musculaires
de ce côté se font à ce tubercule, comme s'il occupait sa position normale. S, muscle grand droit postérieur de la tête;
t, muscle grand oblique postérieur de la tête. — Il est en outre
relié à l'apophyse articulaire inférieure de l'axis par un cordon
fibreux *u*, et à l'une des bifurcations *q'* de l'apophyse épineuse
de la vertèbre suivante par un autre cordon fibreux *v*.

Dorsales. — Un point unique constitue le centre épiphysaire.

Lombaires. — Le centre est ici composé de trois points, un
supérieur, un moyen, un inférieur *p, p* (fig. 10, pl. VI).

Sacrées. — Généralement, le centre épiphysaire comme aux
cervicales est dédoublé, il y a un point pour chaque tubercule
épineux.

Apophyses articulaires. — L'épiphyse est moins constante;
elle n'est bien marquée qu'aux lombes, à l'apophyse articulaire
supérieure (fig. 10, pl. VI, S).

Apophyses transverses. — Elles sont toutes munies d'épiphyse; au cou, elles sont très-petites; au dos et aux lombes,
très-volumineuses (pl. VI, fig. 9 *r*).

Au sacrum, vers vingt ans, dans les cartilages latéraux qui
enchâssent les masses apophysaires, on aperçoit au niveau de
chaque vertèbre des noyaux osseux multiples. Peu à peu ces
points gagnent les uns vers les autres, se réunissent entre eux,
et vers vingt-quatre à vingt-cinq ans ils constituent trois lames
épiphysaires (pl. VI, fig. 12, M' M'' M'''). L'épiphyse M de l'apophyse transverse de la *première sacrée reste longtemps isolée.*

Les épiphyses commencent à apparaître au cou, puis au
dos, aux lombes et au sacrum presque en même temps. Ce
sont les épiphyses des apophyses articulaires, des faces supérieures et inférieures du corps qui s'ossifient les premières,
puis celles des apophyses épineuses, et, en dernier lieu, celles
des apophyses transverses.

L'ordre de soudure de ces pièces supplémentaires est analogue.

Vers dix-huit à dix-neuf ans, la colonne vertébrale offre, indépendamment des centres épiphysaires déjà décrits :

1° Un point d'ossification pour les facettes articulaires correspondant aux côtes. Ce point d'ossification, qui se présente sous la forme d'une lamelle osseuse, reste isolé assez longtemps pour les vertèbres qui ont une facette entière ; tandis que dans les vertèbres où il y a une demi-facette, cette lamelle ne tarde pas à se confondre avec la lame épiphysaire correspondante du corps.

2° Les vertèbres lombaires ont chacune, sur leurs tubercules articulaires qui sont les analogues des apophyses transverses des autres régions, un point épiphysaire ayant une grande ressemblance avec ceux que nous avons décrits dans les apophyses transverses dorsales. L'existence de ce point, que nous signalons les premiers, est un fait qui vient à l'appui du rapport qu'on a établi entre ces tubercules et les apophyses transverses.

Côte cervicale. — Nous avons fait observer plus haut que la septième cervicale offrait un point costiforme simulant parfois une fausse côte rudimentaire. A l'âge qui nous occupe, nous avons rencontré un fait analogue à ceux signalés par Th. Bartholin et Hunauld.

Pl. VI, fig. 14. — *e*, côte cervicale articulée en *j*, avec les parties latérales du corps A, de la septième vertèbre cervicale ; en *i*, avec l'extrémité de l'apophyse transverse *c* de la même vertèbre. Elle se dirige d'abord de dedans en dehors horizontalement jusqu'à l'apophyse transverse ; là elle forme un angle très-marqué, offre une tubérosité analogue à celle des autres côtes ; à partir de cette tubérosité son corps est comme atrophié. Cette disparition du corps de la treizième côte avait suggéré à Bartholin la plus singulière déduction (1).

Vingt-cinquième année. — L'ossification des sept vertèbres cervicales est terminée, une ligne à demi effacée indique la

____

(1) Nous avons trouvé depuis peu, sur un sujet de quarante ans, une côte cervicale d'environ 7 centim. Son corps, très-effilé, se termine par un cartilage.

soudure des épiphyses. Les épiphyses des premières dorsales sont presque soudées : plus on descend vers la douzième, plus on les trouve isolées. Les épiphyses épineuses sont soudées pour la plupart. Aux lombes, les disques épiphysaires des corps et les épiphyses des apophyses transverses et épineuses commencent à se souder.

Les deux dernières, quelquefois les trois dernières sacrées, sont soudées entre elles. Leurs épiphyses latérales sont encore articulées.

Chez les femmes, en général, la soudure de toutes les pièces est effectuée.

Trentième année. — De vingt-cinq à trente ans, les dernières épiphyses se réunissent, les deux premières sacrées achèvent le sacrum par leur soudure ; les deux dernières vertèbres coccygiennes se soudent ordinairement.

L'ossification de la colonne vertébrale est terminée.

RÉSUMÉ.

Trois centres primitifs d'ossification . . . . { Le corps. / Les deux arcs latéraux.

A. Le corps comprend :

Deux points principaux . . . . { 1° Point médian. / 2° Accessoire du médian.

B. Chaque arc latéral comprend :

Trois points . . . . { 1° Point latéral antérieur. / 2° Point latéral postérieur. / 3° Point latéral intermédiaire.

Six centres secondaires ou épiphysaires.
Deux pour le corps.
Un pour l'apophyse épineuse, quelquefois double.
Un pour chaque apophyse transverse.
Un pour chaque apophyse articulaire supérieure.
Un pour chaque apophyse articulaire inférieure, très-douteux !
Un pour chaque facette articulaire, correspondant aux côtes.
Un pour chaque tubercule articulaire des lombaires.

Ces centres secondaires ou épiphysaires sont en général composés de points multiples et mal limités.

CHAPITRE II.

CRANE.

§ I. — Occipital.

Synonymie. — Base ou Corps de l'occipital. — *Pars sive basilaris partis occipitalis ossis spheno-occipitalis*, Sœmmering. — *Basilaire*, Cuvier. — *Occipital inférieur*, G. S.-Hilaire. — *Hinterhauptsbeinkörper*, Meckel, Wagner. — *Corpus ossis occipitis*, Hallmann. — *Basioccipital*, Owen.

Condyles. — *Pars lateralis sive condyloidea*, Sœmmering. — *Occipital latéral*, Cuvier. — *Occipital latéral*, Geoffroy Saint-Hilaire. — *Gelenktheil, oder seitliches unteres Hinterhauptsbein*, Meckel, Wagner. — *Exoccipital*, Owen.

Écaille. — *Pars superior occipitalis*, Sœmmering. — *Occipital supérieur*, Cuvier, Geoffroy. — *Hinterhauptsschuppe*, Meckel, Wagner. — *Squama occipitalis*, Hallmann. — *Suroccipital*, Owen.

Vie intra-utérine.

Deuxième mois. — Vers la sixième ou la septième semaine, les condyles et la base sont entièrement cartilagineux, l'écaille présente à sa partie inférieure un point d'ossification déjà assez étendu : vu par transparence, il paraît plus clair sur la ligne médiane ; la moitié supérieure de cette écaille n'est encore qu'une membrane très-mince.

A la huitième semaine, quelquefois seulement dans le courant du troisième mois, apparaissent les condyles, et de chaque côté de la ligne médiane deux points pour la partie supérieure de l'écaille. A la base, il apparaît aussi, et tout à fait sur la ligne médiane, deux points d'ossification placés l'un au-devant de l'autre (pl. II, fig. 8, *a a'*; grossissement, 2 diamètres). De ces deux points, le postérieur, qui va former le pourtour du trou occipital, est le plus petit. Le tubercule pharyngien représente à tous les âges ce point postérieur ; l'antérieur, plus volumineux, forme la plus grande partie de l'apophyse basilaire.

Pour M. Serres la partie basilaire de l'occipital se développe par deux points d'ossification distincts situés de chaque côté de la ligne médiane, sous forme de deux points miliaires, elliptiques, se réunissant de très-bonne heure. Notre figure 8 de la planche II montre bien deux points, mais tous deux placés sur la ligne médiane.

Étienne Geoffroy Saint-Hilaire (1), pour expliquer certaines déformations, admettait quatre points d'ossification pour le basilaire, se fondant sur les trous de vaisseaux et les gouttières que présente cette pièce.

Nous avons toujours vu la corde dorsale se prolonger jusqu'au delà de l'occipital, traverser l'apophyse basilaire comme elle le fait pour toutes les vertèbres. Cette circonstance nous porte à considérer, avec la plupart des auteurs, l'apophyse basilaire comme un corps de vertèbre. Cette analogie trouve sa confirmation dans l'existence de deux points placés l'un au-devant de l'autre dans chaque corps de vertèbres. L'antérieur, connu de tous les anatomistes, plus volumineux que le postérieur signalé par nous. Il en est de même des deux points que nous venons de décrire pour l'apophyse basilaire. On n'a qu'à comparer la figure 8 de la planche II aux figures 8, 9 et 10 de la planche IV.

Les trous vasculaires invoqués par Ét. Geoffroy Saint-Hilaire ne diffèrent pas de ceux qu'on observe sur la face postérieure du corps des vertèbres. Les gouttières latérales ne sont autre chose que la trace de la réunion des points sus-mentionnés. (Voyez pl. VIII, la série des fig. 6.)

Apophyses basilaires vues par leurs faces supérieure et inférieure. — *oo*, trous vasculaires ; *qq*, gouttières latérales ; *pp*, pourtour du trou occipital.

Troisième mois. — Il est évident que l'écaille de l'occipital se développe par deux moitiés, l'une supérieure, l'autre inférieure ; la supérieure a toujours deux points d'ossification, l'inférieure souvent deux, plus souvent un seul.

---

(1) Ét. Geoffr. Saint-Hilaire, *Mémoire sur les déformations du crâne de l'homme*, lu à l'Académie des sciences, octobre 1820.

Comme Kerckringe l'avait constaté, l'écaille occipitale nous a montré des variétés nombreuses dans le nombre de ses points d'ossification. Nous l'avons trouvée une fois composée de quatre points, deux supérieurs et deux inférieurs, disposés par paires et tendant vers le centre de l'écaille ; cette ossification semblerait être la plus normale et la plus en rapport avec la forme de l'écaille.

Dans le courant du troisième mois, la disposition la plus fréquente est celle où l'écaille est composée de trois pièces (fig. 1, pl. VII).

Occipital de la fin du troisième mois. — A, base ossifiée ; elle est quadrilatère, présentant sur sa face supérieure une sorte de gouttière antéro-postérieure ; CC, pièces condyliennes ; B, point inférieur médian de l'ossification de l'écaille ; DD, points supérieurs latéraux de l'ossification de l'écaille ; *dd*, espace occupé par le cartilage, qui unit les pièces supérieures à l'inférieure ; *h*, espace occupé par le cartilage qui unit les deux points latéraux supérieurs.

Outre les pièces que nous venons de décrire, nous devons signaler ici un petit point accessoire, qui semble avoir été oublié.

Voici la description de Kerckringe qui l'a découvert :

« Le troisième mois passé, toutes ces pièces (points d'os-
» sification de l'écaille) s'unissent en une seule. Cette union
» s'étant accomplie, il se joint à cette pièce, pour la perfection-
» ner, un nouvel osselet triangulaire. Il touche par une de ses
» pointes l'écaille, par les deux autres il s'étend vers les con-
» dyles, qu'il atteint vers le huitième mois ; au neuvième, à
» moins que la nature n'ait varié, il se confond avec l'écaille. »

La fig. 2, pl. VII, est l'occipital d'un fœtus de quatre mois. A, pièce basilaire séparée des condyles CC, par des lignes carti-lagineuses *ll* ; B, pièce inférieure de l'écaille ; DD, pièces supé-rieures de l'écaille : elles laissent encore entre elles une ligne cartilagineuse *h*, mais vers le centre elles sont réunies avec la pièce inférieure. E, *granule de Kerckringe*, qui est apparu entre les deux condyles ; il se trouve vers la partie moyenne du cartilage *ii*, qui sépare l'écaille des condyles. Sur cette figure il est graniforme, séparé de la portion inférieure de l'écaille par du cartilage ; on peut voir sur la succession des fig. 3, 4, 5, 6, 7, que le granule E s'allonge le plus souvent, prend la forme d'une apophyse styloïde, et s'enfonce, entre les deux moitiés BB, de la partie inférieure de l'occipital ; il est probable que ce fait n'a lieu que quand l'écaille de l'occipital se développe par quatre points. Ces occipitaux (2, 3, 4, 5, 6, 7) ont été choisis de façon à montrer les diverses positions qu'occupe le granule de Kerckringe, et les diverses phases de son évolution. Ce stylet osseux formera la partie inférieure de l'arête intérieure de l'occipital. A la même époque, sur la face extérieure de l'occipital (fig. 5, pl. VII), apparaissent deux lamelles *d d*, à peu près triangulaires, très-minces, se soudant rapidement vers le centre de l'écaille, s'étendant de manière à combler l'intervalle laissé entre la moitié inférieure et la moitié supérieure de cette pièce : formant la majeure partie du fond de la gouttière latérale. Cette lame se confond rapidement avec le bord supérieur de la moitié inférieure de l'écaille. Mais l'intervalle *g*, qui existe entre elle et le bord inférieur de la moitié supérieure de l'écaille, persiste même très-longtemps après la naissance (voyez fig. 8, pl. VII, *gg*).

Toutes les figures montrent que l'ossification marche du centre vers la circonférence.

Cinquième, sixième, septième et huitième mois. — Jusqu'à la naissance, rien d'important ne se manifeste dans l'occipital. Cependant sur quelques occipitaux, vers le centre de l'écaille (fig. 7, pl. VII), se trouve un trou ; d'autres fois (fig. 4, pl. VII), une petite apophyse *l*.

Neuvième mois. — A la fin du neuvième mois (fig. 4, pl. VII), les pièces supérieures de l'écaille D D sont soudées entre elles ; les inférieures, B B, sont également réunies avec le stylet E ; il existe encore un intervalle cartilagineux gg, entre les pièces supérieures de l'écaille et la plaque qui forme le fond de la gouttière latérale ; entre les pièces condyliennes et l'écaille, il y a aussi un espace cartilagineux ii, encore très-large. Les deux tiers des condyles sont formés par les pièces CC, et l'autre tiers par la pièce A (basilaire), unie aux précédentes par du cartilage interarticulaire.

Vie extra-utérine.

Avec l'âge ces pièces se soudent entre elles ; les gouttières se creusent, les saillies s'accusent, et le cartilage placé entre les différentes pièces est envahi peu à peu. Vers dix ans (fig. 8, pl. VII), on trouve le corps A séparé par les lignes cartilagineuses ll des pièces condyliennes. Ces dernières sont soudées en dehors avec l'écaille ; en dedans, deux petites fentes ii sont les seules traces du large espace qui existait primitivement. — Des deux fentes qui coupaient l'écaille en deux moitiés, il ne reste plus que les deux lignes gg. Plus tard, elles disparaissent complétement. Enfin le corps se soude aux condyles. — Quelques auteurs ont décrit une épiphyse ou point complémentaire se développant sur la face inférieure des condyles de l'occipital. Nous n'avons jamais rencontré cette pièce chez l'homme, mais nous l'avons trouvée dans la série animale. Entre autres, elle nous a paru très-développée chez les rongeurs. — La fig. 1, pl. VIII, est l'occipital d'un jeune lapin : A, basilaire ; c, condyle ; l, ligne cartilagineuse ; F, écaille ; i, ligne cartilagineuse ; r, pièce épiphysaire ou de renforcement : elle a été détachée du côté droit et placée à côté de l'occipital. Convexe par sa face inférieure, qui s'articule avec l'atlas, elle est à peu près plane par sa face supérieure ; r', surface qu'elle occupait.

RÉSUMÉ.

Quatre centres principaux d'ossification :

1° La base.
2° L'écaille.
3° Les deux condyles.

A. La base comprend deux points.

B. L'écaille est formée de trois points principaux, quelquefois de quatre, et de trois points accessoires.

C. Chaque centre condylien est probablement formé de deux points.

Enfin, dans quelques cas, on doit ajouter un centre accidentel ou épactal, composé de deux points.

CONFORMATIONS ACCIDENTELLES DE L'OCCIPITAL.

Kerckringe (1) décrit et figure un occipital dont l'écaille était restée composée de quatre pièces mal rangées, longtemps après l'époque où ces pièces ont coutume de se souder. Nous avons trouvé plusieurs fois cette variété aux différents âges de la vie embryonnaire, M. Luschka (2) a rencontré aussi un fait analogue. La fig. 3, pl. VIII, est l'occipital d'un enfant d'un an, où la disposition primitivement signalée par Kerckringe est encore bien marquée : F, écaille. Les gouttières latérales sont remplacées par des crêtes saillantes ; o o, pièces supplémentaires restées distinctes. Il faut noter qu'ici l'écaille est arrondie et plus concave qu'elle ne l'est ordinairement.

SYNONYMIE. — OS ÉPACTAL. — *Os triquetra*, Olaus Wormius. — *Os epactale* ou *de Gœthe*, Fischer (3). — *Interpariétal*, Geoffroy (4). — *Os transversum*, Meyer (5).

On doit distinguer, nous le croyons, l'os épactal des os wormiens. En effet, quand il existe chez l'homme, il a une forme plus arrêtée, il est constant dans la position qu'il occupe et présente très-souvent une étendue considérable. De plus, il est constant dans la série animale. Selon Fischer, Gœthe serait le

(1) *Osteogenia fœtuum*, 1670, cap. IV, et pl. XXIX.
(2) *Ueber die Schall-und Nathknochen des menschlichen Shadels Dissertation*, von Zeller.
(3) Fischer, *Observata quædam de osse epactali seu Gœthiano*. Mosquæ, 1811.
(4) E. Geoffroy Saint-Hilaire, *Mémoire sur le crâne des oiseaux*, 1807.
(5) Meyer, *Prodrome de l'anatomie des rats*, 1800.

premier qui aurait découvert cet os dans quelques rongeurs. Cependant, depuis Gonthier d'Andernach, qui a découvert les os wormiens, et Olaüs Wormius, qui leur a donné son nom, presque tous les anatomistes, après avoir parlé des os wormiens, ont un paragraphe pour le plus volumineux d'entre eux (l'épactal).

Six mois après la naissance, d'après Béclard, dès le cinquième mois de la vie fœtale, d'après nos propres observations sur quelques occipitaux, de chaque côté de la ligne médiane dans l'espace laissé par le sommet de l'écaille et les deux pariétaux, espace appelé fontanelle postérieure, paraissent deux points qui ne tardent pas à se souder. Dès le huitième mois, pl. VIII, fig. 2, ces deux points sont soudés et forment une lame triangulaire Z encore échancrée à son sommet et entourée du cartilage H de la fontanelle postérieure.

Sur la même planche, la fig. 5 représente un os épactal d'adulte. Ses dimensions en largeur et en hauteur l'emportent sur l'écaille occipitale elle-même : P P, pariétaux ; O, écaille occipitale ; Z, épactal.

Dans les recherches auxquelles nous nous sommes livré, sur 85 têtes d'adultes nous avons trouvé 16 os épactaux, dont 6 de 4 centimètres de diamètre dans les deux sens, et 10 plus petits.

§ II. — Sphénoïde.

Il est peu d'os dont le développement ait exercé davantage les anciens anatomistes. Fallope paraît être le premier qui ait étudié soigneusement le sphénoïde des fœtus.

Vie intra-utérine.

Premier mois. — Le sphénoïde est un des premiers os du crâne qui s'ossifie. Pour la commodité de la description, nous considérons le sphénoïde comme composé d'un corps de deux paires d'ailes et d'apophyses.

SYNONYMIE. — CORPS. — *Sphénoïde postérieur*, Cuvier. — *Hyposphénal*, Geoffroy Saint-Hilaire. — *Keilbeinkörper*, Meckel et Wagner. — *Basisphénoïde*, Owen.

GRANDE AILE. — *Ala media sive major partis sphenoidalis*, Sœmmering. — *Grande aile*, Cuvier. — *Ptéréal*, Geoffroy Saint-Hilaire. — *Ala magna sphenoidei*, Hallmann.

PETITE AILE. — *Ala superior*, Sœmmering. — *Aile orbitaire*, Cuvier. — *Ala parva*, Hallmann. — *Orbitosphenoïde*, Owen.

A la fin du premier mois, on ne distingue dans le sphénoïde aucune trace d'ossification. Cet os est alors entièrement cartilagineux, enveloppé d'un tissu fibreux déjà très-résistant ; plus tard ce tissu fibreux, qui forme une gaîne protectrice à l'os et des moyens d'union à ces diverses pièces osseuses, devient si ferme, qu'il apporte une difficulté de plus dans l'étude de son ossification.

Deuxième mois. — De quarante à quarante-cinq jours, apparaît un point vers le tiers externe de la grande aile sphénoïdale, et un granule osseux pour l'apophyse ptérygoïde externe. Le corps et les petites ailes n'ont encore rien d'osseux.

La fig. 1, pl. IX, est la grande aile et l'apophyse ptérygoïde externe d'un fœtus de cinquante jours. — A, grande aile. Sa longueur est de 6 millimètres ; sa plus grande largeur est de 5 millimètres ; sa forme est triangulaire ; elle présente une légère excavation vers sa partie moyenne.—B, apophyse ptérygoïde externe ; le cartilage interarticulaire qui l'unissait à la grande aile a été enlevé. Vers cinquante à soixante jours, de chaque côté de la ligne médiane, dans le cartilage qui représente le corps, apparaissent deux germes osseux *c, c* (fig. 2, pl. I) presque imperceptibles à l'œil nu : ce sont les rudiments de la partie postérieure du corps. Presque en même temps se montrent en avant, pour chaque petite aile, deux points osseux placés l'un devant l'autre (fig. 3, *d, d*).

Troisième mois. — Dès la fin du deuxième mois, l'apophyse ptérygoïde externe se soude avec la grande aile, seulement

dans son tiers interne ; les deux tiers externes restent longtemps séparés par une fente qui persiste jusqu'au sixième
mois, en diminuant (fig. 4 et 12, pl. IX, *f*) de plus en plus de
dedans en dehors. Au point où se fait d'abord l'union des deux
pièces, on voit une échancrure sur chacune d'elles (fig. 4,
pl. IX), échancrures qui, se correspondant, forment le trou
grand rond. Ce n'est qu'après la soudure de ces deux pièces,
écaille et apophyse, que la grande aile sphénoïdale est en
réalité constituée. Au commencement du troisième mois, la
grande aile est à peu près ovalaire, légèrement concave, présentant le trou maxillaire supérieur et la fente dont nous venons de parler ; sa longueur égale 9 millimètres ; sa plus grande
largeur, 5 millimètres. La hauteur de l'aile externe de l'apophyse ptérygoïde est de 4 millimètres. Alors commence l'ossification de l'aile interne de l'apophyse ptérygoïde. Elle reste,
comme nous le verrons, distincte jusqu'à sept mois, et se réunit
d'abord vers le milieu de sa longueur avec l'aile externe de
l'apophyse ptérygoïde. La figure 4, pl. IX, est la grande aile sphénoïdale d'un fœtus de la fin du troisième mois avec ses apophyses
ptérygoïdes. A, écaille ; B, apophyse ptérygoïde externe. On voit
en *b* le trou maxillaire supérieur résultant de la jonction de
cette pièce avec l'écaille, et en *f* la fente qui s'étend jusqu'à
2 millimètres du trou maxillaire supérieur. E, apophyse ptérygoïde interne ossifiée entièrement, mais encore loin de se souder. Durant le troisième mois, les deux points du corps, qui
ont pris de l'extension en tous sens, se sont accolés sur la ligne
médiane, et une ligne *e* (fig. 5, pl. IX) indique leur précédente
séparation. Le corps à cette époque a l'aspect d'un disque
ovalaire légèrement échancré en avant et en arrière ; son plus
grand diamètre est de 6 millimètres. Les deux points osseux
de la petite aile se sont aussi réunis par leur extrémité externe,
de sorte qu'ils forment un angle aigu ouvert en dedans et en
arrière (fig. 6, D, et fig. 13, D, D).

Etat du sphénoïde à la fin du troisième mois. — A la fin

du troisième mois, commencement du quatrième, d'après Béclard (fig. 13), le sphénoïde se compose de sept pièces principales et de deux pièces accessoires. Des sept principales il en est :

Une pour le corps *C*.

Deux pour les grandes ailes *A A*.

Deux pour les petites ailes *D D*.

Deux pour les apophyses ptérygoïdes internes *E E*.

Les deux pièces accessoires sont deux granules osseux *g g*, placés sur les côtés du corps, vers les parties postérieures et y adhérant par du tissu cartilagineux et fibreux. Ces points sont enchâssés dans une cavité située à l'angle interne et postérieur de la grande aile.

Ce sont ces deux points qui réuniront ensemble le corps et les grandes ailes.

Quatrième mois. — Selon Kerckringe, ce serait ordinairement au quatrième mois que se ferait la soudure des deux pièces latérales du corps du sphénoïde. Cependant il dit les avoir vues soudées à la moitié du troisième mois. Nos observations, conformes sur ce point à celles de Béclard, nous portent à croire que ce que Kerckringe considérait comme l'exception est la règle, et que c'est au troisième mois que se fait cette réunion. Richard Owen, dans les dessins qu'il a donnés du sphénoïde, nous paraît avoir représenté et décrit au quatrième mois le sphénoïde du commencement du troisième. Il est, nous le croyons, en retard d'un mois dans l'évaluation des âges des sphénoïdes qu'il représente. C'est au quatrième mois que le sphénoïde se complète. Les petites ailes, qui représentaient un angle, deviennent un triangle par l'addition d'une base (fig. 7, pl. IX, *h*). Cette base s'unit d'abord à la branche postérieure, puis à la branche antérieure. Une fois soudée (fig. 8), elle présente une face externe convexe qui concourt avec les deux branches de l'angle à former le trou optique. L'autre face, l'interne, présente une petite concavité *i*, à grand diamètre longitudinal. Le corps a la forme d'un parallélipipède (fig. 10, pl. IX); son diamètre vertical égale 5 millimètres, son diamètre transversal 6 millimètres ; sa face supérieure est rendue concave par deux petites saillies revêtues de cartilage. Sur la figure, le cartilage a été enlevé ; le postérieur a 2 millimètres de hauteur, il donnera le dos de la selle turcique. Sur la face supérieure, il y a également un trou qui ne disparaît que vers huit ou dix ans. Sur la face antérieure, se développent trois points d'ossification, dont un médian un peu tardif, et deux latéraux. Le médian représente un soc placé en avant des précédents, c'est lui qui formera plus tard le rostrum (fig. 10 et 14, pl. IX, K).

SYNONYMIE. — ROSTRUM. — *Présphénoïde*, Owen. — *Sphénoïde antérieur*, Cuvier. — *Pars prior, sive rostrum basis partis sphenoidalis ossis spheno-occipitalis,* Sœmmering.

Les deux points latéraux (fig. 10, *i' i'*, pl. IX) ont la forme de deux petites lames ovalaires légèrement convexes, formant entre elles un angle d'à peu près 40 degrés, ouvert en haut. Le rostrum se superpose en avant du sommet de l'angle. Les deux pièces latérales *i' i'* sont reçues dans l'excavation *i* de la base des petites ailes, de sorte que celles-ci sont articulées avec le corps par l'intermédiaire d'un noyau osseux comme les grandes ailes.

Richard Owen (1), sur la figure d'un sphénoïde qu'il attribue à un fœtus de six mois, indique deux points placés de chaque côté de la ligne médiane comme devant former par leur réunion le rostrum. Cet auteur a pris pour les éléments du rostrum les deux points latéraux, et n'a probablement pas vu le point médian qui manque quelquefois.

État du sphénoïde à la fin du quatrième mois (fig. 14, pl. IX). — Le corps présente, à sa partie antérieure, les deux points latéraux *i' i'*, intermédiaires aux petites ailes et au corps.

(1) *Principes d'ostéologie comparée.* Paris, 1855.

K, point médian ou rostrum ; *g g*, pièces intermédiaires aux grandes ailes et au corps indiqués par Béclard ; A A, grandes ailes ; *e e*, concavités qui reçoivent les granules *g g* ; E E, apophyses ptérygoïdes internes soudées par leur tiers moyen. Le trou oval *mm* n'est encore qu'une échancrure qui sera complétée plus tard par une expansion transversale de l'apophyse ptérygoïde. Le trou sphéno-épineux n'est point encore formé.

Cinquième mois. — Toutes les pièces osseuses qui doivent constituer la charpente du sphénoïde sont apparues. Celles qui se développeront ultérieurement sont tout à fait accessoires (fig. 15, pl. IX). La base des petites ailes est soudée définitivement avec chacun des côtés de l'angle (fig. 9). Les pièces intermédiaires *g g* (fig. 11), aux grandes ailes et au corps, se sont réunies sur les parties latérales de celui-ci, de manière à former deux appendices. Le corps *c* a seulement augmenté de dimension. Aux grandes ailes (fig. 12), la fente *f*, dernier indice de la séparation du ptérygoïde externe et de l'écaille, est en partie comblée. Le trou oval, qui jusqu'ici n'était qu'une échancrure, est converti en trou par une avance osseuse. La concavité qui reçoit les appendices du corps est très-marquée. Les pièces latérales du rostrum se sont soudées dans la concavité de la base des petites ailes. Le rostrum K, a une longueur de 8 millimètres. Ses faces latérales sont un peu convexes, sa face supérieure est légèrement concave, présentant vers sa partie antérieure une saillie *n* de 4 millimètres, se continuant avec le bord inférieur, épais et arrondi. La face postérieure est au contraire élargie, et s'adapte par l'intermédiaire d'un cartilage sur la face antérieure du corps. Il se trouve placé entre les deux petites ailes, la pointe en avant, comme la proue d'un navire.

Sixième mois. — Les pièces de la partie antérieure se soudent au corps, d'abord le rostrum en haut et en arrière, puis les petites ailes avec le corps par leur angle postérieur, et par leur base tout entière avec les faces latérales du rostre. Quelquefois la pièce médiane du rostre manque ; alors les deux ailes antérieures s'accolent par leurs bases, laissant le plus souvent sur la ligne médiane un espace cartilagineux au point culminant du rostre. Si l'on examine le sphénoïde en dessous, on trouve entre le corps et le rostre un intervalle de 2 à 3 millimètres rempli de cartilage.

Les grandes ailes sont toujours articulées.

Béclard rapporte seulement à huit mois l'union des deux portions du sphénoïde.

Septième mois. — A sept mois, d'après Béclard, une lame osseuse, germe du cornet sphénoïdal, paraît de chaque côté sur les parties latérales du corps du sphénoïde antérieur.

Nous croyons que cette époque est beaucoup trop précoce pour l'apparition des cornets sphénoïdaux.

Les branches antérieures des petites ailes, considérablement élargies, se sont soudées sur la ligne médiane par l'intermédiaire de la partie du rostre qui fait saillie supérieurement. Le sommet des apophyses d'Ingrassias s'ossifie par l'envahissement de la pointe cartilagineuse qui termine chaque aile. La grande aile est toujours articulée avec le corps, le trou oval n'est pas encore entièrement fermé en arrière. Il n'y a point de trace de trou sphéno-épineux.

Neuvième mois. — La figure 16, pl. IX, représente un sphénoïde de neuf mois : *c*, corps ; sa face supérieure est légèrement concave et présente le trou dont nous avons parlé plus haut. La face postérieure du dos de la selle est revêtue d'un cartilage dans lequel se développent plus tard les apophyses clinoïdes postérieures ; *n*, tubercule antérieur ou pommeau de la selle ; DD, petites ailes dont le bord antérieur s'est élargi. A A, grandes ailes ; le trou oval n'est pas encore fermé en arrière, une échancrure *pp* indique la trace du trou sphéno-épineux. L'aile interne de l'apophyse ptérygoïde n'a pas encore de crochet.

Les grandes ailes commencent à se souder au corps.

L'apophyse ptérygoïde interne se soude, comme il a été dit,

avec l'externe par son tiers moyen. L'intervalle qui les sépare en haut se convertit définitivement en conduit vidien.

Vie extra-utérine.

Première et deuxième année. — La réunion des différentes pièces est telle qu'il n'y a plus de trace de suture.

Le crochet des ptérygoïdes internes apparaît et se soude immédiatement.

Troisième année. — C'est alors que se fait l'apparition des sinus sphénoïdaux.

En étudiant un sphénoïde par sa face inférieure, nous voyons qu'il s'est formé des deux côtés de la saillie du rostre très-épaissie, entre celle-ci et l'extrémité antérieure des appendices du corps, deux pièces osseuses, R R (fig. 17, pl. IX), de forme pyramidale, creusées d'une petite dépression *rr*, regardant en haut et en avant ; ce petit corpuscule osseux mesure à peu près 7 millimètres, et la dépression qu'on y rencontre a 1 millimètre de profondeur. On peut très-facilement l'enlever de l'endroit où il adhère, n'étant retenu que par un point cartilagineux. Ce granule osseux excavé est l'origine du sinus sphénoïdal.

Dixième année. — Le sinus sphénoïdal a éprouvé des modifications très-notables dans sa forme, sa direction et sa grandeur (fig. 18, pl. IX). Sur les côtés du rostrum, qui s'est considérablement aminci, on voit deux lames osseuses contournées en cornet, dont l'ouverture, déviée de ce qu'elle était précédemment, regarde en dehors et en avant. Chaque cornet R se compose : 1° d'une cavité conique dont la profondeur est de 6 millimètres, ouverte en *r* par sa base ; 2° d'une pointe très-aiguë ; 3° d'une lame très-mince, que nous appellerons *étendard*. Elle part du bord interne du cornet proprement dit, arrive à l'ouverture de celui-ci, la dépasse et s'étale en une large lame papyracée.

Les deux cornets sont placés sur les côtés du rostrum, avons-nous dit, et leurs lames le dépassent. — La réunion de ces deux lames ayant lieu sur la ligne médiane, il en résulte que les deux cornets sont comme à cheval sur la partie antérieure de celui-ci.

C'est le développement de l'étendard qui a refoulé les ouvertures en dehors.

Les apophyses clinoïdes postérieures ne sont pas encore ossifiées. Le trou sphéno-épineux est complété.

Quinzième année. — Le sphénoïde est complet (fig. 19, pl. IX). Les sinus sphénoïdaux ont pris une grande extension, et le rostrum s'est aminci en proportion de leur dilatation.

Il représente maintenant deux larges cônes R R, ouverts en avant et en dehors, *rr*. Leur profondeur égale 15 à 20 millimètres. La cloison K, qui les sépare, est formée par le rostrum, qui n'a plus que 2 millimètres d'épaisseur. Quant aux étendards *s s*, qui s'unissent au-devant du rostrum, ils forment une arête coupante qui s'unit avec l'ethmoïde. Dans l'âge adulte, les sinus, qui sont uniques ici, se cloisonnent et donnent naissance chacun à deux ou plusieurs petites fosses. Les cornets sphénoïdaux se soudent très-souvent avec l'ethmoïde, au point que souvent, en désarticulant une tête, ils restent plutôt à l'ethmoïde qu'au sphénoïde.

Les sinus sphénoïdaux présentent un nombre assez grand de variétés. Nous avons rencontré sur un sujet de trente-cinq ans le fait suivant :

Les deux cônes s'ouvraient de chaque côté de la ligne médiane, abrités par des lames contournées dépendant de l'ethmoïde (cornets de Bertin, si l'on veut). Ces deux cônes étaient séparés par un large espace évidé, qui comprenait tout le corps du sphénoïde et le pédicule des grandes ailes.

Le cône de gauche était parfaitement fermé, le droit n'avait plus de paroi interne ; il faisait partie de la grande cavité du corps.

Les sinus se forment de trois cavités principales, les deux cônes symétriques séparés d'abord par le corps.

Puis le corps, qui se creuse par résorption, résorption qui finit par absorber les parois internes des cônes accolés sur lui.

Indépendamment des cônes que nous venons de décrire, Bertin (1) a parlé de deux os « contournés singulièrement, » qui font partie des fosses nasales et des sinus sphénoïdaux ». Il les appelle *cornets sphénoïdaux*. En recherchant les cornets de Bertin sur de nombreuses pièces, nous avons toujours constaté que « les deux os contournés singulièrement » ne sont pas autre chose que des lames papyracées qui se recourbent au-devant des orifices des sinus sphénoïdaux. Nous ne voyons pas pourquoi Bertin décrit ces lames indépendamment de l'ethmoïde.

Ajoutons que ces lames ethmoïdales s'appliquent exactement sur le rostrum, et que les contours qu'elles prennent varient infiniment pour s'adapter avec les variétés que présente cette portion du sphénoïde.

RÉSUMÉ.

Six centres primitifs :

1° Le corps.   3° Les petites ailes.
2° Les grandes ailes.   4° Le rostrum.

A. Le corps. . . . . 4 points.
B. Petites ailes. . . . . 3 points.
C. Grandes ailes. { Écaille. . . . .
                  { Ptérygoïde externe. . . .
                  { Ptérygoïde interne. . . .
D. Rostrum . . . . 3 points.

Centres secondaires :

Les deux cornets sphénoïdaux.

Points accessoires :

Crochet de l'aile interne de l'apophyse ptérygoïde.
Apophyse clinoïde postérieure.

(1) *Mémoires de l'Académie royale des sciences*, 1744.

§ III. — Ethmoïde.

L'os ethmoïde s'ossifie tardivement. Coiter (1), Riolan (2) et Spigel (3) pensaient qu'il était entièrement cartilagineux à la naissance. Eysson (4) croyait qu'à cette époque il était osseux et formé de trois pièces.

Kerckringe établit nettement l'ossification de cet os au moment de la naissance. Les observateurs qui lui ont succédé n'ont pas complété l'étude de cet os après la naissance.

Pour faciliter la description de l'ossification de l'ethmoïde, il faut le considérer comme formé d'une cloison médiane verticale qui proémine dans le crâne (crista-galli) et descend dans l'intérieur du nez vers le vomer ; de deux masses latérales (cornets supérieur et inférieur), et d'une lame horizontale (lame criblée) unissant les masses latérales à la cloison médiane.

Vie intra-utérine.

Jusqu'au quatrième mois l'ethmoïde est entièrement cartilagineux.

SYNONYMIE. — MASSES LATÉRALES. — *Partes laterales, seu cellulæ et conchæ ethmoidei*, Sœmmering. — *Cornets supérieurs et cellules ethmoïdales*, Cuvier. — *Ossa turbinata superiora*, Hallmann. — *Obere Muscheln und Labyrinth des Siebbeins*, Meckel et Wagner. — *Ethmoturbinal*, Owen.

Quatrième mois. — Les masses latérales, dans lesquelles nous comprenons les cornets supérieur et moyen et l'os planum, s'ossifient les premières. L'ossification de ces pièces est très-complexe, et il est difficile d'y compter les points d'ossification un par un.

Les masses latérales sont d'abord représentées par une mem-

(1) *De ossibus infantis*, cap. III.
(2) *Enchiridium anatomicum*, lib. I, cap. XXVII.
(3) *De formatione fœtûs*, cap. De ossibus.
(4) *De ossibus infantis cognoscendis et curandis*, cap. III.

brane. Dans les points de cette membrane qui sont au-dessus du futur cornet supérieur, se dépose une grande quantité de petites trabécules osseuses, verticales ou obliques. Bientôt ces trabécules sont réunies entre elles par des lames papyracées très-minces, qui constituent les cellules ethmoïdales. Latéralement, ces cellules sont fermées par une lame osseuse papyracée (os planum), d'abord très-mince, et au travers de laquelle on voit alors les cavités cellulaires.

Les cornets se développent par un point qui prend naissance dans un repli membraneux, et se soude ensuite avec une lame venue des cellules ethmoïdales.

Cinquième, sixième, septième et huitième mois. — Après le quatrième mois, l'ossification, commencée dans les cornets et les cellules ethmoïdales se complète.

Neuvième mois. — A la naissance, les masses latérales sont entièrement ossifiées, quoique très-minces. Elles sont unies entre elles par une lame fibreuse très-dense qui, passant comme un capuchon sur l'apophyse crista-galli, les met comme à cheval sur elle (fig. 5, pl. X). A, cloison médiane entièrement cartilagineuse; B, apophyse crista-galli; D, cellules ethmoïdales, cornets et os planum enveloppés d'une lame fibreuse très-épaisse qui leur sert de protection et de moyen d'union. Fig. 6, pl. X : A, cloison médiane cartilagineuse ; B, apophyse crista-galli cartilagineuse ; F, capuchon fibreux placé à cheval sur l'apophyse crista-galli et se continuant latéralement avec la lame fibreuse dans laquelle se sont développés les cornets ; D, cornets enveloppés de leurs lames fibreuses ; O O, lames cartilagineuses horizontales, qui forment la moitié du plancher horizontal (lame criblée) et s'unissent avec les parties correspondantes *i i* des masses latérales.

Vie extra-utérine.

Première année. — Vers la fin de la première année, on aperçoit à la base de l'apophyse crista-galli, de chaque côté,

suivant la direction qu'occupera la lame criblée, une série
de points ; nous en avons compté cinq paires, chacun d'eux a
près d'un demi-millimètre. Ces points se joignent sur la ligne
médiane en arrière, et forment les deux tiers postérieurs de
la crête, envahie ainsi de dehors en dedans. En même temps
ils s'étendent latéralement, et, par les intervalles qu'ils laissent
entre eux, forment la moitié interne des trous de la lame criblée. Plus tard ils sont joints par les masses latérales qui se
soudent avec eux, et complètent ainsi les trous de cette lame
(fig. 7, pl. X). A, cloison médiane cartilagineuse ; B, apophyse
crista-galli entièrement cartilagineuse ; $m\,m'\,m''$, granules osseux destinés à former la base de l'apophyse crista-galli et la
partie interne des trous de la lame criblée.

Deuxième année. — D'un an et demi à deux ans, un point
pisiforme essentiellement médian naît au sommet cartilagineux
de l'apophyse crista-galli. Fig. 8, pl. X : Ethmoïde d'un enfant
de deux ans ; les granules $m\,m'\,m''$ se sont accrus et soudés
de manière à former le dos et la partie postérieure du crista-
galli M ; en bas les échancrures qu'ils laissent entre eux constituent la moitié interne des principaux trous de la lame criblée ; D, os planum ; N, ligne cartilagineuse qui sépare encore
en deux, d'avant en arrière, la lame criblée : cette lame cartilagineuse s'élargit à sa partie antérieure, et là se continue
avec la partie correspondante du crista-galli ; G, point pisiforme ou point d'ossification du sommet du crista-galli.

Synonymie. — Lame verticale. — *Pars media ossis ethmoidei*, Sœmmering. —
Seitlichen Riechbeine, Meckel. — *Nasal ethmoïdal*, Geoffroy Saint-Hilaire. —
Préfrontal, Owen.

Les granules apparus sur la limite de la crête et de la lame
verticale que nous avons vue se prolonger dans l'apophyse
crista-galli s'étendent aussi en bas dans la lame verticale, et
l'envahissent peu à peu.

Quatrième année. — Vers la troisième année, chez certains

sujets seulement dans les premiers mois, de la quatrième chez d'autres, le petit point médian a envahi tout le sommet de la crête, et, en se prolongeant en arrière, il est venu se souder au dos de la crête déjà formée. En avant, il n'a pas encore envahi le cartilage jusqu'à la lame criblée, de sorte qu'il semble coiffer le sommet de la crête comme un bonnet phrygien. La lame criblée est achevée par la soudure de la partie qui vient de la crête avec celle qui vient des masses latérales (fig. 9, pl. X) : G, point du sommet soudé par sa partie inférieure avec la portion de la lame verticale qui concourt à la formation de l'apophyse crista-galli. On voit, en arrière et en avant, l'espace occupé par le cartilage qui le sépare encore des parties environnantes.

La lame verticale a descendu vers le vomer de plusieurs millimètres (fig. 10, pl. X) (la masse latérale a été enlevée en coupant la lame criblée en son milieu). A, portion ossifiée de la lame verticale ; G, sommet de la crête de coq soudé avec le dos de la même crête par sa partie postérieure ; V, vomer.

La lame criblée s'arrête à quelques millimètres de la partie antérieure de la lame verticale, et là, de chaque côté du bonnet phrygien, paraît une trabécule osseuse qui circonscrit le bord externe de la fente par où passe le nerf nasal interne. La figure 11, pl. X, montre un degré d'ossification plus avancé.

Années suivantes. — Vers vingt-cinq ans, la lame descendante antéro-postérieure, qui unit la lame verticale de l'ethmoïde au vomer, a atteint le vomer, et s'est articulée avec lui, mais non soudée.

Dans la vieillesse et même dès quarante ans, tout le cartilage médian a disparu pour faire place à une lame osseuse mince, papyracée, qui s'étend de haut en bas de l'apophyse crista-galli au vomer (fig. 12, A, pl. X), avec laquelle elle est soudée. En avant elle se termine par le cartilage de la cloison C. Dans le jeune âge, le bord supérieur de l'os planum et le bord externe de la lame criblée se touchent. Par les progrès du dé-

veloppement, ces deux lames s'écartent, et l'espace qui les sépare est occupé par des demi-cellules qui correspondent à celles
du frontal.

RÉSUMÉ.

L'ethmoïde est ossifié par trois centres : un médian, deux
latéraux.

A. *Centre médian.* { Cinq points de chaque côté pour former la crête de l'apophyse crista-galli et l'origine de la lame verticale.
Un pour le sommet de l'apophyse crista-galli.

B. *Centres latéraux.* { Points très-multipliés.
Points accessoires nombreux.

Cornet inférieur. — Le cornet inférieur s'ossifie comme les
cornets de l'ethmoïde.

Deux points, vers la fin du troisième mois, s'unissent pour
former cet os.

Pour mieux dire, lorsqu'on développe la membrane qui le
représente d'abord, on voit une série de granules groupés sur
deux points principaux. Nous avons rencontré plusieurs fois le
cornet inférieur, soudé par son bord supérieur avec l'os planum
et par une lamelle qui passait au-devant du méat moyen, avec
les parois des cellules ethmoïdales. Entre autres, nous avons
rencontré cette disposition sur un sujet âgé de huit ans.

§ IV. — Frontal.

Les deux grands centres d'ossification du frontal ont été vus
pour la première fois par Fallope. Kerckringe a suivi attentivement les différentes phases de leur évolution ; cependant il
n'a pas vu les points accessoires accordés au frontal par les
modernes.

Deuxième mois. — Dans le deuxième mois, selon Ruysch,
au commencement du troisième d'après Kerckringe, vers le
soixante-cinquième ou soixante-dixième jour d'après nos propres observations, on voit sur chaque arcade orbitaire une ligne

osseuse B déjà opaque (fig. 1, pl. X; grossiss. 40 diam.), qu s'étend, par un réseau à mailles assez larges, sur la voûte orbitaire et sur la face antérieure du frontal.

Troisième mois. — L'ossification fait des progrès rapides ; l'arcade orbitaire est déjà formée de tissu compacte ; les mailles osseuses qui constituaient la voûte orbitaire et la face antérieure du frontal se sont étendues en tous sens. Les trabécules osseuses qui les limitent se sont épaissies. Les intervalles qui les séparent au centre, naguère remplis de tissu membraneux, se sont changés en une mince lame ossifiée encore transparente sur les bords. Ils s'avancent vers les bords sans être reliés entre eux et donnent à la circonférence de l'os un aspect pectiné. Au niveau de la bosse frontale, en dedans de celle-ci et au milieu de la lame orbitaire, l'ossification semble être moins avancée que sur les bords de l'os. Ces portions, qui deviendront bientôt plus épaisses que les bords, sont membraniformes, ayant un reflet vitré, tout à fait transparentes, bien que les parties voisines ne le soient plus.

Examinées à la loupe, elles forment à peine quelques trabécules osseuses. L'ossification, partant de l'arcade orbitaire, contourne ces espaces membraneux et gagne le pourtour de l'os. Jusqu'à présent nous avons distingué dans le frontal deux pièces principales séparées par un large intervalle A (fig. 2, pl. X).

Vers le soixante-quinzième jour, suivant M. Serres, apparaissent deux nouveaux éléments osseux à chaque moitié du frontal : l'un en dedans et en arrière de l'apophyse orbitaire interne, au-dessous du lieu que doit occuper le petit crochet du muscle grand oblique de l'œil; l'autre vers l'apophyse orbitaire externe.

Synonymie. — Apophyse orbitaire interne. — *Frontal postérieur*, Cuvier. — *Postfrontal*, Owen. — *Frontale posterius*, Hallmann. — *Apophysis orbitaria externa*, Sœmmering.

Apophyse orbitaire interne. — *Frontal antérieur*, Cuvier.

La première pièce qui correspond au frontal antérieur de Cuvier est une lame mince, irrégulièrement quadrilatère, et venant se joindre, par une suture harmonique, à la lame du frontal moyen, qui compose la voûte orbitaire (fig. 2, pl. X, *n*); quelquefois cette pièce est plus antérieure chez les hydrocéphales, par exemple. Le frontal postérieur (fig. 2, pl. X, *m*) est situé chez l'homme un peu en dehors de la voûte orbitaire; cette pièce ressemble au frontal antérieur, mais elle se soude beaucoup plus promptement avec le frontal moyen. M. Serres a également recherché ces éléments primitifs dans les autres animaux de la première classe : c'est particulièrement dans le jeune poulain qu'il les décrit. Le frontal antérieur occupe, dans cette dernière espèce, la même position que dans l'homme ; il forme l'apophyse orbitaire ; il est réuni au frontal moyen par des dentelures très-fines ; en avant, il se termine par une pointe aiguë ; il est mousse en arrière, et il vient concourir à la formation du trou sus-orbitaire. Le frontal postérieur ou externe existe à l'apophyse externe, qu'il concourt à former en s'unissant également par engrenures. Variable dans sa forme, tantôt semblable à un os wormien, tantôt occupant une portion de l'arcade externe de l'orbite, il se joint à la partie antérieure de l'arcade zygomatique et protége l'œil en arrière. Le mouton et la chèvre présentent peu de différences.

Quatrième mois. — Les espaces membraneux sont successivement envahis par la matière osseuse ; désormais l'ossification progressera du centre à la circonférence, comme dans tous les autres os du crâne. La figure 2, pl. X, est le frontal d'un fœtus de la fin du troisième mois. En dedans des bosses frontales on voit l'espace transparent dont nous avons parlé plus haut, *m*, postfrontal, *n*, frontal antérieur ; ils sont déjà réunis par une soudure qui ne laisse qu'un sillon peu profond. Il nous ont toujours paru ainsi à cette époque, quoique M. Serres semble dire que les six pièces du frontal sont séparées jusqu'au quatrième mois. Le sillon, trace de leur séparation primitive, persiste souvent jusqu'à la naissance et au delà. Nous possédons une tête d'environ quatre ou cinq ans, où il existe encore. La disposition des deux moitiés du frontal, l'une par rapport à l'autre, est remarquable. En bas, elles laissent entre elles un intervalle de 4 ou 5 millimètres, puis se rapprochent durant une longueur de 13 ou 14 millimètres, pour s'écarter de nouveau et former la partie antérieure de la fontanelle supérieure (voy. fig. 2, pl. X).

Cinquième, sixième, septième mois. — L'ossification s'étend de plus en plus, et les points cartilagineux sont disparus au septième mois.

FORMATION DE LA FOSSE LACRYMALE.

Jusqu'à six mois le postfrontal forme avec la voûte orbitaire un angle presque droit; rien ne présage la future présence de la fosse qui doit loger la glande lacrymale. Alors, vis-à-vis de la face intérieure du postfrontal, vers la partie externe de la voûte orbitaire, apparaît une petite saillie osseuse qui devient bientôt une lame descendant verticalement et se dirigeant d'arrière en avant vers la face postérieure du postfrontal, qui, de son côté, envoie un tubercule osseux à la rencontre de cette lame. Peu à peu ces points augmentent en épaisseur et en hauteur, en sorte que, primitivement séparés par un intervalle de 4 à 5 millimètres, ils se sont rapprochés, et que la distance qui les sépare n'est plus, vers la naissance, que d'un millimètre à peine. C'est ainsi que la fosse lacrymale, d'abord largement ouverte sur le côté, se ferme latéralement. Dans l'intérieur de cette fosse se voit un trou, orifice de la gouttière résultant du rapprochement des deux lames dont nous venons de parler. Fig. 3, pl. X : Frontal vu de trois quarts ; *e*, saillie du postfrontal ; *d*, saillie dépendante de la voûte orbitaire : entre les deux on voit une fente qui disparaîtra par leur réunion.

Une année après la naissance, toute trace de suture de ces

lames a disparu, c'est à peine si dans la fosse on voit encore
l'orifice, qui en est le dernier vestige ; en dehors, leur réunion
a formé, par les progrès de l'ossification, une surface à peu
près triangulaire, irrégulière, qui s'articule avec le sphénoïde.
Cet espace triangulaire augmente successivement, et, par cette
augmentation, l'apophyse orbitaire externe est portée en avant
et en dedans. Plus tard un travail analogue se fera vers l'apophyse orbitaire interne ; seulement, au lieu de tissu spongieux
placé entre les tables de tissu compacte, nous aurons des cavités, les *sinus frontaux*. C'est par ce mécanisme que la voûte
orbitaire, de plane ou à peu près qu'elle était, devient de plus
en plus concave.

Neuvième mois. — A neuf mois, le frontal est encore largement divisé en deux moitiés. Toutes les pièces accessoires dont
nous avons parlé sont soudées ou près de se souder ; l'épine
nasale est cartilagineuse ; les bords du frontal qui correspondent
à ceux de l'ethmoïde sont minces, tranchants et loin de laisser
soupçonner la future présence des cellules ethmoïdales. Là où
se développeront les sinus frontaux se trouve du tissu compacte.

Vie extra-utérine.

Première année. — Dès le commencement de la première
année, le bord qui s'articule avec l'ethmoïde s'épaissit vers
l'angle interne de l'œil, et sur la tranche de tissu que le bord
présente en ce point se creusent de petits enfoncements.

Deuxième année. — Les deux moitiés latérales du frontal
commencent à se souder vers le tiers moyen. En bas, il reste
une large échancrure recouverte par les nasaux, en haut une
échancrure beaucoup plus longue et plus large. Les cellules
ethmoïdales du frontal commencent à être apparentes.

Huitième année (fig. 4, pl. X). — Sur cette figure le tiers
moyen est soudé, les tiers supérieur et inférieur n'ont plus
qu'une légère ligne noire *a*, trace de leur séparation primitive.

Les cellules ethmoïdales sont formées, surtout antérieurement ; les sinus frontaux commencent à paraître. L'épine nasale est encore cartilagineuse, elle s'ossifie très-tard par deux lames qui s'accolent par leurs faces internes. A leur racine ces lames laissent un intervalle, c'est le trou borgne complété souvent par une dépression située à la partie antérieure de la crête ethmoïdale.

Vers douze ans, les sinus frontaux se forment et s'ouvrent dans les cellules les plus voisines de l'ethmoïde. Ils sont très-profonds. A vingt-cinq ans, ils ont au moins 2 centimètres de profondeur.

Palfyn raconte qu'il en a vu qui s'étendaient jusque dans l'apophyse crista-galli. Ruysch les a vus se prolonger jusque dans les pariétaux.

RÉSUMÉ.

Le frontal a :

Deux centres principaux d'ossification, et six points accessoires.

Deux préfrontaux.
Deux postfrontaux.   } Points accessoires.
Deux pour l'épine.

En plus, les granules de l'échancrure inférieure et ceux de la fosse lacrymale.

On trouve des crânes d'adultes et de vieillards où le frontal est divisé en deux moitiés latérales. Sur 184 crânes de différents âges que nous avons observés, nous avons rencontré cette suture médiane parfaitement accusée :

A 25 ans..................................	1 fois.
De 27 à 28 ans............................	2
A 30 ans.................................	1
A 35 ans.................................	1
De 60 à 65 ans...........................	4

Enfin, un de ces crânes nous a montré la disparition presque totale de ses sutures avec la persistance de la séparation des frontaux.

§ V. — Pariétal.

Un seul point d'ossification est destiné au pariétal. Dès le quarante-cinquième jour, on aperçoit sous le microscope un travail d'ossification dans la membrane qui représente cet os. D'abord, vers le milieu de l'organe, c'est un petit réseau très-transparent, qui s'obscurcit peu à peu et envoie tout autour des filaments osseux qui ont bientôt envahi tout le cartilage.

A trois mois, le pariétal est une lame très-mince, plus épaisse à son centre qu'à sa circonférence, qui est encore en grande partie membraneuse (fig. 29, pl. XI).

En même temps que l'os s'élargit, il s'accroît en épaisseur par la superposition de lames osseuses sur ses deux faces. Le travail de résorption qui se fait ensuite dans son intérieur produit le diploé.

§ VI. — Os temporal.

Vie intra-utérine.

Il faut considérer dans l'ossification du temporal trois centres principaux : l'*écaille*, le *rocher*, le *cercle du tympan*. Ces trois centres principaux sont formés à leur tour par plusieurs points. C'est le rocher qui en renferme le plus. La présence du labyrinthe en est surtout la cause.

Premiers temps de la vie embryonnaire. — Si l'on examine l'os temporal d'un fœtus âgé de trente-cinq jours, on trouve toutes les parties qui doivent constituer l'oreille interne entièrement cartilagineuses, mais parfaitement distinctes; après avoir enlevé le tissu fibreux qui les entoure, on aperçoit les canaux demi-circulaires et le limaçon. Ils sont accusés, dans la masse cartilagineuse, par des lignes foncées. L'espace occupé par les canaux demi-circulaires et le limaçon est de 3 millimètres. L'aire de chacune de ces parties est à peu près égale. Quant à l'écaille, elle est aussi clairement dessinée dans le cartilage, et ses diamètres sont plus petits que ceux des pièces dont nous venons de parler.

C'est vers quarante à quarante-cinq jours que commence le travail d'ossification dans le temporal.

SYNONYMIE. — ÉCAILLE. — *Squamosal*, Owen. — *Partie écailleuse*, Cuvier. — *Cotyléal*, Geoffroy. — *Squama temporalis*, Hallmann. — *Scheibenförmiges-stuck des Schläfenbeins*, Meckel, Wagner. — *Pars squamosa ossis temporis*, Sœmmering.

Le centre de l'écaille se compose de trois points principaux :

1.° L'*écaille* proprement dite ;

2° Le *zygoma* ;

3° L'*épitympanique* ;

Zygoma. — Sa longueur est de 2 millimètres, sa largeur égale un demi-millimètre à l'œil nu. Au milieu de sa masse cartilagineuse, il présente une ligne obscure qui est le point d'ossification. Examiné à un grossissement de 4 diamètres, on voit (fig. 8, pl. XI) dans la masse cartilagineuse un point osseux c, partant de la racine de l'apophyse où il est plus large, et s'étendant d'arrière en avant dans la gaîne cartilagineuse comme un stylet dans son fourreau. Sa base, qui correspondra à la fosse articulaire, est élargie, et indique déjà les deux racines futures de l'apophyse.

Ecaille proprement dite. — Au-dessus du zygoma se montre, au milieu de la gangue cartilagineuse en b (fig. 8, pl. XI), une petite lame osseuse aplatie séparée, à sa base, du zygoma et de l'épitympanique par un intervalle cartilagineux d'un demi-millimètre. Cet intervalle si petit, qui sépare le zygoma de l'écaille proprement dite, explique leur soudure rapide.

Epitympanique (serrial, Geoffroy-St-Hilaire). — En arrière du zygoma, au-dessous et en arrière du point de l'écaille proprement dite, au-dessus du cercle tympanique, en d (fig. 8, pl. XI), se montre un point osseux d'à peu près un demi-millimètre de diamètre, d'une forme assez irrégulière : c'est l'épitympanique, découvert par M. Serres chez les mammifères, et appelé *serrial*, du nom de son inventeur, par Ét. Geoffroy Saint-Hilaire, qui l'a étudié sur les poissons.

L'écaille se développe ainsi par trois points d'ossification, qui tous occupent le pourtour supérieur du cercle du tympan.

SYNONYMIE. — CERCLE DU TYMPAN. — *Lamina ossea ossis temporis e qua meatus auditorius externus oritur*, Sœmmering. — *Exostéal*, Geoffroy. — *Caisse ou partie tympanique*, Cuvier. — *Os tympanicum*, Hallmann — *Gelenktheil des Schläfenbeins oder Pauke*, Meckel, Wagner. — *Tympanique*, Owen.

La fig. 8, pl. XI, qui nous a montré déjà les trois pièces de l'écaille, va nous donner aussi les détails d'ossification du cercle tympanique. Le cercle du tympan présente trois points d'ossification , *un médian inférieur*, et *deux latéraux supérieurs.*

De ces points, l'inférieur est le plus long ; sa longueur égale 1 millimètre ; il est légèrement courbé en arc ; sa concavité regarde en haut ; le postérieur et l'antérieur ont environ un demi-millimètre de hauteur. Le point postérieur arrive jusque sous l'épitympanique, l'antérieur s'arrête sous la racine du zygoma.

SYNONYMIE. — ROCHER. — *Pars petrosa partis pyramidalis ossis temporis*, Sœmmering. — *Rocher*, Cuvier. — *Inrupéal*, Geoffroy. — *Petrosum*, Hallmann. — *Felsenbein*, Meckel. — *Petrosal*, Owen.

Le rocher comprend dans son ossification :

1° celle du labyrinthe osseux ;
2° — des osselets de l'ouïe ;
3° — de l'apophyse mastoïde ;
4° — de l'apophyse styloïde ;
5° — de plusieurs lames qui concourent à former les parois de la caisse du tympan.

Dans le limaçon et les canaux demi-circulaires, l'ossification est à peine ébauchée. La fig. 15, pl. XI, où sont représentés les canaux demi-circulaires et le limaçon (grossisem. 4 diamètres), nous présente, dans une gangue cartilagineuse, des lignes noires *l* et *n*, qui donnent la forme du limaçon et des canaux demi-circulaires. On remarque sur ces lignes des granulations noires foncées, qui sont les vestiges de l'ossification commençante.

Deuxième mois. — A deux mois, l'ossification du temporal a fait de notables progrès ; il y a déjà des parties que l'on ne peut plus voir séparément : ainsi le zygoma et l'écaille proprement dite, les diverses pièces du cercle du tympan.

Des trois pièces qui composent l'écaille, nous trouvons : 1° le zygoma entièrement soudé ; c'est à peine si une ligne légère indique la séparation primitive de cette pièce et de l'écaille proprement dite ; 2° la pièce épitympanique encore séparée (fig. 5, pl. XI). On peut, du reste, se rendre compte de sa forme sur la figure : *b*, écaille proprement dite vue par derrière ; *c*, zygoma ; *a*, pièce épitympanique ; ici elle n'avance pas encore jusqu'à la racine de l'apophyse zygomatique, et en haut elle est séparée de l'écaille proprement dite. Sur les deux (fig. 6, 7, pl. XI), on peut suivre les diverses modifications que subit cette pièce jusqu'à sa soudure. Sur la figure 6, elle n'a pas encore atteint la racine du zygoma ; sur la suivante, elle l'a atteinte et s'est fondue avec lui.

En haut elle est encore séparée de l'écaille, mais là elle est sur le point de se souder avec elle (fin du deuxième mois). Sa forme est celle d'un triangle isocèle, dont le sommet est dirigé en avant et la base en arrière. Lorsqu'elle est sur le point de se souder avec l'écaille proprement dite, vers le commencement du troisième mois, sa longueur d'avant en arrière est de 6 millimètres. Cette pièce est très-visible chez les mammifères, notamment chez le chien et le veau.

Le cercle du tympan nous offre toutes ses parties soudées, et sauf un léger étranglement au point où elles s'unissent, à peine se douterait-on de sa primitive composition : il est sinon tel que Duverney, qui a bien étudié le développement de l'oreille, le décrivait, au moins en différant peu :

« On trouve dans le fœtus un anneau placé précisément à
» l'entrée de la caisse du tympan ; cet anneau peut être facile-
» ment séparé de l'os temporal, et après cette séparation on
» le voit clairement avec la membrane du tympan.

» Cet anneau est interrompu l'espace de 1 millimètre,
» à sa partie supérieure, auprès de l'endroit où la tête du
» marteau et la partie épaisse de l'enclume se cachent dans la
» caisse du tympan. Cette interruption s'observe aussi chez les
» adultes. En ce point, la membrane du tympan adhère immé-
» diatement au bord osseux du méat de l'oreille externe. La
» surface interne de cet anneau, dans toute sa circonférence,
» est creusée d'une rainure. Dans cette rainure s'insère la
» membrane du tympan ; à la partie supérieure, s'observe une
» petite sinuosité par où rampe le muscle externe du marteau.
» Cette rainure persiste chez l'adulte. »

La figure 1, pl. XI, représente un cercle tympanique détaché de l'écaille ; à cet âge, il est flexible, et dès qu'il est désarti-culé, il se détend comme un ressort d'acier qu'on aurait plié de force, de telle sorte que ses deux extrémités, au lieu d'être à 1 millimètre comme elles le sont dans leur position normale, sont ici à près de 6 millimètres de distance. En *a* est une petite apophyse qui s'est développée au point où la pièce anté-rieure s'unit à la moyenne ; c'est elle qui produit la rainure de Duverney. Plus tard, le cercle tympanique augmente d'épais-seur et perd son élasticité ; alors après sa désarticulation il conserve sa forme circulaire. (Voyez la suite des fig. 2, 3, 4, pl. XI.)

Il faut rappeler ici un fait découvert par Kerckringe, et qui paraît avoir été oublié. Il dit, en effet :

« Il est important, surtout à l'homme qui doit commander
» aux animaux, de conserver sa membrane du tympan. Que
» fait alors notre architecte (la nature) ? Elle tend au devant

» de la si mince membrane du tympan une autre membrane
» plus épaisse, jusqu'à ce que le méat auditif soit fortifié contre
» les injures du dehors. Bientôt cette membrane, qu'on ébran-
» lait en vain naguère, peut se séparer facilement de la mem-
» brane du tympan. »

Sur la figure 12, *e* désigne cette membrane que l'on a déchirée en un point pour montrer derrière elle la membrane du
tympan E. On trouve également une description de cette membrane dans le *Traité de l'organe de l'ouïe* de J. Duverney.

Nous nous demandons si la membrane de Kerckringe est
dépendante des trois couches de la membrane du tympan,
car elle passe sur la face antérieure du cercle, tandis que la
membrane du tympan est dans la rainure de celui-ci ; de plus,
un intervalle assez notable sépare cette première couche membraneuse de la seconde.

Troisième mois. — L'écaille est aussi parfaite que chez
l'adulte ; le cercle du tympan n'offre rien de particulier. C'est
le rocher qui mérite maintenant toute notre attention. Jusque-
là il n'était d'abord qu'une masse cartilagineuse transparente
de peu d'épaisseur, n'ayant ni canal carotidien, ni apophyse
vaginale bien visible, quoique l'apophyse styloïde fût déjà
très-apparente. Au milieu de la sorte de gelée qui le constitue,
se distingue le limaçon, et en dehors, au milieu de la masse
qui formera l'apophyse mastoïde, les canaux demi-circulaires ;
l'ossification a notablement envahi ces parties. Elle part du
vestibule, se porte d'abord sur le limaçon, et ne tarde pas à
s'étendre du même point vers les canaux demi-circulaires. Deux
lames osseuses partent du vestibule pour former le limaçon,
l'une supérieure, l'autre inférieure. Ces deux lames, primitivement séparées, se réunissent pour former le tube et constituent par leur réunion la lame des contours. La plaque supérieure forme plus spécialement le sommet, et l'inférieure la
base. Du même point partent autant de paires de lames en
gouttière, qu'il y a de canaux demi-circulaires. Ces paires de

lames, comme celles du limaçon, sont d'abord séparées par une fente qui disparaît par les progrès de l'âge.

Ce qui précède nous montre que le limaçon et les canaux demi-circulaires sont construits sur le même plan, et qu'ils ont pour point de départ le vestibule. Ici la matière osseuse se dépose autour d'un axe nerveux.

Les rampes du limaçon s'ossifient en dernier lieu. Fig. 17, pl. XI : *q*, vestibule ; S, lame d'ossification qui, quelques jours auparavant, n'était composée que de petits îlots de matière osseuse ; peu à peu ces petits îlots se sont soudés et ont formé la lame contournée ; *n*, premier point d'ossification des canaux demi-circulaires perdus au milieu de la masse cartilagineuse.

FIG. 16 (pl. XI). — Base du limaçon. S, lame inférieure des contours partant du même point que la précédente, où elle lui est déjà unie, et revenant la rejoindre vers le sommet. Dans les deux (fig. 16 et 17), *u* représente la ligne cartilagineuse qui sépare les deux lames ; K, lame d'ossification qui part du vestibule et monte sur le canal demi-circulaire ; K' lame qui part de la face interne du vestibule et vient constituer la partie inférieure du même canal ; Y, espace cartilagineux qui sépare ces deux lames ; il persiste très-longtemps, plus longtemps même que celui du limaçon.

OSSIFICATION DE LA FENÊTRE RONDE ET DE LA FENÊTRE OVALE.

1° *Fenêtre ronde.* — Le pourtour de la fenêtre ronde est une dépendance de l'ossification des deux lames du limaçon jointe à l'ossification du canal horizontal (extrémité antérieure). La fenêtre ronde existe à l'état cartilagineux. Quand l'ossification commence dans le limaçon et le canal demi-circulaire sus-mentionné, on voit que la lame supérieure progresse (fig. 17, pl. XI, S) vers le cartilage du pourtour de la fenêtre et s'avance vers l'extrémité supérieure et inférieure plus qu'au milieu où elle se creuse d'une échancrure ; et par son développement ulté-rieur, qu'elle envahit tout le cartilage correspondant ; la demi-circonférence inférieure se trouve de même formée par la lame inférieure du limaçon (fig. 16, pl. XI, S) ; la partie la plus ex-trême est une dépendance du canal horizontal ; l'union de ces trois parties complète le cercle.

2° *Fenêtre ovale*. — L'ossification de la fenêtre ovale se fait d'une manière analogue. Le pourtour de la fenêtre ovale q (fig. 17, pl. XI) est formé par la lame supérieure S du limaçon et par le point d'ossification n, qui donnera l'extrémité anté-rieure du canal vertical supérieur et du canal externe. Cette lame n progresse vers la fenêtre ovale, s'échancre ; la lame supérieure du limaçon s'avance et s'échancre de même ; les extrémités correspondantes de chaque échancrure s'unissent directement en arrière, tandis qu'en avant il y a une petite portion du canal de Fallope intercalaire à leurs extrémités. Nous venons de voir que la lame supérieure du limaçon s'étend en haut et en bas, et qu'elle concourt à former les deux fenêtres, et par conséquent tout l'espace qui leur est intermédiaire, c'est-à-dire le promontoire.

L'intérieur de la caisse du tympan est, à cet âge, rempli d'un mucilage dans lequel se trouvent les osselets de l'ouïe. La figure 28, R (pl. XI) montre le marteau au milieu de cette substance.

Marteau. — Cet osselet a trois points d'ossification très-distincts (fig. 28, R), un pour la tête, un pour le manche, un pour l'apophyse grêle.

Enclume. — Un point d'ossification au centre (fig. 28, S). Ce point, légèrement excavé, paraît résulter de la soudure de deux granules.

Os lenticulaire. — Kerckringe, malgré le témoignage de François Sylvius et de Bartholin, nie son existence chez le fœtus. Platner et Winslow le regardent comme une épiphyse ou de l'étrier ou de l'enclume, mais il n'a aucun des caractères des épiphyses et existe tout à fait indépendamment de ces os. Contre l'assertion de Kerckringe, nous lui avons trouvé, dès cette époque, un point d'ossification (fig. 28, T).

Étrier. — Cet os, malgré sa petitesse, présente une ossification très-remarquable (fig. 28, V). Il est formé par quatre points, un pour chaque branche, un pour le sommet et un pour la base.

Voici comment procède l'ossification : il apparaît d'abord un point vers le milieu de chaque branche ; ces points s'étendent vers la partie inférieure, jusqu'à leur soudure entre eux ; ensuite la lame qui forme la base présente un point d'ossification se soudant rapidement avec ceux des branches. Puis le point de chacune d'elles, qui ne s'était porté que vers la base, s'étend vers le point du sommet avec lequel il se réunit ; l'étrier est alors complet. A cette époque, la forme de l'étrier est plutôt circulaire qu'isocèle, comme elle sera plus tard.

Un mois après, les trois pièces du marteau sont soudées, celles de l'étrier aussi ; la masse centrale de l'enclume s'est étendue dans tous les sens, et au cinquième mois l'enclume est entièrement ossifiée, sauf son apophyse terminale. De même, le marteau est également ossifié, sauf la pointe de sa longue apophyse.

Ces osselets ont dès à présent à peu près les mêmes dimensions que ceux des adultes.

Quatrième mois. — Nous avons vu précédemment comment se forment le limaçon et les canaux demi-circulaires ; il nous reste maintenant à examiner les progrès de l'ossification autour du labyrinthe, c'est-à-dire la formation définitive du rocher. Dans le cartilage qui l'environne, l'ossification procède également du vestibule. Le cartilage qui entoure le limaçon est le premier envahi. Le dépôt de la matière osseuse se fait dans trois points qui, du vestibule, s'étendent successivement jusqu'au sommet du limaçon. Ces trois points formeront par leur réunion une sorte de coque osseuse contenant le limaçon. Peu de temps après se montrent les lames d'encroûtement des canaux demi-circulaires, partant du même point que celles du limaçon et se dirigeant en sens opposé, c'est-à-dire en dehors. Toutefois, à cette époque, l'ossification autour du labyrinthe est encore peu avancée. Ce qui sera l'apophyse mastoïde est un épais cartilage rougeâtre où l'on voit par transparence l'arc externe des canaux demi-circulaires, horizontal et vertical inférieur ; arcs qui sont recouverts en dehors, surtout celui de l'horizontal, d'une mince couche de cartilage. Le canal vertical supérieur est situé tout à fait en dedans, et n'adhère au cartilage mastoïdien que par sa face externe. Par sa face interne il se montre sous la forme d'une arche de pont fermée en dehors par le cartilage mastoïdien.

Cinquième mois. — Veslingius s'étonne de trouver au neuvième mois de la vie intra-utérine le labyrinthe et le tympan aussi parfaits en ossification que chez les adultes : quel n'aurait donc pas été son étonnement, s'il avait étudié un fœtus de cinq mois ? car dès cette époque les osselets sont entièrement osseux. Il en est de même du limaçon et des canaux demi-circulaires, qui sont entièrement ossifiés, sauf une ligne cartilagineuse sur la face interne du canal demi-circulaire supérieur, ligne qui indique encore une séparation entre la gouttière et la toiture de ce canal. L'encroûtement du labyrinthe a fait des progrès considérables et peut être alors facilement étudié. La figure 19, pl. XI, nous représente le labyrinthe d'un fœtus de cinq mois : les trois points d'encroûtement que nous avons vus plus haut se diriger du vestibule vers le limaçon l'ont enveloppé entièrement, en s'accroissant successivement par de petites plaques surajoutées ; de telle sorte qu'ils forment maintenant trois valves triangulaires, M M′ M″, séparées par trois lignes cartilagineuses qui viennent se couper au sommet du rocher. Sur la figure on a enlevé le cartilage qui les unissait, et on les a légèrement écartées pour laisser voir en *l* un tour du limaçon. Ces valves sont déjà soudées à leur point de départ. En N, dans

le reste de leur trajet, elles ne restent pas longtemps séparées : la supérieure M′, qui correspond au sommet du limaçon,
se soude d'abord avec l'inférieure M″, puis, en dernier lieu, la
supérieure et l'inférieure s'unissent à l'antérieure M. Des sutures assez marquées indiquent pendant quelque temps cette
union ; on peut, en soulevant ces trois valves, préparer facilement un limaçon ; elles sont peu épaisses, lui adhèrent peu,
et ne font à cette époque que voiler grossièrement ses formes.
N, canal demi-circulaire vertical supérieur. Pendant la vie intra-
utérine et quelques années après, le tissu situé entre le labyrinthe et la lame compacte qui enveloppe toute sa surface extérieure est du tissu osseux essentiellement spongieux.

ENCROUTEMENT DES CANAUX DEMI-CIRCULAIRES.

En partant du vestibule, l'ossification qui doit encroûter les
canaux demi-circulaires déjà osseux, prend trois directions
principales correspondantes à chacun des trois canaux demi-
circulaires ; elle débute par le canal demi-circulaire horizontal,
entoure d'abord toute sa circonférence externe, puis sa circonférence interne, et finit par combler l'espace circonscrit par sa
surface concave. A peu près en même temps, et de la même manière, s'encroûte le canal demi-circulaire vertical inférieur. Quant
au supérieur, nous savons qu'il limite en dedans la masse cartilagineuse que nous étudions en ce moment. L'ossification de cette
masse se fait d'abord autour du canal, mais seulement en dehors,
gagne ensuite la surface convexe, puis la surface concave, et
tend à envahir la face interne ; mais ici elle marche avec une
telle lenteur, que longtemps après la naissance on trouve encore le canal demi-circulaire à nu ; l'espace intercepté par la
face concave de celui-ci n'est comblé qu'à l'âge adulte, et
forme, sur le bord supérieur du rocher, un trou décrit d'abord
par Kerckringe, qui n'en connaissait point l'origine. Duverney
le décrit également d'une manière vague quant à sa forma-

tion. La matière osseuse qui se dépose tout autour des canaux demi-circulaires envahit successivement le cartilage mastoïdien ; bientôt le sommet du canal horizontal est assez encroûté pour proéminer à l'extérieur, vers la partie inférieure du cartilage mastoïdien, sous la forme d'un point ovalaire *g* (fig. 11 et 12). Le moyen ou vertical inférieur vient proéminer à son tour près l'écaille en *g'*. Enfin, sur un plan postérieur, arrive la partie externe du canal vertical supérieur.

Ces trois points, vus en dehors, paraissent isolés au milieu d'une masse cartilagineuse ; mais si l'on vient à enlever par la macération le cartilage qui les sépare, on voit qu'ils appartiennent à l'encroûtement des canaux demi-circulaires. Ces points, regardés comme des points séparés destinés à l'ossification du mastoïde, furent décrits très-minutieusement par Kerckringe.

De l'extrémité antérieure du canal vertical supérieur part une lame osseuse qui descend obliquement jusque sur le sommet du limaçon, convertissant en canal une partie de la gouttière qui contient le nerf facial. Cette lame s'appuie, par son bord externe et antérieur, sur la face interne de l'écaille, de manière à former le toit de la caisse du tympan (fig. 21 et 22, pl. XI, *t*). En résumé, l'ossification du rocher, y compris la portion mastoïdienne, se fait d'abord par le labyrinthe, et en première ligne par le limaçon ; ces parties plongent dans une masse cartilagineuse, et c'est autour d'elles que l'ossification se fait pour envahir successivement cette masse.

Etat du temporal au cinquième mois. — L'os squameux B a été assez augmenté pour toucher presque le pariétal et tout à fait le sphénoïde (fig. 11, pl. XI). A, cercle du tympan ; E, membrane du tympan tendue sur le cercle : on a enlevé ici la membrane protectrice ; l'apophyse mastoïde est en voie d'ossification ; *i*, cartilage qui sépare ses points. L'oreille interne est extérieurement ossifiée, ainsi que les osselets de la caisse. Le rocher a une longueur de 2 centimètres, et manque de canal carotidien. L'artère est placée dans une rainure qui correspond en arrière au point de réunion des valves osseuses qui enveloppent le limaçon. Le rocher est [arrondi à son sommet, et ne présente aucune inégalité. Le canal de la trompe d'Eustache et celui du muscle interne du marteau font défaut. Ces deux canaux sont remplacés à cet âge par un méat formé en bas et en arrière par le rocher, en haut et en avant par le toit de la caisse, par le bord inférieur de l'écaille et par la face interne de la portion antérieure du tympanal. De plus, sur le bord supérieur du rocher, se voit le trou laissé par le canal demi-circulaire supérieur. L'apophyse styloïde est toujours cartilagineuse.

Sixième mois. — Ce mois est signalé par quelques progrès dans l'ossification des parties extérieures du rocher, par l'envahissement successif du cartilage mastoïdien. Nous avons vu précédemment que les canaux demi-circulaires plongent dans le cartilage mastoïdien, que ces canaux sont d'abord ossifiés; qu'ensuite la matière osseuse se dépose autour d'eux d'une manière concentrique; mais que ce dépôt est plus actif autour du canal vertical postérieur et du canal horizontal qu'autour du canal vertical supérieur. A l'époque qui nous occupe, le cartilage intermédiaire aux deux premiers est disparu.

Jusque-là le cercle tympanal s'appliquait directement sur le rocher, et par conséquent la caisse du tympan, limitée en dedans par le rocher et en dehors par la membrane, n'avait qu'une très-petite profondeur. Au cinquième mois, l'apparition de la lame, qui s'étend du canal demi-circulaire vertical supérieur à la partie antérieure du limaçon (toit de la caisse), a repoussé l'écaille en dehors, et creusé ainsi supérieurement la caisse tympanique.

Vers la fin du cinquième mois ou un peu plus tard, apparaît une autre lame qui agrandit la caisse inférieurement; elle s'étend de la partie inférieure du mastoïde au bord antérieur du limaçon, un peu au-dessous et en dedans du point où la supérieure atteint cette partie du labyrinthe. Là elle subit une légère déviation pour se porter en bas et en dedans vers le sommet du rocher, en passant à la manière d'un pont sur la gouttière carotidienne, qu'elle convertit en un canal dont la longueur est alors de 9 millimètres (*t'*, fig. 22, pl. XI). Sur cette lame (*plancher de la caisse*) repose le tympanal, de telle sorte que ce cercle, d'abord oblique, tend à devenir vertical par l'accroissement de cette lame, sans jamais cependant atteindre cette direction. Peu de temps après, les deux lames qui forment, l'une la paroi supérieure, et l'autre la paroi inférieure de la caisse du tympan, se rapprochent en dedans, en laissant toutefois un intervalle entre elles. Cet intervalle constitue en partie un infundibulum qui est complété par l'application du tympanal et de l'écaille. Alors on voit s'élever sur le rocher une lame mince qui divise l'infundibulum en deux parties : l'une supérieure, X, fig. 22 (canal du muscle interne du marteau), l'autre inférieure, Z (portion osseuse de la trompe d'Eustache).

Septième et huitième mois. — Le mastoïde est terminé par l'ossification complète du cartilage environnant le canal vertical supérieur, qui alors est réuni aux deux autres. Le labyrinthe est entièrement ossifié ; les osselets de l'ouïe sont aussi parfaits que chez l'adulte, la longue apophyse du marteau a encore cependant un peu de cartilage à son extrémité.

Neuvième mois (fig. 13, pl. X). — Temporal d'un fœtus de neuf mois : B, écaille ; G, portion mastoïdienne. Au bord supérieur du temporal, on voit une large échancrure *h* qui se convertit en une fissure : c'est le point où le rocher s'unit à l'écaille. Cette fissure persiste jusqu'à un âge très-avancé. A, cercle du tympan à sa partie antérieure : se trouve une apophyse secondaire qui va servir postérieurement à la construction du canal auditif externe. E, membrane du tympan. En haut, cette membrane, déchirée, laisse voir le marteau *m*. Au sommet du rocher, on aperçoit l'orifice du canal carotidien. Sur le rocher, nous trouvons le canal carotidien complet ; de l'hiatus de Fallope part une gouttière (fig. 21, pl. X, *p*) qui, après un trajet de 3 millimètres, se termine à une ouverture formée, comme nous l'avons vu, par la rencontre du rocher et du toit de la caisse. Le trou, *r*, laissé par l'arche, S, du canal demi-circulaire supérieur, est toujours béant ; il est circulaire et présente un diamètre de 4 millimètres.

La fig. 22, pl. XI, représente un rocher vu en dehors : *t*, *t'*, toit et plancher de la caisse ; *y*, fenêtre ovale ; *y'*, fenêtre ronde ; X, canal du muscle interne du marteau ; Z, canal de la trompe d'Eustache.

Pour être complétement ossifié, il ne manque au rocher que les apophyses styloïde, vaginale et mamillaire, et le canal auditif externe. Ces parties s'ossifient, après la naissance, dans l'ordre suivant : d'abord apophyse vaginale et mamillaire, ensuite canal auditif externe, apophyse styloïde. L'oreille interne est complète (voy. fig. 18 : *p*, conduit auditif interne ; *e*, limaçon ; *n*, *n'*, *n''*, canaux demi-circulaires).

Pièces qui composent le temporal à la naissance :

1° Écaille.	4° Labyrinthe osseux.
2° Cercle du tympan.	5° Osselets de l'ouïe.
3° Rocher.	

Vie extra-utérine.

Première année. — Dans cette période, toutes les pièces apparues se soudent entre elles. Le cercle tympanique, d'abord avec la portion du rocher sur laquelle il appuie, c'est-à-dire par ses parties moyennes et postérieures, puis avec l'écaille par ces deux extrémités. Cependant, quand on désarticule les pièces du temporal, le cercle du tympan reste fixé à l'écaille, même longtemps avant qu'il y ait eu une soudure osseuse (fig. 9 et 10, pl. XI). Quand la soudure osseuse a eu lieu, il reste surtout fixé au rocher. Sa partie antérieure est séparée du rocher par les canaux de la trompe d'Eustache et du muscle interne du marteau. La lame médiane qui forme la paroi commune de ces deux canaux n'a pas encore atteint le cercle ; ensuite l'écaille se soude par son bord postérieur avec le bord antérieur du mastoïde, puis avec le toit de la caisse. Le trou du canal demi-circulaire vertical se comble peu à peu.

Dans le cartilage situé entre l'occipital et le mastoïde se développe un point d'ossification lamellaire se soudant rapidement au mastoïde pour constituer une partie de la gouttière latérale. Ce point est l'analogue du paroccipital de R. Owen.

Dès le milieu de la première année commence la formation du canal auditif externe. On sait qu'à cette époque le cercle tympanique est dirigé obliquement de haut en bas et de dehors en dedans. Nous avons vu précédemment (fig. 10 et 13, pl. XI) que, vers le milieu de chaque branche du cercle, il s'est développé deux apophyses que nous appelons *apophyses secondaires*, par opposition à celles qui concourent à former la gouttière par où passent la corde du tympan et le manche externe du marteau. Ces apophyses secondaires, dont l'antérieure est située au-dessus de la trompe d'Eustache, proéminent d'abord sur les branches du cercle tympanique, puis, se dirigeant en dedans, marchent rapidement l'une vers l'autre en passant au-devant de la membrane tympanique à la manière d'une diagonale. Au milieu de la première année, elles sont séparées par un intervalle de 7 à 8 millimètres en moyenne ; à la fin de la même année, l'intervalle qui les sépare n'est plus que de 5 millimètres. En même temps, la demi-circonférence inférieure du cercle s'épaissit et s'élargit.

L'apophyse vaginale ne se forme pas par un point spécial. Elle est donnée par l'extension du plancher de la caisse et du cadre du tympan. A l'endroit où l'angle postéro-antérieur de l'écaille s'unit au rocher, sur la face externe du mastoïde, se trouve une saillie cartilagineuse : c'est de l'ossification de ce

cartilage que résulte l'apophyse mamillaire. L'apophyse styloïde est une tige cartilagineuse enveloppée d'une épaisse
couche de tissu fibreux. Elle reste longtemps ainsi.

La fig. 20, pl. XI, représente une coupe du rocher dans
laquelle on voit en *l* la cavité du limaçon, et en *p* le tissu qui
l'entoure.

Deuxième année. — Toutes les pièces du temporal sont
soudées solidement. Le cartilage qui sépare le mastoïde de
l'occipital s'est en partie ossifié, et a concouru à former la
gouttière qui représente sur le mastoïde la fosse du sinus
latéral. Les deux apophyses du tympanal se touchent presque,
3 millimètres les séparent seulement. L'éminence mamillaire
est encore cartilagineuse à son sommet ; derrière l'éminence
vaginale se présente une sorte d'impression digitale peu profonde, c'est ce qui deviendra le golfe de la veine jugulaire.
Enfin, sur le rocher, la gouttière qui va de l'hiatus à la caisse
est recouverte peu à peu par l'ossification qui se superpose con-
stamment sur le rocher. A la fin de la seconde année, les deux
apophyses du tympanal ne sont plus séparées que par une
espace de 1 millimètre. Les bords de l'anneau tympanique se
sont aussi considérablement élargis.

Troisième année. — L'apophyse mamillaire est entièrement
ossifiée. Chez la plupart des sujets, les deux apophyses de l'os
tympanal se touchent et séparent en deux l'ouverture qui
mène à la caisse du tympan, de telle sorte que l'on a une
grande ouverture circulaire, orifice du canal auditif, puis au-
dessous, séparé par un cercle osseux, un autre petit trou rugueux par lequel on voit parfaitement la membrane du tympan.
Cette disposition persiste très-longtemps. Sur la fig. 14, pl. XI,
qui est le temporal d'un enfant de près de cinq ans, on voit
en J l'ouverture du canal auditif externe ; au-dessous la diagonale osseuse qui partage en deux le méat primitif, en *j* le
deuxième trou déjà très-rétréci.

Huitième année. — Depuis la troisième année, rien de

spécial ne s'est passé au temporal, mais à cette époque il se complète.

. L'ouverture inférieure du canal auditif externe se forme peu à peu par l'extension des divers points de sa circonférence ; le trou du canal demi-circulaire vertical supérieur est oblitéré.

L'apophyse styloïde, représentée fig. 23, pl. XI, offre un point d'ossification vers sa base en O, et un autre vers son milieu O'. L'apophyse mamillaire est très-développée. Le canal de la trompe d'Eustache est entièrement séparé de celui du muscle interne du marteau.

Douzième année. — Les deux points supérieurs de l'apophyse styloïde se soudent ; quelquefois il en apparaît un troisième à la pointe (fig. 24 et 25, O, O', O'').

La fig. 26 est l'apophyse styloïde d'un adulte, dont les deux dernières pièces O', O'', qui appartenaient peut-être à l'ossification du ligament stylo-hyoïdien, sont restées isolées. A tous ces points d'ossification il faut ajouter un petit osselet, comme une espèce d'os wormien, situé entre la pointe ou le sommet du rocher et l'ouverture supérieure du canal carotidien. Cet os accidentel fut découvert par Riolan. Son apparition est tardive.

En résumé, le temporal comprend quatre centres principaux d'ossification :

1° L'écaille.	3° Le rocher.
2° Le cercle tympanal.	4° L'apophyse styloïde.

A. L'écaille est formée par trois points :

1° Zygoma.	3° Épitympanique.
2° Écaille proprement dite.	

B. Le cercle se subdivise également en trois points.

C. Le rocher a :

1° Deux points principaux pour le limaçon.
2° Six   —   pour les canaux demi-circulaires.
3° Neuf   —   pour les osselets.

A cela il faut ajouter les points osseux multiples qui servent au revêtement de ces diverses parties. On peut les grouper ainsi :

    1° Trois points principaux pour le limaçon.
    2° Trois   —   principaux pour les canaux demi-circulaires.
    3° Un   —   pour le toit de la caisse.
    4° Un   —   pour le plancher de la caisse.
    5° Un   —   pour l'éminence mammillaire.
    6° Apophyse styloïde, de 1 à 3 points.

§ VII. — Développement du crâne en général.

Avant l'apparition des points d'ossification, le crâne est une vésicule membraneuse de forme ovale peu distincte de la face. Ses parois sont minces, constituées par l'adossement du périoste et de la dure-mère, si tant est qu'on puisse donner le nom de périoste au feuillet externe de l'enveloppe crânienne. Peu à peu la face se dessine en avant du crâne, mais ce dernier a toujours une prédominance très-marquée qu'il conservera à des degrés divers pendant toute la vie. L'état primitif du crâne frappa les premiers anatomistes qui s'occupèrent du développement du squelette, comme le prouve la phrase suivante de Kerckringe (1) : *Contemplare, mi caput, illud, futurum cerebri domicilium; nihil est, nisi membrana quædam vento seu spiritus inflata.*

Les points d'ossification se montrent, d'abord sur les côtés, puis à la base. Tous ces points envahissent peu à peu les parois primitives du crâne, et ceux de la base ne sont bientôt plus séparés que par du cartilage interarticulaire. A la voûte et sur les côtés, les os sont plus éloignés les uns des autres, les sutures sont remplacées par des espaces membraneux composés de deux lames qui se continuent avec les deux tables, lesquelles se prolongent inégalement dans leur épaisseur. Si l'on isole un os de ses deux membranes, on distingue parfaitement à sa circonférence de petites dentelures plus ou moins prononcées qui ne

_____

(1) Th. Kerckringe, *Anthrop. ichnogr.*, p. 6.

sont que l'extrémité des rayons osseux inégaux se portant, en divergeant, du centre de l'os à cette circonférence. A la naissance, la base est entièrement ossifiée, sauf les parties saillantes (apophyse, styloïde, clinoïde, crochet ptérygoïdien, lame verticale de l'ethmoïde, etc.). Les pièces de la voûte sont largement séparées par des espaces membraneux et peuvent facilement jouer l'une sur l'autre. Tous les anciens observateurs, surtout Spigel, s'étendent longuement sur cette disposition qui facilite l'accouchement.

FONTANELLES.

Les points où concourent les angles de plusieurs os plats étant ceux aussi où l'ossification tarde le plus à s'avancer, car ils sont les plus éloignés du centre de chaque os, portent le nom de *fontanelles*. Ces espaces membraneux sont, à la naissance, au nombre de six. Deux supérieurs, sur la ligne médiane ; deux latéraux, de chaque côté. Des deux fontanelles supérieures, l'antérieure (A, pl. XXVI) est de beaucoup la plus grande, elle se trouve à la réunion des pariétaux et du coronal. La postérieure B est plus petite, elle est formée par les pariétaux et le sommet de l'occipital. La latérale antérieure C correspond au point de concours du coronal, du pariétal, du temporal et de la grande aile du sphénoïde. La postérieure D est entre le pariétal, l'occipital et le rocher ; ces deux dernières sont très-irrégulières. On pourrait en signaler une septième au fond de l'orbite, entre le frontal, l'os planum et la petite aile sphénoïdale ; elle disparaît vers le huitième mois. En général, il n'y a de fontanelles qu'aux angles des pariétaux. A travers les fontanelles, surtout la fontanelle sincipitale, on sent des battements. Cette particularité lui avait fait donner par les anciens le nom de *vertex palpitans*.

Peu à peu les progrès de l'ossification rétrécissent les fontanelles, d'abord les latérales, puis les supérieures qui ne disparaissent complétement que vers deux ans. Cependant on a vu l'antérieure persister plus longtemps. Ainsi Bauhin dit l'avoir observée sur sa propre femme âgée de vingt-six ans. Dimerbroeck l'a rencontrée sur une femme de quarante ans.

Pacchioni, dans son *Traité de la dure-mère*, rapporte un fait dans lequel l'une des latérales, l'occipitale, avait été trouvée sur un jeune homme de dix-neuf ans. Ce fait, constaté du vivant de l'individu, fut confirmé par son autopsie. Nous-mêmes nous avons fréquemment rencontré la fontanelle sincipitale sur des sujets de huit, neuf et douze ans.

Peu à peu la face se développe, mais son évolution est beaucoup plus tardive que celle du crâne. Plus on avance vers la période de l'entier développement, moins le crâne a de prépondérance sur la face.

FORMATION DES SUTURES.

Quand on examine les os de la voûte du crâne d'un enfant, on voit qu'ils sont formés d'aiguilles osseuses presque parallèles entre elles, mais allant en divergeant du centre de l'os vers ses bords ; au milieu de l'os, elles sont tellement serrées qu'elles forment une lame comme éburnée, tandis qu'à mesure qu'on se rapproche des bords, ces sortes d'aiguilles sont toutes séparées et constituent une vraie lame pectinée. Quand deux os voisins arrivent à la rencontre l'un de l'autre, ces aiguilles se réunissent en faisceaux, laissant entre eux des intervalles. Par les progrès de l'ossification, les faisceaux d'un os s'insinuent dans les angles rentrants qui séparent ceux de l'os voisin, et *vice versâ*. Au point de vue du développement, le crâne peut être considéré comme un seul os composé de points d'ossification multiples, avec cette différence fondamentale, que, quand les autres os sont entièrement développés par la réunion intime de toutes leurs pièces, le crâne n'est encore qu'en voie de développement, et la soudure de ses pièces, quand elle a lieu, ne se fait en général qu'à la période la plus avancée de la vie.

Il y a ici, comme pour les autres os au point de jonction des différentes pièces, une lame cartilagineuse intersuturale. Cette lame est toujours plus épaisse vers la surface convexe que vers la surface concave, ce qui fait que les sutures à l'extérieur sont beaucoup plus apparentes qu'à l'intérieur. On peut dire, en général, que, quand deux ou plusieurs points osseux se réunissent pour former une surface courbe, la lame cartilagineuse qui les sépare est toujours plus mince vers la concavité que vers la convexité. Et quand l'os est entièrement développé, la trace qui indique la réunion des diverses pièces est beaucoup plus marquée à la convexité qu'à la concavité. Exemple : Symphyse du menton en avant, ligne transversale du sternum en avant, éminence iléo-pectinée, etc. On peut vérifier cette loi sur toutes les réunions de pièces osseuses destinées à former des surfaces concaves.

La loi étant formulée, en voici la démonstration. En admettant, ce qui est vrai, que l'activité du développement est au centre de chaque point, la surface concave étant moins étendue que la surface convexe, et l'activité étant la même sur les deux faces, celle qui doit parcourir une étendue m oins grande atteindra plus tôt le but.

OS WORMIENS.

On désigne sous ce nom des os accidentels découverts par Olaüs Wormius ; on les rencontre dans les sutures par engrenage. C'est à l'époque où les dentelures se forment qu'ils commencent à se montrer. Nous avons vu, dans les premiers temps, la matière calcaire se déposer sous forme d'un réseau qui est la charpente de l'os ; nous avons vu de plus que, quand l'os a acquis un certain développement, il présente vers ses bords des aiguilles groupées en faisceaux. Dès lors il peut arriver deux choses : ou bien que les îlots suivant lesquels se fait le dépôt de matière calcaire restent isolés, ou bien qu'un ou plusieurs faisceaux d'arêtes s'isolent complétement de l'os et continuent ainsi à s'accroître comme un os à part. Dans l'un et l'autre cas, nous aurons un os intercalaire. Bien certainement le deuxième mode est le plus fréquent : l'autre n'est que l'exception. C'est par le deuxième mode que se forme l'Epactal. En dernier lieu, les os du crâne se soudent entre eux. Le premier phénomène qui annonce la réunion des sutures est la diminution des dentelures, puis leur disparition successive. Le sphénoïde se soude d'abord avec l'ethmoïde, puis avec l'occipital, les pariétaux entre eux, les pariétaux avec l'occipital, le frontal avec les pariétaux, le sphénoïde avec le frontal et les pariétaux, l'écaille du temporal avec le sphénoïde et le frontal, puis avec les pariétaux, et en dernier lieu avec l'occipital. Les sutures présentent quelques variations dans leur forme et dans leur étendue. On trouve très-souvent la permanence de la suture frontale. Les plus anciens observateurs ont signalé des sutures sagittales se prolongeant jusqu'au trou occipital. Riolan dit que Sylvius avait un crâne où l'on remarquait deux sutures sagittales éloignées l'une de l'autre d'un travers de doigt. Le même auteur dit avoir vu deux sutures lambdoïdes sur le même crâne.

Van Swieten en avait un dont la suture sagittale était très-étroite du côté de l'occiput et du côté du front, mais dont les zigzags, plus marqués vers le vertex, lui donnaient la largeur d'un pouce. Heister, dans son *Compendium anatomique*, cite un cas où la suture lambdoïde avait deux travers de doigt.

CHAPITRE III.

DE LA FACE.

§ I. — Maxillaire supérieur.

Le maxillaire supérieur est peut-être l'os qui a le plus exercé les anatomistes. Les uns ont admis, les autres ont rejeté la présence de pièces osseuses multiples, à tel point qu'une confusion dans les noms et le nombre des pièces a apporté, dans l'examen de cette question, une difficulté de plus (1).

Les observateurs anciens et les modernes ont soupçonné la présence de pièces multiples, mais ils ont presque tous été réduits à des conjectures, car l'observation de cette ossification est très-difficile, à cause de la multiplicité des points, de leur précocité et du peu de temps qu'ils restent séparés.

Nous avons cru qu'il était nécessaire, avant d'aborder l'étude des maxillaires chez l'homme, de chercher dans la série animale un sujet sur lequel les pièces qui composent cet os sont très-apparentes et restent distinctes une grande partie de la vie.

Une tortue de grande espèce nous a fourni un exemple assez complet. Le maxillaire supérieur est formé ici de cinq pièces énormes (fig. 1, pl. XII) : A. Pièce intermaxillaire ; B. pièce palatine ; C. pièce lacrymale ; D. pièce incisive ; E. pièce malaire. Elles sont placées dans leur position respective. Chez l'homme, comme on le verra plus loin, entre la pièce incisive et la malaire, se trouve une sixième pièce.

Vie intra-utérine.

Deuxième mois. — Nous considérons chaque maxillaire comme formé de deux plans horizontaux (voûte palatine), plan-

(1) Lisez : *Observations on the existence of the intermaxillary bone in embryo of the human subject*, by J. Leidy, 1849. — Paul Gervais, *Théorie du squelette humain.* Paris, 1856, p. 80. — E. Rousseau, *De la non-existence de l'os inter-maxillaire chez l'homme à l'état normal.* Paris, 1859.

cher de l'orbite), d'un vertical (portion faciale), d'une arcade et deux apophyses (montante, malaire). — C'est vers le trente-cinquième jour qu'apparaissent les germes de l'ossification dans le maxillaire supérieur. Mais, pour étudier les diverses pièces osseuses qui le composent, c'est de quarante-cinq à cinquante jours qu'il faut le prendre. La figure 2, pl. XII, A, est la représentation, grandeur naturelle, d'un maxillaire de cinquante jours; en B et en C, on a fait représenter le même maxillaire grossi; en B, il est vu en avant; en C, en arrière.

A cet âge, chaque maxillaire a une longueur de 4 millimètres (fig. 2, A) ; chacun d'eux est formé de cinq pièces séparées par des lignes cartilagineuses très-tranchées. En avant (fig. 2, B, pl. XII), le maxillaire nous présente trois pièces, une médiane, deux latérales et une échancrure. Des deux latérales, l'une est située en dedans, *a*. Sa forme est semi-lunaire, à concavité regardant en dedans ; elle est composée d'un portion horizontale et d'une portion montante ; la portion horizontale concourt à former les alvéoles des incisives, la portion montante à former la partie antérieure et la face interne de l'apophyse montante du maxillaire. Nous l'appelons *pièce incisive*. L'autre, *c*, est située en dehors. Sa forme est irrégulière, sa face antérieure est polygonale, ses faces inférieure et supérieure triangulaires. La face antérieure forme une partie du bord alvéolaire antérieur des molaires. La face supérieure s'articule par sa moitié externe avec le jugal, et par sa moitié interne forme une partie du plancher orbitaire. Là elle est en rapport avec la pièce que nous allons voir former la partie interne du plancher de l'orbite. Nous appelons cette portion externe *pièce malaire*. La pièce moyenne *b* est triangulaire. En bas, elle n'atteint pas le niveau des deux autres et laisse, par conséquent, vers ce point une échancrure *h*, origine du trou sous-orbitaire. Cette échancrure, par la jonction des pièces *a* et *c*, deviendra un trou qui semblera remonter vers l'orbite à mesure que les deux pièces *a* et *c* s'allongeront. Cette pièce, que nous nommons *faciale*, est très-mince et forme une partie de l'apophyse montante. Sa face antérieure répond à la fosse canine ; sa face postérieure forme la partie antérieure du canal lacrymal. Étudions maintenant le maxillaire (fig. 2, pl. XII, C) par sa face interne ou nasale. Ici nous retrouvons en *a* la *pièce incisive*. Elle est séparée de la suivante *d* par un intervalle *o*, très-large vers la portion horizontale. Dans cet intervalle, qui persiste toujours jusqu'à la puberté, souvent jusqu'à l'âge adulte, sous forme d'une ligne allant sur la voûte palatine d'une canine à l'autre, se développe une pièce accessoire appelée *os sous-vomérien*. En arrière de la pièce incisive, nous trouvons une pièce *d* formée, comme cette dernière, d'une portion montante et d'une portion horizontale. La portion montante s'unit en haut avec l'incisive *a*, et en avant avec la faciale *b*, avec laquelle elle se trouve ainsi adossée. Cette pièce *d*, qui concourt à former l'apophyse montante, une partie de la paroi interne du canal lacrymal, l'apophyse palatine et la marge alvéolaire interne, s'appellera *pièce palatine*. Il ne faut pas croire que la portion montante fasse avec l'horizontale un angle droit ; non, ces deux portions forment entre elles une concavité largement ouverte en dedans. L'ossification apparaît d'abord au point de réunion des deux lames.

Sur un plan externe se voit en *c*, faisant un angle avec la palatine, la *pièce malaire* séparée de la précédente par un intervalle cartilagineux *e*, qui nous donnera plus tard la principale pièce du plancher de l'orbite, la *lacrymale*.

Jusqu'à présent chaque maxillaire supérieur est formé de quatre pièces, une incisive, une faciale, une malaire, une palatine.

Les trois pièces, palatine, incisive, faciale, se correspondent par un bord de leur portion ascendante pour former l'apophyse montante du maxillaire. L'autre bord restant libre donne les arêtes de cette apophyse. L'apophyse montante peut être regardée, d'après ce qui précède, comme le point de convergence des trois principales pièces du maxillaire supérieur. La pièce faciale est à cette époque la portion la plus petite, elle gardera cette proportion à un degré très-marqué pendant toute la vie ; c'est chez l'homme qu'elle paraît cependant être la plus développée, cela se comprend, du reste, en raison de la largeur de la face. Les pièces malaire et palatine sont les plus volumineuses ; la dernière conservera une prédominance marquée toute la vie.

Il est à remarquer que, chez les rongeurs, c'est la pièce incisive qui est la plus grande. Il devait en être ainsi, puisque chez ces animaux les incisives sont énormes. Au contraire, la faciale manque, ainsi que la portion de la palatine qui lui correspond, pour former l'alvéole de la canine. En arrière, nous retrouvons la partie postérieure de cette dernière, c'est-à-dire celle qui concourt à la formation des alvéoles, des molaires. Chez les carnassiers les mieux partagés en dentition, on conçoit à priori que toutes les pièces du maxillaire soient bien développées. L'observation montre qu'il en est ainsi. Ici, en effet, la pièce faciale est la plus volumineuse, proportionnée par conséquent aux dimensions de la canine et de la fausse molaire.

L'homme tenant le milieu, au point de vue de la dentition, présente plus d'harmonie dans le nombre et le volume des pièces de son maxillaire.

Troisième mois. — Au troisième mois, les pièces que nous venons d'énumérer s'accroissent et tendent déjà vers la soudure de la surface au centre ; mais cependant on peut encore facilement les séparer.

Il apparaît une nouvelle pièce, c'est celle qui constitue la portion interne du plancher de l'orbite, nous l'appelons *lacrymale*.

La pièce faciale, tout à fait rudimentaire au deuxième mois, a acquis des proportions notables.

La figure 3, pl. XII, représente la lacrymale et les pièces qui concourent à former l'apophyse montante (vues à un faible grossissement).

a. Pièce incisive, elle a acquis un développement notable ; *b*, pièce faciale ; *d*, pièce palatine ; *e*, pièce lacrymale encore presque rudimentaire. Ces pièces sont extrêmement minces et l'on distingue parfaitement les faisceaux osseux qui les constituent.

Quatrième mois. — La figure 4, pl. XII, est un maxillaire de quatre mois, désarticulé. Des pièces qui le composent, deux sont déjà soudées, la faciale et l'incisive, et ne forment plus qu'une pièce *m*; à leur point d'union inférieurement, en *i*, se trouve une échancrure qui correspond à une échancrure de la malaire *c*. Ces échancrures forment le trou sous-orbitaire.

a. Pièce lacrymale : elle a la minceur d'une feuille de papier ; *d*, pièce palatine avec sa partie horizontale et sa partie montante. Ces pièces sont placées dans leurs rapports respectifs et seulement écartées à une certaine distance. La figure 5 est le même maxillaire vu en avant : *m*, apophyse montante ; *h*, ligne qui la sépare de la pièce malaire ; *c*, fig. 6, maxillaire un peu plus âgé vu en-dessus ; *n*, ligne qui sépare la pièce malaire *c*, de la lacrymale *e* ; fig. 7, même maxillaire vu en-dessous. Les mêmes lettres désignent les mêmes pièces que dans les figures précédentes.

Cinquième mois. — Au commencement du cinquième mois, on peut facilement encore écarter les différentes pièces du maxillaire avec des lames d'acier très-minces introduites dans les fentes. Ces fentes sont plus larges vers la circonférence de l'os que près du centre, où l'on trouve cependant encore du cartilage qui n'a pas été envahi par l'ossification. Sur les figures 8 et 9, préparées d'après le procédé que nous venons d'indiquer, les pièces sont écartées aux extrémités, mais adhèrent vers l'apophyse montante. Les mêmes lettres désignent les mêmes pièces que dans les figures précédentes ; sur la face antérieure, on voit deux lignes, indices de la précédente séparation des pièces incisive, faciale et malaire.

La figure 9, maxillaire vu en-dessous, montre très-clairement la formation des alvéoles ; on voit, en effet, que la gouttière qui donnera postérieurement naissance aux alvéoles des molaires est formée par les pièces *c* (malaire), *e* (lacrymale), *d* (palatine) ; l'alvéole de la canine, par une portion de la palatine et la pièce faciale ; celles des incisives, par la pièce incisive *m*, et par une portion de la palatine *d*.

Sixième mois. — A cette époque, les lignes qui marquaient naguère les sutures commencent à s'effacer en se recouvrant de lames osseuses superposées ; nous citerons spécialement, parmi les lames osseuses de formation secondaire, celle de la pièce malaire *l*, fig. 8, et celle de la palatine qui nous occupera plus tard. Mais si, à l'aide d'un procédé spécial, on parvient à faire une coupe qui comprenne sur le même plan les différentes pièces du maxillaire, ce qui est, du reste, très-facile à cet âge (1), on retrouvera les lignes de suture des différentes pièces et entre elles, chose étonnante, du cartilage interarticulaire. La figure 10 est une coupe ainsi obtenue. On voit, sur cette figure, les différentes pièces du maxillaire séparées par des lignes bien accusées ; il est facile de voir aussi que toutes ces lignes convergent vers un centre *p*, rempli de cartilage, ce centre est à peu près la base de l'apophyse montante. En *f*, on aperçoit une fente qui était occupée par l'os sous-vomérien.

OS SOUS-VOMÉRIEN.

Environ vers la fin du deuxième mois, un point osseux apparaît dans le tissu mucilagineux qui remplit l'intervalle *o* (fig. 2, C, pl. XII), qui existe alors entre les pièces *a* et *d*, ce point est l'origine du sous-vomérien, entièrement développé

---

(1) Après avoir scié ce qui dépasse de l'apophyse montante, on use alternativement sur une meule la partie orbitaire du maxillaire et la partie palatine.

seulement vers le milieu du quatrième mois (fig. 12, *f*, et fig. 15, *f*) ; c'est alors une sorte de petit clou osseux d'un millimètre de hauteur, engagé entre la pièce incisive et le bord antérieur de la pièce palatine. En avançant en âge, il prend des dimensions plus considérables.

Dans le courant de la première année, il n'est pas encore soudé et peut facilement être désarticulé. C'est cette époque qui est la plus propice pour son étude, c'est aussi celle que nous avons choisie.

FIG. 14. — *Os sous-vomérien désarticulé* ; FIG. 15. *f. Os sous-vomérien en place.*—Il présente 1 centimètre de hauteur, et sa tête a un diamètre transversal à peu près égal. La figure 14 nous offre le sous-vomérien du côté gauche vu par sa face interne. La figure 15 nous présente le sous-vomérien du côté droit vu par sa face interne. Chacun d'eux est composé d'une branche verticale S, lisse par sa face externe, présentant sur sa face interne des saillies et des anfractuosités plus ou moins nombreuses qui s'engrènent avec les saillies et les anfractuosités de la face correspondante de celui du côté opposé ; la lame horizontale est surmontée d'une crête *t*, très-mince, à arête tranchante, n'occupant que la lèvre externe de cette lame ; de sorte que, quand les deux pièces sont articulées, les deux crêtes forment les côtés d'une gouttière dans laquelle est reçue la partie du vomer qui est en avant de la lame horizontale de cet os. Le sous-vomérien est donc à la fois un coin, enfoncé par son triangle vertical entre la pièce incisive et la pièce palatine, et la moitié d'une gouttière qui fait suite antérieurement à celle du vomer. Si l'on fait attention au trou palatin antérieur, on voit, quand on l'examine par en bas, qu'il est formé par la réunion de deux gouttières, dont chacune appartient à chacun des maxillaires, tandis qu'en haut ces deux gouttières sont converties en deux trous, par l'interposition des deux sous-vomériens entre les maxillaires. Nous avons rencontré plusieurs fois, sur des sujets de quinze, dix-huit et vingt ans, des os sous-vomériens non soudés, qui avaient un centimètre et demi de hauteur.

RÉSUMÉ.

Le maxillaire supérieur est formé de six pièces principales.

1° Une incisive.
2° — palatine.
3° — faciale.
4° — lacrymale.
5° — malaire.
6° — sous-vomérienne.

De plus, comme pour tous les os, il y a quelques pièces accessoires : ainsi la lame écailleuse *l* (fig. 8) de la pièce malaire, qui rend unie et plane la portion orbitaire de cette pièce, l'autre portion étant anfractueuse pour s'articuler avec le jugal ; la pièce écailleuse de la palatine, qui concourt à former, comme nous le verrons, le sinus maxillaire ; la plaque *g* (fig. 9), qui ferme les alvéoles des incisives en arrière ; en dernier lieu, les lames qui compléteront les alvéoles des dents de première dentition et celles qui formeront les alvéoles des dents de seconde dentition. A la naissance, les pièces principales des maxillaires sont en partie soudées ; il ne reste plus que des traces légères de leur division multiple primitive (voy. fig. 11).

La figure 11, pl. XII, représente les maxillaires supérieurs d'un fœtus à la naissance, vus par leur face antérieure.

FORMATION DU SINUS MAXILLAIRE DES ALVÉOLES DE PREMIÈRE ET SECONDE DENTITION.

Pour ne pas compliquer les descriptions précédentes, nous avons renvoyé ici l'étude de la formation des cavités du maxillaire.

Au deuxième mois, le sinus maxillaire n'existe pas, les alvéoles ne sont qu'une fente assez bien circonscrite en avant, mais largement ouverte en arrière. Au troisième mois, ces cavités commencent à se dessiner, mais ce n'est qu'à la fin de ce troisième mois qu'elles affectent une forme déterminée et se circonscrivent réellement. La figure 5, qui représente le maxillaire d'un fœtus de trois mois, montre la gouttière dentaire fermée en avant et en dedans, ouverte en arrière. De petites crêtes commencent à s'élever du fond de cette gouttière, ce sont les vestiges des lames qui la partageront en alvéoles.

La figure 7, maxillaire de quatre mois, montre les diverses pièces qui concourent à former la gouttière alvéolaire. En avant, les alvéoles des incisives et de la canine commencent à se limiter ; la figure 9, de cinq mois, représente les mêmes pièces. Les alvéoles se forment en même temps que les pièces du maxillaire se soudent entre elles. Indépendamment des pièces qui forment la gouttière et des cloisons qui la divisent en autant de cavités qu'il y aura de racines, il se développe encore, à la surface intérieure de chaque alvéole, une lamelle excessivement mince, compacte, qui en tapisse toute la cavité et lui donne une forme plus arrondie.

La formation du sinus est intimement liée à celle des alvéoles. Vers la fin du deuxième mois s'ossifie, avons-nous dit, la pièce lacrymale du maxillaire supérieur ; cette pièce, avons-nous ajouté, est dans le principe une petite écaille dont la face supérieure (fig. 3, 4, 6, *e*), à peu près plane, fait partie du plancher orbitaire ; la face externe est légèrement convexe et concourt à former le canal sous-orbitaire, *n*, fig. 6. La face interne qui regarde les fosses nasales est légèrement concave, cette concavité est l'origine du sinus maxillaire (fig. 12, *k*), appelé aussi antre d'Hyghmore. La face inférieure correspond au fond des alvéoles des molaires (voyez fig. 9, *e*), mais à dater du troisième mois, les tables qui constituent cette pièce s'écartent considérablement par un amas de tissu spongieux, sorte de diploé qui se dépose dans leur interstice. C'est dans ce tissu que les dents de seconde dentition se creusent de petites cavités. Ce sinus a été surtout bien décrit par Vésale, Colombe,

Bauhin, Hyghmore (1). Morgagni (2) prétend avoir trouvé des maxillaires où ce sinus manquait complétement.

Figure 16, maxillaire vu en arrière : *d*, apophyse palatine ; *e*, apophyse malaire ; *z*, cavité de la dernière molaire : cette cavité est largement ouverte en arrière et le plancher de l'orbite repose directement sur son revêtement interne.

La figure 17 montre que déjà un espace de 2 millimètres existe entre le plancher de l'orbite et le fond de l'alvéole. Ici l'alvéole de la seconde et dernière molaire *z*, est encore ouverte en arrière.

Plus tard, vers un an et demi (fig. 18), la distance aura acquis l'étendue de 2 centimètres, et l'alvéole de la molaire s'étant fermée en arrière, nous aurons alors entre l'ouverture de l'alvéole et le plancher de l'orbite 3 centimètres de distance. C'est dans cet intervalle que se creuse le sinus et les sacs osseux des dents de seconde dentition. Dans le principe, au commencement du troisième mois, quand la pièce lacrymale vient de se développer, il n'y a pour représenter le sinus qu'une simple dépression, *k*, fig. 12, qui résulte de la concavité offerte en dedans par la pièce lacrymale. Cette petite concavité devient une excavation qui augmente en hauteur à mesure que le plancher orbitaire s'écarte des alvéoles.

Primitivement, la pièce lacrymale forme un plan incliné regardant en dehors ; à mesure que se fait le dépôt de tissu spongieux, cette pièce s'écarte du fond de la gouttière alvéolo-dentaire. Mais son bord externe s'élevant davantage, elle devient de plus en plus horizontale et la cavité, rudiment du sinus, augmente de capacité dans le sens vertical et transversal. Après l'évolution des dents de seconde dentition, la place qu'elles occupaient est envahie en partie par le sinus. Jusqu'ici le sinus est largement ouvert en dedans, la portion verticale

(1) *Corpor. humani disquisitio anatom.* Hagæ Com., 1651.
(2) *Advers. anatom.* Venetiis, 1762, t. VI, p. 236.

de la pièce palatine formera sa paroi interne en avant, en arrière il reste toujours ouvert. La pièce malaire ne concourt que tardivement et dans une minime proportion à la formation du sinus. (Voyez la succession des figures 12, 13 et 15, pl. XII, K.)

Nous savons que les alvéoles sont formées d'un revêtement externe entouré de tissu spongieux. Ce tissu spongieux enlevé, on trouve la racine de chaque dent renfermée dans une sorte de cornet. Les incisives et les canines n'en ont qu'un, puisque leur racine est unique; les molaires deux ou trois, suivant qu'elles ont deux ou trois racines. Les dents de seconde dentition se développent dans des capsules osseuses diversement placées suivant les dents.

Fig. 19, pl. XII. — La première incisive, en partant de la ligne médiane, a sa capsule osseuse placée immédiatement derrière et au-dessus de l'incisive de première dentition; le sac qui renferme la seconde se trouve en arrière de celle qui l'a précédée entre cette dernière et la canine; celui de la canine est sur un plan postérieur à la canine qui la précède, et au-dessus, c'est elle qui est la plus élevée. Le sac qui la renferme s'avance jusque dans l'apophyse montante. Les sacs des deux premières molaires se trouvent placés entre les racines des deux molaires qui les ont précédées. Quant aux sacs des trois dernières molaires, ils sont presque au même niveau que les dents de première dentition, mais en arrière. La figure 1, pl. XIII, présente une coupe faite au niveau des racines des dents de lait : en 1, le fond des alvéoles des incisives de première dentition; en 2, 2, les alvéoles des incisives de deuxième dentition. Il est facile de vérifier que les capsules alvéolaires des incisives de seconde dentition sont placées comme nous l'avons dit plus haut. Ici, celui de la canine étant sur un plan supérieur n'a pas été atteint par la coupe. En arrière, le sac de la première molaire de deuxième dentition est compris entre les racines de la dent de première dentition, et même l'une d'elles perfore le sac primitif. Le sac de la deuxième molaire (deuxième dentition) n'a pas été atteint par la coupe ; quant à la troisième molaire, qui est encore enfermée dans un sac sans prolongement, on voit qu'elle est sur le même plan que les dents de première dentition.

La figure 20, pl. XII, montre l'éruption des dents de deuxième dentition chez un sujet de neuf à dix ans. Les incisives sont sorties ; la capsule osseuse, en forme de cornet qui les renferme, a été ouverte pour montrer les dents. La canine est à moitié sortie, la longue gaîne osseuse de sa racine atteint la base de l'apophyse montante ; la première molaire est à peu près sortie, la deuxième est au même niveau que la canine, les deux premières grosses molaires sont sorties.

La figure 2, pl. XIII, représente les capsules osseuses des dents d'un sujet de onze ans, et au-dessous, les dents qu'elles renfermaient. L'alvéole de la canine a été ouverte en avant pour montrer sa cavité. Ces capsules sont formées de tissu compacte, très-mince et très-fragile, analogue à celui qui forme les canaux demi-circulaires et le limaçon de l'oreille interne, avec l'âge leurs parois se fondent avec le tissu voisin ; et lorsque le vieillard a perdu ses dents, les alvéoles se comblent peu à peu et finissent par disparaître entièrement (voy. fig. 3, pl. XIII), de telle sorte que l'arcade alvéolaire devient une arête tranchante. En même temps, les apophyses palatines se soudent : c'est le dernier degré de l'ossification de ces os.

RÉSUMÉ.

Pour le maxillaire supérieur, un centre d'ossification divisé en six points principaux et un grand nombre de points accessoires.

§ II. — Os malaire.

La plupart des anatomistes regardent l'os malaire comme formé par un seul point d'ossification. Nous l'avons toujours

11

vu s'ossifier par un seul centre, mais composé de trois points. Ces points, comme ceux des maxillaires, apparaissent de très-bonne heure et se réunissent très-vite.

Vie intra-utérine.

Deuxième mois. — Vers le milieu, et plus souvent à la fin du second mois, l'os malaire est composé de trois points.

Fig. 4 (pl. XIII). — Malaire de la fin du deuxième mois, légèrement grossi : *a*, point osseux situé au milieu de la surface triangulaire, dont le sommet va s'articuler avec l'apophyse zygomatique, il est séparé du croissant orbitaire par un sillon cartilagineux dont la trace persiste longtemps chez le fœtus et l'enfant ; *b* et *c* désignent les deux points osseux destinés à ossifier la portion qui concourt à la formation de l'orbite. Les trois points, *a*, *b*, *c*, marchent rapidement à la rencontre l'un de l'autre, et ne tardent pas à se joindre au niveau du trou malaire.

Troisième et quatrième mois. — Pendant le troisième mois et jusqu'à la fin du quatrième, ces points sont encore assez visibles, surtout si, après avoir humecté l'os avec la glycérine, on le regarde par transparence ; là où l'ossification a commencé l'os est bien plus opaque. A quatre mois, sur la face postérieure de l'os, il ne reste plus que deux sillons, suivant lesquels on peut séparer l'os en trois. (Voy. fig. 5, pl. XIII : A, point de convergence des trois pièces.)

§ III. — Lacrymal.

Vie intra-utérine.

Les observateurs rapportent au quatrième mois l'ossification du lacrymal. Elle se fait en général au troisième mois par deux traînées de matière calcaire qui complètent un seul centre.

§ IV. — Nasaux.

Vie intra-utérine.

Ils se développent chacun par un seul centre composé d'un seul point vers le milieu du troisième mois. (Voyez, fig. 6, pl. XIII, les os propres du nez d'un fœtus de près de quatre mois.)

§ V. — Palatin.

Le palatin est un des os de la face qui a été le moins étudié.

Au troisième mois, suivant Kerckringe, le palatin montre une ligne très-fine. Au quatrième mois, selon cet auteur, le palatin est complet et peu à peu se perfectionne jusqu'au neuvième mois, où il est parfait, comme l'avait annoncé Eysson.

Vie intra-utérine.

Vers le quarante-cinquième jour, si l'on examine le palatin, on trouve dans la masse cartilagineuse qui le compose entièrement à cette époque deux points très-rapprochés, mais distincts (fig. 7, pl. XIII). Pour bien observer ces points après avoir humecté le palatin avec de la glycérine, il faut le regarder par transparence avec une loupe grossissant deux ou trois diamètres, on voit alors distinctement dans l'apophyse pyramidale un point osseux, et un autre à l'endroit où la lame montante s'unit à la lame horizontale. Ces deux points sont séparés par un intervalle transparent qui correspond à la gouttière concourant à former le canal palatin postérieur. Ils s'unissent rapidement et forment ainsi la gouttière du canal palatin postérieur.

Ces deux points d'ossification forment : 1° le postérieur, toute l'apophyse pyramidale et la portion verticale qui se trouve en arrière de l'échancrure palatine, y compris la moitié postérieure de cette échancrure ; 2° l'antérieur, la plus grande partie de l'apophyse palatine, la portion verticale antérieure au niveau de l'échancrure sphénopalatine, plus l'apophyse qui limite en avant cette échancrure. Les apophyses orbitaires et sphénoïdales sont formées par deux points épiphysaires plus tardifs. A cet âge, on n'en trouve encore aucun vestige.

A la fin du troisième mois, le palatin est entièrement ossifié, il ne lui manque que ses points épiphysaires.

Les crêtes qui s'articuleront avec les cornets ne sont pas encore tracées.

Vers la naissance se manifestent : 1° les crêtes destinées aux cornets ; 2° des granules, aussitôt soudés qu'apparus, qui concourent à former les apophyses orbitaire et sphénoïdale.

Une plaque osseuse apparaît sur l'apophyse ptérygoïde en dehors pour former une des facettes concaves de cette apophyse.

Vie extra-utérine.

A douze ans, les épiphyses de l'apophyse pyramidale sont au complet, on en trouve ordinairement deux : l'une, externe, précoce, se soude tardivement ; l'autre, interne, moins précoce, se soude plus tôt. Nous avons trouvé des exemples où il y avait absence de l'une de ces épiphyses.

La figure 8, pl. XIII (palatin d'un sujet de treize ans environ), offre les épiphyses de l'apophyse pyramidale encore parfaitement isolées.

a. Corps de l'apophyse ; *b*, épiphyse interne : elle se compose d'une base présentant une face concave, d'une lame montante mince s'unissant avec la lame verticale palatine, sa portion inférieure forme avec le corps de l'apophyse pyramidale la gouttière qui reçoit l'apophyse ptérygoïde interne. L'épiphyse externe *c* se compose d'une portion horizontale, fixée à la racine de l'apophyse pyramidale, elle s'avance parallèlement à celle-ci, et la dépasse en arrière de 3 millimètres. Elle forme la pointe de l'apophyse et avec l'épiphyse interne la

gouttière ptérygoïde externe. La gouttière moyenne résulte de
la réunion de trois petites excavations situées sur la pointe et
le bord supérieur des trois pièces que nous avons décrites. Les
deux lames *b*, *c*, se soudent d'abord entre elles par leur base,
puis avec le corps de l'os.

L'apophyse orbitaire se forme ordinairement par trois granules osseux spéciaux. Nous avons rencontré plusieurs palatins où cette apophyse manquait complétement, et sur d'autres
nous avons vu l'épiphyse externe de l'apophyse pyramidale se
prolonger en avant et former un pont osseux sur le canal palatin postérieur.

RÉSUMÉ.

Un centre primitif composé de deux points.
Deux centres épiphysaires, composés l'un de deux points, l'autre
de trois au plus.

§ VI. — Vomer.

Le vomer n'avait point attiré l'attention des anciens observateurs : Fallope en parle vaguement, Coiter, Riolan, Spigel, le
passent à peu près sous silence, Kerckringe lui-même en le
décrivant avec les autres os de la mâchoire supérieure, n'en
dit que quelques mots peu significatifs. M. Serres l'a étudié le
premier avec soin, sur des embryons de mammifères (lapin,
cheval, veau, mouton, chat) ; Béclard l'observa attentivement
chez l'homme.

Vie intra-utérine.

Premier mois. — Rien n'indique encore la future ossification du vomer.

Deuxième mois. — Si vers le milieu du deuxième mois, on
examine les faces latérales de la lame cartilagineuse médiane,
on aperçoit vers sa partie inférieure, à droite et à gauche, une
lamelle osseuse ayant la forme d'une petite valve de 3 millimètres de longueur et 1 millimètre de hauteur. Ces deux lames

sont l'origine du vomer. La figure 13, pl. X, représente ces deux lamelles.

Troisième mois. — La séparation des deux lames du vomer ne dure pas longtemps. Dans le courant du troisième mois, elles se rejoignent en bas (fig. 14, pl. X), de telle sorte que le vomer représente alors une gouttière ouverte en haut (voy. fig. 17, pl. X), dans laquelle se trouve enchâssé le cartilage vomérien. De plus, la réunion de ces écailles par leur partie inférieure est consolidée par une plaque horizontale médiane, mince. La lettre *c* désigne cette lame sur les figures 14, 15, 16, 17, de la planche X. Par sa face supérieure, elle est réunie en arrière avec les deux lames latérales, en avant elle en est séparée presque jusqu'à la naissance. En avant et en arrière, elle n'atteint pas l'extrémité du vomer. Elle semble ne vouloir consolider que la partie moyenne. La face inférieure de cette pièce qui est lisse à cet âge repose directement sur la face supérieure de la suture intermaxillaire.

Quatrième mois (fig. 15, pl. X). — Le vomer ne change que de dimensions. Seulement, dès cette époque, sur la face inférieure de la lame horizontale, apparaît une ligne légèrement rugueuse dirigée d'avant en arrière, suivant la ligne médiane.

Septième mois. — La ligne rugueuse placée sur la face inférieure de la lame horizontale a pris de l'extension. C'est maintenant (fig. 18, pl. X) une crête *b* saillante de près d'un millimètre, et pénétrant entre les maxillaires.

La figure 17 (pl. X) est le même vomer vu en dessus : *a*, gouttière dans laquelle s'engage le cartilage médian ; *c, c*, lame horizontale dépassant des deux côtés. Dans les mois consécutifs à la naissance, la crête intermaxillaire prend de plus en plus de l'extension (fig. 19 et 20, pl. X, *b*) ; elle acquiert 2 millimètres de hauteur, et à mesure qu'elle grandit, la lame horizontale diminue.

Deuxième année. — En même temps que cette crête s'accroît et que diminue la lame horizontale, une arête tranchante R (fig 19 et 20, pl. X) se développe en arrière d'elle, là où elle ne recouvre point la face inférieure des écailles vomériennes ; de telle sorte qu'à la deuxième année le vomer, dont l'ouverture supérieure s'est considérablement rétrécie, présente inférieurement (fig. 21, pl. X) sa lame horizontale *c* presque entièrement résorbée, sa crête *b* très-saillante et enfin l'arête postérieure très-développée.

Sixième année. — Le vomer (fig. 22, pl. X) est encore ouvert en haut, et porte à sa partie postérieure une lame tranchante. La plaque horizontale est disparue. En avant, le vomer s'articule avec une pièce osseuse isolée, qui appartient au maxillaire et constitue l'os *sous-vomérien*.

Cet os sert de point d'appui à la partie antérieure du vomer, et leur connexion est telle, que la gouttière du vomer se continue avec celle de cet os. La plaque horizontale de transition que nous avons signalée, s'arrête précisément au point où commence l'os sous-vomérien. En sorte qu'il joue, par rapport à la partie antérieure des lames du vomer, le même rôle que la plaque horizontale par rapport à la partie moyenne.

La manière dont le vomer s'accroît en hauteur est bonne à signaler. Ce n'est point, en effet, par l'allongement de la crête médiane que le vomer augmente en hauteur. Nous avons vu que les deux écailles primitives se réunissent entre elles, et qu'immédiatement après leur réunion, à l'angle même de cette réunion, il se développe une lame *c*. Cette lame horizontale s'éloigne peu à peu du fond de la gouttière par l'accroissement d'une lame intermédiaire, qui n'est que le prolongement des deux lames réunies, c'est par l'extension de cette lame que le vomer acquiert sa hauteur. Fig. 21 et 22, pl. X : *k*, fond de la gouttière ; *c*, lame horizontale presque résorbée (comparez avec les pièces précédentes). Quant à la gouttière vomérienne, d'abord très-large, elle se rétrécit à mesure que l'ossification avance, et disparaît complétement vers l'âge adulte. Dans la vieillesse, le vomer, comme nous l'avons dit au sujet de l'ethmoïde, se réunit à la lame verticale de cet os. L'ossification se fait en dehors du cartilage, et semble n'en être qu'une sécrétion. Il y a entre la formation des dents et celle du vomer une analogie véritable. Suivant M. Serres, comme la dent, le vomer se forme à la face externe de son cartilage ; comme la dent, on peut détacher facilement le vomer, sans endommager en aucune façon le cartilage qui lui donne naissance ; enfin, comme dans le développement de la dent, l'ossification se forme aux dépens du cartilage, qui devient d'autant plus mince que la partie osseuse prend un accroissement plus considérable, et qui finit par disparaître complétement lorsque l'os est entièrement formé. La gouttière des deux lames du vomer diminue donc à mesure que l'ossification avance. Lorsque le cartilage a disparu, les deux lames se confondent.

RÉSUMÉ.

Un centre comprenant : deux points pour les lames verticales, un pour la plaque horizontale.

Des points accessoires pour les crêtes.

Il est curieux de noter que chez certains sauriens (crocodile), il existe à l'état permanent deux lames vomérales, une de chaque côté de la ligne médiane.

§ VII. — Maxillaire inférieur.

Le maxillaire inférieur offre les mêmes difficultés que le supérieur, il est formé par deux centres d'ossification qui restent longtemps séparés et qui ont été vus de tous temps, mais les points qui composent ses centres, bien que nombreux, n'ont pas encore été bien décrits ; citons cependant les travaux d'Eysson, de Kerckringe, de Pollichius (1), d'Autenrieth, de Spix, de Béclard et de M. Serres.

Maxillaire de tortue. — Ce maxillaire est composé de six

______

(1) Pollichius, *Dissertatio de incremento ossium*

pièces, comme celui de l'homme, seulement elles sont très-volumineuses et restent articulées presque toute la vie.

Fig. 1 (pl. XII). — D, pièce la plus antérieure, appelée *dentaire* par les anatomistes. Elle constitue la majeure partie de la mâchoire; sa face supérieure est large, concave pour recevoir le bec corné. Elle est percée d'une infinité de petits trous. La pièce C, appelée *supplémentaire*, forme la partie la plus élevée de la mâchoire et concourt à circonscrire le trou mentonnier. F, *lame de Spix* ou *spléniale; E, condyle; G, coronoïde; H, angulaire.*

Synonymie. — Condyle. — *Articulaire*, Cuvier. — *Os articulare*, Hallemanni. *Subrupéal*, Owen. — *Surangulaire*, Cuvier, Agassiz, Owen. — *Subtemporal*, Geoffroy Saint-Hilaire.

Pièce inférieure du maxillaire. — *Angulaire*, Cuvier, Agassiz et Owen.

Pièce de Spix. — *Operculaire*, Cuvier, Agassiz. — *Splénial*, Owen.

Pièce incisive. — *Subdental*, Geoffroy. — *Os dentale*, Hallmann. — *Dentaire*, Agassiz et Owen.

Pièce qui complète le trou mentonnier. — *Coronoïde*, Owen. — *Complémentaire*, Cuvier.

Sur le maxillaire inférieur d'un fœtus de trente à trente-cinq jours, on aperçoit une petite traînée de granulations osseuses vers le bord inférieur de l'os, c'est l'origine de la pièce inférieure du maxillaire; puis, de quarante-cinq à cinquante jours, apparaissent le point de l'apophyse coronoïde, et ceux du condyle, de la pièce incisive, de la pièce qui complète le trou mentonnier, et enfin de la pièce de Spix. A la fin du deuxième mois, l'ensemble des points qui composent le maxillaire inférieur est bien distinct, c'est alors qu'il faut les étudier. Les figures 9, 10, 11 (pl. XIII), sont des vues différentes d'un même maxillaire de cinquante-huit à soixante jours. La figure 9 est la pièce grandeur naturelle, sa longueur est de 7 millimètres. Primitivement, le maxillaire inférieur est une gouttière largement ouverte en haut; pour former cette gouttière, nous avons : 1° un fond sur lequel viennent s'adapter deux lames latérales;

2° les extrémités de la gouttière naturellement ouvertes; l'extrémité externe resle ainsi assez longtemps; l'interne est fermée par une pièce à peu près cunéiforme. Au point d'union de la pièce antérieure avec le fond de la gouttière en haut, se place une petite lame qui concourt par sa face inférieure à former le trou mentonnier. Fig. 10 (pl. XIII), maxillaire grossi huit fois, vu par sa face antérieure, il présente cinq points d'ossification, et par le trou mentonnier O, on aperçoit une portion de la sixième pièce.

Voici comment procède l'ossification : vers l'angle de la mâchoire E, apparaît d'abord, comme nous l'avons dit, vers le trente-cinquième jour, une traînée osseuse qui de là s'étend rapidement jusqu'au tiers antérieur de la mâchoire, à peu près au niveau du point où sera le trou mentonnier. Au quarantième jour, de l'extrémité interne et antérieure de chaque maxillaire part une deuxième traînée de tissu osseux A, marchant à la rencontre de la pièce E, qu'elle rejoint bientôt, et dont elle est séparée à cet âge par une ligne cartilagineuse transparente a; en même temps se montre la pièce B, qui doit compléter le trou mentonnier; elle est alors séparée de la pièce incisive par un espace transparent cartilagineux; elle se dirige en arcade au-dessus de la ligne de séparation a des deux pièces que nous avons décrites précédemment, gagne le bord supérieur de la mâchoire presque encore cartilagineux, laissant au-dessous d'elle le trou mentonnier. Pendant ce travail, vers la partie interne du maxillaire, l'ossification se fait dans la branche montante, qui forme alors avec la branche horizontale un angle extrêmement ouvert; deux traînées sont alors très-distinctes, l'une part du sommet C de l'apophyse coronoïde : d'abord très-foncée, elle devient de plus en plus claire en se rapprochant de la ligne médiane où elle atteint la pièce complémentaire du trou mentonnier; l'autre part du sommet du condyle D : comme la précédente, d'abord obscure à son origine elle s'éclaircit à mesure qu'elle s'engage entre l'apophyse coronoïde et l'angle de la mâchoire. K, espace cartilagineux qui sépare les pièces que nous venons de décrire. La figure 11, pl. XIII (maxillaire vu par sa face postérieure, grossi huit fois), nous présente le sixième point d'ossification, c'est la pièce de Spix, F ; elle commence à la partie supérieure de la pièce incisive par une traînée d'ossification très-foncée ; qui se perd avant d'arriver à l'apophyse montante ; une ligne cartilagineuse *f* la sépare de cette pièce ; *e*, désigne la ligne cartilagineuse qui la sépare de la pièce E ; O, trou mentonnier.

RÉSUMÉ.

A. Pièce incisive.
B. Pièce supplémentaire du trou mentonnier.
C. Apophyse coronoïde.
D. Condyle.
E. Pièce inférieure.
F. Pièce de Spix.

Le trou mentonnier O est formé par les pièces A, B, C, E.

Troisième mois. — Les pièces du maxillaire inférieur ne tardent pas à se souder, d'abord celles qui avoisinent la ligne médiane : 1° pièce incisive, 2° complémentaire du trou mentonnier, 3° portion interne de l'angulaire et de la lame de Spix ; mais plus on se porte en dehors, plus aussi les pièces restent longtemps séparées ; ainsi la lame de Spix (F, fig. 14, pl. XIII) reste isolée entièrement jusqu'à la moitié du quatrième mois, et la trace *e* de la ligne qui indique sa séparation présente, persiste souvent toute la vie.

Quatrième mois. — Les trois pièces qui composent l'apophyse montante ne sont encore que juxtaposées et à peine recouvertes d'un enduit osseux commun ; vers leur partie inférieure, elles sont soudées. La pièce condylienne (fig. 12, D) s'enfonce comme un coin entre les deux pièces coronoïdienne et angulaire ; en avançant en âge, le revêtement osseux qui les recouvre disparaît, et ces trois pièces se fondent ensemble (voy. fig. 13, coupe d'un maxillaire de fœtus de six mois : en avant les pièces C, E, se sont fusionnées ; la pièce D, qui les sépare, se distingue seulement par la direction différente de ses fibres ; chez l'adulte, on n'aperçoit plus rien de cette séparation primitive). La figure 15 (pl. XIII) est un maxillaire du même âge que la figure 12, vu par sa face postérieure. F désigne la pièce de Spix légèrement écartée pour montrer distinctement en *e* sa ligne suturale.

Cinquième mois. — Jusque-là, l'os maxillaire n'était qu'une large gouttière Q (fig. 16, pl. XIII) sans subdivision, fermée en dedans par la pièce incisive, ouverte en dehors où la pièce de Spix est encore séparée de la branche montante par un intervalle *h*. Vers le milieu du cinquième mois, on voit apparaître en avant (fig. 17, pl. XIII) les cloisons *i i* des incisives dans lesquelles les nerfs et les vaisseaux passent comme sous un pont ; on les a figurés par un crin *q*. Au fond de l'espace *h* laissé entre la lame de Spix et la branche s'est produite une petite arcade osseuse sous laquelle passe le crin ; cette arcade et les cloisons des alvéoles que nous venons de décrire sont les éléments de la moitié supérieure du premier canal dentaire, la moitié inférieure étant formée par le fond de la gouttière maxillaire, peu après les alvéoles se cloisonnent complétement, se doublent de tissu compacte, comme nous l'avons vu pour les alvéoles du maxillaire supérieur ; ce cloisonnement et ce revêtement achèvent entièrement le premier canal ou canal des incisives. La coupe verticale (fig. 1, pl. XIV) montre la gouttière maxillaire avant l'apparition d'aucun canal et d'aucune cloison. La figure 2, pl. XIV, donne une idée de la position du premier canal dentaire H ; M désigne une dépression au fond de la gouttière, dépression qui est l'origine du second canal dentaire ou canal permanent. Ce canal, formé au-dessus du précédent, qui n'a qu'une existence transitoire, va du trou dentaire inférieur au trou mentonnier ; les figures 18 et 19, pl. XIII, montrent les rapports respectifs des deux canaux. Vers le huitième mois, le crin R pénètre dans le premier canal, alors complet, par un trou d'un millimètre de diamètre, qui persiste même après la naissance, au-dessous du trou dentaire inférieur ; de là, en suivant le canal, il se prolonge jusqu'à la symphyse ; dans la suite, ce canal s'oblitère. L'autre, S, entre par ce qui sera le trou dentaire, trou formé par une expansion osseuse allant de l'extrémité de la lame de Spix à la branche montante (voy. fig. 21, pl. XIII, N), puis, suivant la direction du futur canal, qui n'est encore qu'une gouttière, vient sortir par le trou mentonnier. La figure 21 a été coupée en segments par des traits de scie verticaux pour montrer sur place la direction et les rapports des deux canaux.

Il est facile de voir : 1° les deux trous R et S qui sont les orifices postérieurs des canaux ; 2° le trajet de la gouttière, rudiment du canal dentaire permanent ; 3° que le canal permanent est déjà complet sur plusieurs points de son parcours ; 4° que le second, vers la moitié du maxillaire, forme avec le premier un angle aigu ; 5° qu'entre l'alvéole de la première molaire et la canine, le canal transitoire se bifurque, une portion reste inférieure, parcourt le tissu osseux, où vont se développer les dents de seconde dentition ; l'autre, supérieur, passe au fond des alvéoles des incisives déjà existantes. Les figures 20 et 22, pl. XIII, montrent comment le second canal dentaire se complète supérieurement ; sur la figure 20, son trajet est en partie recouvert par le revêtement des alvéoles. Sur la figure 22, dans le fond de l'alvéole de la troisième molaire, le crin S est encore visible par quelques fenêtres. La série des figures 1, 2, 3, 4, 5 de la planche XIV (coupes verticales faites au niveau des molaires), indique les diverses modifications qu'éprouve le fond de la gouttière maxillaire. C'est encore (fig. 1) une simple gouttière. Le canal inférieur (fig. 2, H) s'est formé par l'apparition d'un premier plancher, en M, une dépression marque l'origine du second canal. Le second canal (fig. 3, M) s'est formé par l'addition d'un second plancher, le premier canal existe encore en H. Le second canal (fig. 4, H) est encore largement ouvert ; sur la figure 5 il est totalement disparu ; il s'est confondu avec le tissu aréolaire qui comble maintenant la gouttière.

Neuvième mois. — La figure 6, pl. XIV, est la mâchoire inférieure d'un fœtus à l'époque de la naissance. Il se compose de deux pièces principales qui s'articulent par symphyse sur la ligne médiane. Les alvéoles de première dentition sont entièrement cloisonnées. Le second canal dentaire est encore en partie découvert.

Vie extra-utérine. — Après la naissance, les figures 20, 22, pl. XIII, montrent la position occupée par le canal dentaire, par rapport aux alvéoles. La figure 7, pl. XIV, est une coupe verticale représentant, en **M**, le canal dentaire permanent et les rapports qu'il affecte avec les alvéoles de première dentition. Quant aux alvéoles de seconde dentition, elles se forment comme celles du maxillaire supérieur, et leurs positions, relativement à celles de première dentition, sont les mêmes que celles du maxillaire supérieur (voy. la succession des figures 8, 9, 10 et 11, pl. XIV). Sur la figure 8, on voit les sacs osseux qui renferment les molaires de seconde dentition et le canal permanent M. La figure 9 est une coupe qui montre la disposition de tous les sacs osseux renfermant les dents de seconde dentition ; on voit même que la dernière molaire, qui ici n'est que la troisième, est logée dans l'apophyse montante. La figure 12, pl. XIV, représente, isolés du tissu spongieux qui les contient, les sacs osseux des dents de seconde dentition.

Les deux moitiés du maxillaire inférieur, séparées pendant tout le temps de la vie fœtale, se soudent peu de temps après la naissance. Cette soudure présente de nombreuses variétés en anatomie comparée. Il y a beaucoup d'animaux où les deux moitiés restent séparées toute la vie ; il y en a d'autres où elles s'engrènent réciproquement, de manière à présenter extérieurement l'apparence d'une suture fortement dentée, seulement ces engrenures sont très-mobiles et constituent une véritable charnière. M. E. Dionis nous a communiqué une mâchoire du

Sparoides acutirostris de Laroche, poisson (*acanthoptérygien*) de la famille des Sparoïdes, où l'on voit au plus haut degré la disposition que nous venons de décrire (fig. 14, pl. XIV).

Après la soudure des deux pièces du maxillaire inférieur, il se forme, en arrière et de chaque côté, un peu au-dessous du milieu de la hauteur, deux petits tubercules osseux qui sont destinés à produire les apophyses *géni*.

Indépendamment des nombreuses modifications que nous venons de décrire, le maxillaire inférieur en éprouve encore dans sa configuration extérieure. Plus l'individu est jeune, plus l'angle formé par les deux branches de cet os est obtus ; au commencement de l'ossification les deux branches sont presque sur le même axe. A mesure que l'individu avance en âge, la branche montante se redresse de plus en plus, jusqu'à devenir verticale et former un angle droit, ou à peu près, avec l'horizontale, disposition qui représente l'âge adulte. Chez le vieillard, le maxillaire inférieur subit encore des modifications, et l'angle redevient obtus. De plus, après la chute des dents, la gouttière dentaire est subdivisée en autant d'excavations qu'il y avait de racines. Les deux côtés de la gouttière n'étant plus maintenus à distance par les dents, se rapprochent et tendent à compléter le vide (voy. fig. 13, pl. XIV). Bientôt, à la place de la gouttière, se trouve une arête vive résultant du rapprochement et de la fusion des deux tables de l'os.

On remarquera que toutes les dents molaires sont pourvues de racines multiples, et que la couronne même est fortement enfoncée dans la mâchoire; ou, pour parler plus simplement, les cavités maxillaires occupées par les dents molaires sont bien plus spacieuses que celles qu'occupent les dents antérieures : d'où il résulte qu'une mâchoire étant donnée n'ayant plus de dents, la partie occupée par les molaires subira une diminution de volume bien plus considérable que la partie antérieure, puisque après la chute des dents les espaces disparaîtront par le rapprochement des tables de l'os.

Chez tous les animaux qui ont des dents, il existe un espace entre la première molaire et la dernière incisive. L'apparition chez l'homme de la canine, plus tardive que celle de la première molaire, laisse pendant un temps variable de un à cinq mois cet espace vide. Chez les animaux où la canine est rudimentaire (cheval), il y a déjà un espace permanent au-devant de la première molaire, cet intervalle a son maximum d'étendue chez les animaux qui n'ont pas de canines. Alors les bords supérieurs de la mâchoire n'étant pas maintenus écartés présentent sur ce point une arête formée par deux plans, qui se continuent avec les deux faces correspondantes de l'os. C'est ainsi que se forme ce qu'on appelle la *barre* chez les animaux.

RÉSUMÉ.

Pour le maxillaire inférieur :

Deux centres.

Comprenant chacun :

Un point pour la pièce incisive.
Un   —   pour le fond de la gouttière.
Un   —   pour la pièce supplémentaire.
Un   —   pour la lame de Spix.
Un   —   pour le condyle.
Un   —   pour l'apophyse coronoïde.
Un   —   pour les apophyses *géni*.
Et des granules accessoires multiples.

§ VIII. — Os hyoïde.

SYNONYMIE. — CORPS. — *Corps de l'os hyoïde*, Cuvier. — *Os linguale medium*, Sœmmering. — *Basihyal*, Geoffroy Saint-Hilaire. — *Mittlere Stuck der Zungenbein*, Meckel et Wagner. — *Glossohyal*, Owen.

GRANDE CORNE. — *Ossa lateralia lingualia*, Sœmmering. — *Corne postérieure*, Cuvier. — *Hintern Horner*, Meckel et Wagner. — *Glossohyal*, Geoffroy Saint-Hilaire. — *Thyrohyal*, Owen.

PETITE CORNE. — *Os linguale superius vel pisiforme*, Sœmmering. — *Première pièce de la corne antérieure*, Cuvier. — *Apohyal*, Geoffroy. — *Cerahyal*, Owen.

LIGAMENT STYLO-HYOÏDIEN. — *Ligamentum os linguale superius inter et processum stiliformem*, Sœmmering. — *Seconde pièce de la corne antérieure*, Cuvier. — *Ceratohyal*, Geoffroy. — *Zungen-Horn*, Meckel et Wagner. — *Epihyal*, Owen.

L'os hyoïde dans les premiers mois de la vie intra-utérine est entièrement cartilagineux. Ce n'est que vers la fin de la grossesse qu'apparaissent les premiers points osseux.

Vie intra-utérine.

Neuvième mois. — Les points osseux qui composent le centre des grandes cornes se montrent pendant le neuvième mois (fig. 15, pl. XIV, B, B). Vers le milieu du cartilage de chaque grande corne on voit se développer un noyau osseux ovalaire qui acquiert bientôt une longueur de 2 millimètres. Vers la même époque, suivant Huschke (1), quelques jours après la naissance, suivant nos propres observations, il se développe deux points latéraux dans le cartilage qui constitue le corps, ils n'ont guère alors que le volume d'un grain de millet (voyez fig. 16, pl. XIV, A, A). En même temps les deux points B, B, des grandes cornes s'étendent en avant et en arrière.

Corde (2). . . . . 1^c,9
Corps, longueur. . . . . , 1^c,1
    — hauteur. . . . . 5 millim.
Petites cornes, longueur. . . . . 1 centim.

Vie extra-utérine.

Première année. — Dans la première année, peu de temps après leur apparition, les deux points du corps A, A, se rapprochent et se soudent (fig. 17, pl. XIV, *a*) ; la ligne qui indique encore la trace de leur réunion, est marquée surtout en haut

(1) *Traité de splanchnologie*, trad. de Jourdan, p. 537.
(2) Nous désignons sous ce nom la ligne qui joint l'extrémité des deux grandes cornes.

par une échancrure. Les petites cornes D, D, sont encore entièrement cartilagineuses.

Huitième et neuvième années.—Les diverses pièces osseuses
dont nous venons de parler ont augmenté de volume, mais il
ne s'en est point montré d'autres. L'extrémité postérieure F de
chaque grande corne est encore cartilagineuse, de même que
la petite corne D (fig. 18, pl. XIV). Ainsi ce qui caractérise
cette seconde période c'est l'augmentation considérable de
toutes les pièces osseuses.

Meckel pensait que le point osseux de la petite corne apparaît quelques mois après la naissance, tandis que Breschet
admettait avec raison que cette apparition n'a lieu que vers la
fin de l'adolescence : c'est ce que nous avons confirmé par de
nombreuses observations.

Quinzième et seizième années. — Nous venons de voir que
dans la période précédente les points qui étaient apparus, ten-
daient à envahir tout le cartilage hyoïdien ; il ne reste plus que
celui des petites cornes, plus celui du sommet de chaque grande
corne, enfin la marge cartilagineuse du corps et le cartilage de
la base des grandes cornes.

Nous avons quatre nouveaux points à signaler à cette
période :

1° Les points du sommet des grandes cornes ;

2° Les points des petites cornes.

La figure 19 (pl. XIV) représente ces quatre points :
E E, points des petites cornes ; ils envahissent rapidement
tout le cartilage de la petite corne, et restent longtemps articulés par diarthrose au point de jonction du corps et des
grandes cornes ; F, point épiphysaire des grandes cornes ;
celui-ci se soude ordinairement, dans un temps très-court,
avec le reste de la grande corne ; nous l'avons trouvé quelquefois séparé à un âge avancé.

La figure 20 (pl. XIV) représente un os hyoïde dont toutes
les pièces sont complétement ossifiées et soudées entre elles.

Ligament stylo-hyoïdien.

Dans les premiers mois de la vie fœtale, l'os hyoïde présente une continuité complète avec l'apophyse styloïde du temporal (voy. fig. 9, pl. II, *n*).

Nous avons vu comment ce cartilage *n* se segmente pour former l'apophyse styloïde, le ligament et la petite corne. Le ligament s'ossifie souvent dans la vieillesse. Vésale rapporte avoir trouvé jusqu'à trois points de chaque côté, ce qui fait que quelques anciens auteurs avaient admis jusqu'à onze points pour l'os hyoïde ; mais les six points découverts par Vésale ne sont qu'accidentels. Huschke a vu sur un homme âgé ce ligament remplacé par un os cylindrique qui s'étendait de la petite corne à l'apophyse styloïde. Nous avons rencontré un cas tout à fait semblable ; et comme transition, nous avons remarqué, ce qui est très-fréquent, que la petite corne présente des longueurs très-variables.

RÉSUMÉ.

L'os hyoïde présente cinq centres composés de six points primitifs, plus deux points épiphysaires et des points accessoires en nombre variable.

CHAPITRE IV.

DU THORAX.

§ I. — Sternum.

SYNONYMIE. — PREMIÈRE PIÈCE DU STERNUM. — *Manubrium*, Owen. — *Premier os du sternum*, Cuvier. — *Sternal claviculaire*, Geoffroy. — *Superius os sterni*, Sœmmering. — *Primisternal ou clavi-sternal*, Béclard.

POINTE. — *Xiphisternum*, Owen. — *Xiphoïde*, Cuvier. — *Processus ensiformis*, Sœmmering. — *Ultisternal, ensisternal*, Béclard.

PIÈCES INTERMÉDIAIRES DU STERNUM. — *Sternúm*, Owen. — *Medius os sterni*, Sœmmering. — *Duosternal, tristernal, quartisternal, quintisternal*, Béclard.

La nature est loin d'être constante dans le nombre des points dont elle compose les centres du sternum ; il est difficile de trouver deux sternums du même âge où les points soient en même nombre et disposés de la même façon. Il ne faut donc pas s'étonner que les uns en aient trouvé six, d'autres huit, et que Riolan en ait vu jusqu'à onze sur un enfant de sept ans. Albinus, qui a si bien étudié cet os, disait donc avec raison : *In sterno producendo naturam et constantem quodam modo esse, et simul tamen mire inconstantem.*

Vie intra-utérine.

Premiers temps de la vie embryonnaire. — Jusqu'à quatre mois de la vie intra-utérine, le sternum reste entièrement cartilagineux. Eustache paraît être le premier qui ait signalé cet état ; il remarqua en outre qu'à cet âge il n'était point partagé par des lignes horizontales. La figure 2 (pl. XVI) (1) est le sternum entièrement cartilagineux d'un fœtus de trois mois et demi. On remarque que la poignée A, qui bientôt présentera un centre d'ossification, est nettement séparée du corps du sternum par une ligne horizontale *a*, tandis que le corps, où se développeront un grand nombre de points osseux, est constitué par une lame cartilagineuse où l'on ne distingue aucune trace de séparation.

La ligne *a* indique que le cartilage A est séparé du reste de l'organe, et que le sternum doit être en réalité regardé comme formé de deux os qui finissent par se souder dans la vieillesse.

Cinquième mois. — Au commencement ou vers le milieu du cinquième mois, quelquefois plus tard, les premiers rudiments de l'ossification apparaissent sous forme de grains osseux, d'abord vers le centre de la première pièce et successivement dans les autres. Quelquefois ces points commencent d'abord dans la troisième, quatrième et deuxième pièce,

---

(1) La plupart des sternums de la planche XVI sont vus par leur face postérieure.

toujours alors sur la ligne médiane. La figure 3 (pl. XVI) représente le sternum d'un fœtus de cinq mois ; il offre vers le milieu de la première pièce un point ovalaire B, exactement sur la ligne médiane. Son plus grand diamètre est 2 millimètres. Sur le même sternum, la lame nous présente aussi exactement sur la ligne médiane trois points ovalaires, placés l'un au-dessous de l'autre : le premier, C, entre la seconde et la troisième côte ; le second, D, entre la troisième et la quatrième ; enfin le dernier, E, entre la quatrième et la cinquième. Albinus rapporte parmi ses nombreuses observations le fait d'un sternum dont la première pièce avait trois points d'ossification : un médian et deux latéraux. On peut voir au musée de l'amphithéâtre des hôpitaux, sur un squelette d'un fœtus à terme, cinq points d'ossification pour la première pièce, trois placés l'un au-dessous de l'autre sur la ligne médiane, les deux autres situés latéralement.

Sixième mois. — Les points apparus au mois précédent se sont élargis, surtout celui B de la première pièce (fig. 4, pl. XVI), qui est devenu un petit disque oval dont le grand diamètre égale 4 millimètres ; de plus, un nouveau point F, presque imperceptible, est aperçu sur la ligne médiane dans l'espace compris entre la cinquième et la sixième côte.

Fig. 5 (pl. XVI). — Sternum d'un âge un peu plus avancé que le précédent ; il montre une des variétés d'ossification de cet os. Ici le quatrième granule F (fig. 4) du corps du sternum n'est point encore apparu ; en revanche, vers la base de la pointe, nous trouvons un point osseux médian, G, volumineux, qui, généralement, est tardif dans son apparition.

Septième, huitième et neuvième mois. — Jusqu'ici, avec l'âge, la gradation s'est bien fait sentir dans les progrès de l'ossification. Mais doit-on dire encore que les exemples précédents, choisis comme représentant le mieux l'ossification aux cinquième et sixième mois, ne sont que les cas les plus généraux ? Avec eux nous avons rencontré de nombreuses exceptions dans le nombre, et surtout dans la position des points ; les exemples qui suivent, où l'ossification paraît plus en retard sous divers points de vue et plus avancée sous divers autres, serviront à mieux faire saisir l'énorme variété de position, de nombre et d'ordre d'apparition des points osseux dans l'ossification de cet os. On pourrait faire un atlas avec toutes les variétés que nous avons rencontrées.

Le sternum représenté fig. 6, pl. XVI, est âgé de sept mois. La pièce supérieure a deux points d'ossification B B', situés l'un au-dessous de l'autre, l'inférieur un peu plus en dehors que le supérieur ; les points C, D, sont volumineux ; mais le suivant E offre une petitesse insolite, et au-dessous de lui, se trouve un granule osseux *h* presque imperceptible. Plus bas, le sternum est encore cartilagineux. La figure 7 (pl. XVI) représente le sternum d'un fœtus à la naissance, son ossification est notablement en retard. La première pièce a deux points osseux : l'un, B, est volumineux, ovalaire, de 8 millimètres de longueur dans son grand diamètre ; l'autre, B', situé au-dessus du précédent, sur la ligne médiane, est arrondi et n'a que 4 millimètres de diamètre ; le reste du sternum est cartilagineux, sauf un point graniforme C, situé entre la deuxième et la troisième côte sur les parties latérales. La figure 8 (pl. XVI) est un sternum également âgé de neuf mois. Un point osseux B, représente ici l'ossification de la première pièce ; quant au corps du sternum, il offre quatre points osseux ; le premier, C, situé un peu en dehors, masque en partie par sa circonférence un point C'. Le point du quatrième espace intercostal n'est pas encore apparu, tandis que celui du cinquième est représenté par un granule F situé en dehors de la ligne médiane.

Nous devons remarquer déjà, d'après ce qui précède, que tous les points d'ossification du sternum apparaissent pour la première pièce sur la ligne médiane, au moins dans la majorité des cas ; sur les pièces suivantes, plus souvent sur les côtés.

Deuxième année. — La figure 9 (pl. XVI) est un sternum

de deux ans ; il présente une ossification régulière : le point osseux A de la première pièce s'est étendu en tous sens ; sa forme est polygonale. Les points C, D, E, du deuxième, troisième et quatrième espace sont d'autant plus volumineux qu'il y a plus de temps qu'ils sont apparus.

Troisième année. — Les figures 10 et 11 (pl. XVI) nous donnent les plus fréquents types d'ossification vers trois ans. Sur la figure 18 les deux points osseux B et C, sont très-élargis et n'offrent aucune trace de subdivision primitive. A l'œil nu, à la loupe, les aiguilles osseuses sur ces points rayonnent d'un centre unique. Le troisième espace intercostal offre deux points osseux latéraux : l'un, D, volumineux et quadrilatère ; l'autre, D', beaucoup plus petit et arrondi. Le quatrième et le cinquième espace montrent des degrés différents d'une ossification tout à fait semblable.

L'ossification sur la figure 11 (pl. XVI) est plus avancée ; les points E E' sont encore séparés sur la ligne médiane, et au-dessous il en est apparu un autre, F, tout à fait sur la ligne médiane ; enfin, dans la pointe, nous trouvons un point osseux médian G déjà bien développé.

Quatrième année. — Un sternum d'un sujet de quatre ans à peu près, représenté fig. 12, pl. XVI, nous a offert un exemple de l'ossification du sternum par deux moitiés latérales, fait qui pourrait servir de preuve à la loi de symétrie, si la nature n'avait pris soin, pour contredire la généralité de cette loi, de placer au-dessus et au-dessous des points latéraux d'autres points essentiellement médians. Le point B de la première pièce s'est, en effet, développé sans aucun doute par un seul point médian. Il en est de même du point C. Les points D, D, E, E, F, F, sont évidemment symétriques, mais au-dessous d'eux, vers le sixième espace, à la racine de la pointe qui là est bifide, se trouve un point H parfaitement médian. La figure 1, pl. XVII (sternum du même âge que le précédent), offre une série de points médians dans toute sa moitié supérieure ; au-dessous du point B nous signalerons un petit noyau osseux E′ tout à fait médian.

Les variétés que nous avons signalées sont connues depuis longtemps, voici ce qu'en disait B. Eustache : « Il arrive souvent que les os du sternum, excepté le premier et le dernier, sont tous, ou du moins beaucoup d'entre eux, séparés vers le milieu par une ligne qui passe par leur milieu dans le sens vertical. Cette ligne est quelquefois droite et quelquefois oblique, divisant les os du sternum en dix ou neuf, mais plus souvent en sept ou huit. »

Huitième année. — La figure 2 (pl. XVII) représente le sternum d'un enfant de huit ans environ. Les points d'ossification sont tous apparus et ont acquis un développement considérable, le point B occupe maintenant la presque totalité de la première pièce. Dans le quatrième espace intercostal se trouvent deux points E E′ séparés par une ligne cartilagineuse qui n'est pas dans la direction de la ligne médiane. Le point E est soudé au point médian H du sixième espace, par une petite languette osseuse. Un point, G, médian, allongé, occupe la pointe du sternum.

Dix-huitième année. — A dix-huit ans, et même souvent dès quinze ans, les diverses pièces du sternum, après s'être réunies deux à deux dans le sens vertical, s'étendent dans toutes les directions, de telle sorte qu'alors tous les sternums qui présentaient précédemment tant de différences deviennent à peu près semblables. Ils sont composés alors de cinq plaques osseuses que nous rattachons à trois centres d'ossification (fig. 3, pl. XVII) :

1° La première pièce, ou *manubirum*, B ;

2° La pièce intermédiaire, ou *lame*, C, D, E ;

3° L'appendice xiphoïde, ou *pointe*, G.

Cette division résulte du mode de soudure des divers points osseux. Les points de la première pièce sont généralement au nombre de deux, rarement de cinq. L'appendice xiphoïde a quelquefois deux points d'ossification, ce qui a lieu quand cet appendice est bifide; ces deux points s'unissent d'abord entre eux à la racine de l'appendice, puis tardivement avec la pièce intermédiaire.

De dix-huit à vingt ans, le point osseux du cinquième espace se réunit avec celui du quatrième; de dix-neuf à vingt ans, la plaque osseuse du quatrième espace s'unit avec celle du troisième, et enfin la plaque osseuse du troisième s'unit avec celle du deuxième. Le sternum est alors formé de trois os (fig. 8, pl. XVII) correspondant aux divisions que nous avons établies plus haut. La pièce intermédiaire G présente sur sa face antérieure une série de lignes transversales correspondant aux facettes articulaires des cartilages costaux, et résultant de la soudure des plaques osseuses que nous venons de décrire. Pour nous résumer : les points de chaque segment s'unissent d'abord entre eux, puis avec ceux des segments supérieur et inférieur.

Outre ses nombreux points primitifs, le sternum possède deux points épiphysaires. Il se développe, sur les faces articulaires en contact avec les clavicules, deux points d'ossification (fig. 4, pl. XVII, I, I). Ces points, primitivement formés de granules osseux, sont, de vingt-cinq à vingt-huit ans, suivant les sujets, deux plaques très-minces recouvrant les parties saillantes des surfaces articulaires ; elles ne tardent pas à se souder avec le sternum.

Quant aux épisternaux de Breschet et A. Béclard, regardés par ces derniers comme les rudiments de la fourchette ou clavicule furculaire des oiseaux, nous ne les avons jamais trouvés; ne serait-ce point les plaques épiphysaires que nous venons de décrire (1) ?

(1) Nous venons de trouver sur un sujet d'environ trente ans, deux points osseux sésamoïdes ayant 8 millimètres de longueur et 6 millimètres de largeur ; ils sont placés chacun sur les parties latérales de l'extrémité supérieure du sternum. Ces deux points osseux débordent le niveau de l'extrémité du manubrium de 5 millimètres, augmentant ainsi l'excavation de la fourchette : ce sont bien les épisternaux.

Comme dernière phase de l'ossification du sternum, nous signalerons la soudure de la pointe avec le corps de l'os.

La mobilité conservée longtemps par cette pièce explique comment elle se trouve si souvent projetée en avant ou déjetée en arrière suivant les professions. Quant à la première pièce du sternum, elle reste isolée jusque dans la plus grande vieillesse. M. Cruveilhier (1) a vu dans l'âge le plus avancé, l'articulation de la première pièce avec la seconde ; Béclard fixe la soudure de cet os à soixante ans passés ; M. Maisonneuve (2) a décrit comme permanente cette articulation déjà comparée par Meckel aux symphyses vertébrales.

Le sternum offre encore à étudier certaines modifications de l'ossification en dehors de son état normal.

Veslingius a trouvé la pointe sternale assez longue pour descendre au-dessous de l'ombilic et empêcher la flexion du tronc.

La lame sternale présente quelquefois une ouverture qui persiste toute la vie, et qui est assez grande pour permettre l'introduction du petit doigt ; ce fait a été remarqué depuis longtemps par Sylvius, Dulaurent, Eustache, Riolan et Senac. Hunauld le regarde à bon droit comme une sorte de fontanelle. En effet, lorsque l'une des pièces du sternum s'ossifie par deux points latéraux, il peut arriver que l'ossification qui se fait alors de la périphérie vers le centre soit interrompue avant que le sternum soit achevé. On en voit un bel exemple au musée de l'amphithéâtre des hôpitaux. Le sternum qui porte cette anomalie est entièrement ossifié, très-large vers son tiers moyen, il a en ce point une ouverture pouvant laisser introduire un doigt.

Albinus (pl. IX, fig. 64 de son *Ostéologie*) représente un appendice xiphoïde terminé par trois pointes et percé d'un trou à sa base.

(1) *Anatomie descriptive*, 3ᵉ édit., t. I, p. 312.
(2) *Arch. gén. de méd.*, juillet 1842.

En terminant l'étude du sternum, nous pouvons dire que les cartilages qui s'ossifient tardivement présentent une ossification irrégulière, et que les sternums qui nous ont offert le plus d'irrégularité étaient notablement en retard dans leur ossification.

RÉSUMÉ.

Trois centres primitifs : un supérieur, un moyen et un inférieur.

A. Le supérieur.......... de deux à cinq points.
B. Le moyen............. de quatre à huit points, rarement plus.
C. L'inférieur .... de un à deux points.
    Deux points complémentaires, plus deux épisternaux.

§ II. — Côtes.

Les épiphyses des côtes ont été décrites dès le XVI⁰ siècle par Vésale (1), Ingrassias et Colombe. Ce qui a surtout frappé les anciens anatomistes dans le développement de ces os, ce sont les variations dans le nombre et les soudures accidentelles. Pausanias, dans les *Attiques* (2), rapporte que Protophane de Magnesium avait les côtes soudées entre elles depuis les épaules jusqu'aux fausses côtes.

Galien (3) dit avoir rencontré plusieurs fois treize côtes, quelquefois, mais plus rarement, moins de douze.

J. Sylvius, Colombe, Rolfincius, Riolan, Winslow, Morgagni, Diemerbroeck, Marchetti, en virent onze.

Fallope, Picoholmini, Bauhin, Riolan, Rhuysch, Hunauld, en rencontrèrent treize, Riolan sur une femme, Bauhin sur un criminel. Kreckringe a possédé un squelette de fœtus qui n'avait que onze côtes de chaque côté ; P. Fontana (4) en a trouvé trois qui étaient soudées entre elles sur un adulte ; Bertin a vu les trois premières côtes soudées chez plusieurs fœtus.

Cheselden donne la description d'une côte lombaire.

(1) *De humani corpori fabrica*, etc. Basil., 1543, lib. I, cap. XIX
(2) Lib. I, p. 63.
(3) *De anat. administ.*, lib. VIII, p. 99.
(4) *In adnotationibus ad epistomen anatomiæ Andræ Vesalii.*

Vie intra-utérine.

Deuxième mois — Les côtes s'ossifient à peu de chose près à la même époque que la clavicule, de quarante à quarante-cinq jours (fig. 5, pl. XVII, gross. 3 diam. : série de côtes prises à diverses hauteurs du thorax). L'ossification, qui a commencé au niveau de l'angle de la côte, s'est étendue tout d'un coup dans la majeure partie de l'organe. Sur la figure on voit un pointillé qui représente les granules osseux. A deux mois à peu près, chaque petite côte est ossifiée, sauf ses deux extrémités qui resteront longtemps cartilagineuses. La première et la dernière ont à peu près 5 millimètres de corde, la sixième et la septième de 8 à 9 millimètres.

D'après Kerckringe, la première côte ne s'ossifierait qu'à trois mois et la dernière à cinq mois. L'assertion de Kerckringe est vraie à beaucoup d'égards ; seulement la différence entre l'époque où s'ossifie les côtes moyennes et les extrêmes est moins grande qu'il ne pense, car nous avons toujours vu la première et la dernière côte s'ossifier vers deux mois et demi. Il n'en est pas moins évident que l'ossification des côtes commence par les moyennes et progresse successivement vers les premières et les dernières.

La *gouttière des côtes* commence à se former dès trois mois, elle se montre d'abord vers l'angle de la côte et de là s'étend lentement vers l'extrémité antérieure de l'os.

Quand les côtes viennent de s'ossifier, leur corps et leurs deux extrémités reposent sur le même plan. Mais à mesure que la gouttière s'accuse et que les deux extrémités se rapprochent de leur forme définitive, la côte se tord de plus en plus sur son axe, de telle sorte que les unes ne portent plus sur le plan que par le corps et une extrémité, les autres par les deux extrémités seulement.

Quatrième mois. — Les six premières côtes ont leurs extrémités tournées en haut et le sommet de leurs angles regardant en bas. Les six autres ont le sommet de leurs angles regardant en haut et leurs extrémités tournées en bas (voy. pl. XXVI, *r*). Cette disposition diminue peu à peu avec l'âge, de telle sorte que vers la naissance elle est déjà beaucoup moins marquée.

Cordes (1) des côtes à quatre mois et demi.

1re côte	10 à 14	millim.
2e —	20 à 25	—
3e —	25 à 28	—
4e —	28 à 30	—
5e —	30	—
6e —	30 à 35	—
7e —	35 à 40	—
8e —	35	—
9e —	32 à 30	—
10e —	27	—
11e —	26 à 27	—
12e —	12 à 20	—

Neuvième mois.

Cordes des côtes avec leurs cartilages.

1re côte	3^c,3
Suivant Béclard	2^c,2
2e —	4 centim.
5e —	6 —
6e —	8 —
11e —	4 —
12e —	3^c,2

Cordes des côtes sans cartilages.

1re côte	4^c,6
2e —	3^c,2
5e —	5^c,5
11e —	3^c,7
12e —	2^c,2

(1) Nous désignons sous ce nom, avec Béclard, la ligne qui joint les deux extrémités de l'os.

Vie extra-utérine.

Là figure 6 (pl. XVII) représente une côte complétement ossifiée, sauf son extrémité vertébrale recouverte d'une lame cartilagineuse, R, assez épaisse; ses tubercules sont également cartilagineux.

Vers dix-huit à vingt ans, on aperçoit dans la tête de la côte, jusque-là cartilagineuse, une plaque osseuse qui ne tarde pas à envahir d'abord tout le cartilage et à se souder avec le corps de l'os (fig. 7, pl. XVII, R).

Relativement à la tubérosité, les auteurs ne décrivent qu'un seul point occupant la surface articulaire qui correspond à l'apophyse transverse; sur des sujets de vingt ans, nous avons trouvé, de plus, un point pour le tubercule où s'insère le ligament postérieur costo-transversaire (voy. fig. 7, pl. XVII, N, P).

La onzième et la douzième côte qui n'ont qu'une facette articulaire pour la tête ont une épiphyse moins étendue que celles des autres côtes, mais cependant encore volumineuse, quoi qu'on en ait dit. La onzième possède une trace d'épiphyse au niveau de ce qui devrait être sa tubérosité, c'est une petite lamelle osseuse très-mince et peu étendue. Les épiphyses de la tubérosité se réunissent les premières au corps de l'os, vers vingt-deux ans, les autres de vingt-cinq à vingt-six ans.

RÉSUMÉ.

Un centre primitif.

Deux centres secondaires comprenant chacun deux points, pour la majeure partie des côtes.

CHAPITRE V.

DU MEMBRE SUPÉRIEUR.

§ I. — Clavicule.

La clavicule est un des premiers os du fœtus. Son ossification, très-simple du reste, fut étudiée par Ingrassias qui vit son épiphyse, niée depuis par Platner. Kerckringe et Heister l'ont regardée comme le premier os du corps humain ; nous dirons avec plus de justesse qu'elle s'ossifie en même temps que les côtes moyennes et plusieurs des os de la face.

Vie intra-utérine.

Premier mois. — A la fin de la quatrième semaine, vers le milieu de la clavicule qui est alors un cartilage rougeâtre d'à peu près 4 millimètres, on aperçoit une série de granules jaunâtres très-visibles à la loupe ; ces granules, peu nombreux, augmentent rapidement sous la forme d'une traînée d'abord transparente, puis opaque, et s'étendent vers les deux extrémités de l'os, de telle sorte que tout le tour de l'os étant cartilagineux ainsi que ces deux extrémités, au centre se trouve un axe formé de tissu osseux.

Deuxième mois. — Sur la figure 5 (pl. XVII), CL représente les clavicules d'un fœtus de quarante-cinq jours vues à un faible grossissement. L'ossification se présente sous la forme d'un pointillé jaunâtre qui a déjà envahi la plus grande partie du cartilage. Les courbures sont peu accusées, l'organe est presque rectiligne.

A partir de deux mois l'ossification progresse rapidement, les courbures se forment, et il ne reste plus qu'une plaque cartilagineuse à l'extrémité interne de l'os (fig. 1, pl. XVIII).

LONGUEUR DE LA CLAVICULE A DIFFÉRENTS AGES.

Vie intra-utérine.

A 2 mois.	1	centim.
3 —	16	millim.
4 —	26	—
6 —	33	—
9 —	4	centim.

Vie extra-utérine.

A 6 mois	45	millim.
18 —	62	—

De dix-huit à vingt ans. — Jusqu'à dix-huit ans, il n'y a rien à ajouter à ce qui précède. Mais un peu plus tôt ou plus tard, suivant les sujets, apparaissent dans le cartilage d'encroûtement de son extrémité sternale une série de granules qui se fondent bientôt entre eux, et forment à cette extrémité une plaque épiphysaire mince K (fig. 2, pl. XVIII) ; cette plaque n'occupe pas toute l'extrémité sternale, elle revêt seulement la partie qui correspond à la rainure de la facette articulaire du sternum. Vers vingt-cinq ans, cette plaque se soude au corps de l'os.

Nous avons vu des sujets où l'on ne trouvait plus de trace de réunion des points épiphysaires dans les autres os, tandis que celui de la clavicule restait encore distinct.

RÉSUMÉ.

Un centre primitif.
Un centre secondaire.

§ **II. — Omoplate.**

L'histoire de l'ossification de l'omoplate est connue depuis longtemps. Eudemus, cité par Galien (1), observa le premier

(1) Lib, 1, *De artic.*

que l'acromion cartilagineux chez les enfants se changeait en os par les progrès de l'âge.

SYNONYMIE. — ÉCAILLE. — *Scapula*, Sœmmering. — *Omoplate*, Geoffroy Saint-Hilaire. — *Schulterblatt*, Meckel et Wagner.

APOPHYSE CORACOÏDE OU ANCYROÏDE. — *Processus coracoideus*, Sœmmering. — *Coracoïde*, Cuvier. — *Hintere schlusselbein*, Meckel et Wagner.

ACROMION.

Vie intra-utérine.

Deuxième mois. — De trente-cinq à quarante jours, le cartilage qui tient lieu d'omoplate devient opaque vers le bord axillaire et vers le milieu de l'épine, cette opacité augmente par le dépôt de matière granuleuse, et vers le cinquantième jour l'omoplate présente deux points d'ossification relativement très-étendus. La figure 3 (pl. XVIII) est l'omoplate d'un embryon de cinquante jours environ, grossie deux fois. Elle présente deux traînées de matière osseuse : l'une, A, part, du bord axillaire et de la partie inférieure de la cavité glénoïde *d*, et va en s'éclaircissant en bas et en arrière jusqu'au bord spinal : c'est elle qui ossifiera la majeure partie de la fosse sous-épineuse ; l'autre, B, commence à la partie supérieure de la cavité glénoïde *d*, se porte en arrière à la partie supérieure de la fosse sous-épineuse. Une ligne transparente limite les deux traînées osseuses. Cette ligne vient passer en dehors par le tiers supérieur de la cavité glénoïde dont elle partage en deux facettes le fond alors convexe (*a*, *b*, fig. 6, pl. XVIII) : D, acromion cartilagineux ; C, marge cartilagineuse du bord spinal.

Un cartilage très-mince recouvre aussi le bord postérieur de l'épine. La cavité glénoïde est formée par un fond convexe recouvert d'un bourrelet cartilagineux continu avec le cartilage coracoïdien. L'ossification de ce que l'on peut appeler le corps de l'omoplate se fait par des traînées osseuses bien définies à l'heure de leur apparition, mais qui ne tardent pas à se fondre entre elles.

13

Troisième mois. — L'omoplate est formée telle qu'elle sera à peu près à la naissance. Fig. 4 (pl. XVIII) : D, acromion ; C, marge cartilagineuse du bord spinal ; *d*, cartilage glénoïdien.

Fig. 5 (pl. XVIII). — Omoplate d'un fœtus de quatre mois : les mêmes lettres désignent les mêmes objets que sur la figure précédente. — Fig. 6 (pl. XVIII), omoplate d'un fœtus de six mois dépouillée de ses cartilages. La cavité glénoïde est représentée ici par une surface convexe formée par deux facettes *a*, *b*. Il est à remarquer également sur cette figure que les fibres osseuses se dirigent suivant deux directions : 1° du bord axillaire vers le bord spinal ; 2° de l'épine vers le bord spinal.

Neuvième mois. — Dès le neuvième mois, chez certains sujets, l'apophyse coracoïde commence à s'ossifier. Dimensions de l'omoplate à la naissance :

De la fosse glénoïde au bord spinal............ 2 à 3 cent.
Hauteur du bord spinal...................... 3 à 4 —

Vie extra-utérine.

Première année. — C'est ordinairement pendant ce laps de temps que commence l'ossification de l'apophyse coracoïde ; un point osseux apparaît au milieu du cartilage F (fig. 7, pl. XVIII), et l'envahit en grande partie ; sa forme est légèrement incurvée. L'apophyse coracoïde appuie par sa base sur la partie supérieure de la cavité glénoïde ; entre la base de cette apophyse et le pourtour de la cavité, dans un point qui correspond à la moitié postérieure du coracoïde, se trouve un cartilage intermédiaire assez étendu, dans lequel il se développera plus tard un point d'ossification.

Dixième et onzième années. — Dans le cartilage que nous venons de décrire se forme alors un point d'ossification G (fig. 8, pl. XVIII). Ce point acquiert rapidement 7 millimètres de longueur (fig. 9, pl. XVIII) ; il est pyramidal, lisse par ses faces libres, couvert d'aspérités par sa face adhérente. Il se trouve enclavé, en arrière entre le glénoïde, *d*, dont il concourt à former la surface, et l'apophyse coracoïde F. L'apophyse coracoïde est séparée du corps de l'omoplate par une ligne *f*, qui, en se portant en dehors, se divise en deux autres *l l'*, limitant la pièce pyramidale G.

Cette pièce G, qui complète l'analogie de l'omoplate et de l'os iliaque, n'a pas encore été signalée, nous l'appelons *os sous-coracoïdien*. Elle se soude très-peu de temps après son apparition, d'abord en arrière avec le corps de l'os, puis un peu plus tard avec l'apophyse coracoïde, et finalement avec le fond de la cavité glénoïde.

Vers onze ans, trois pièces osseuses concourent donc à former la surface glénoïdienne, qui seulement commence à devenir réellement une cavité osseuse : 1° la surface dépendant du corps de l'os; 2° une portion de l'apophyse coracoïde en dedans; 3° l'os intercalaire ou sous-coracoïdien.

Lorsque l'on a enlevé le cartilage qui recouvre la cavité glénoïde, elle a la forme d'un angle largement ouvert en dehors. Bientôt l'apparition de nouvelles pièces transformeront cet angle en une surface complétement concave ; de telle sorte que cette surface, primitivement convexe, est devenue plane, puis angulaire, et enfin concave.

De seize à dix-huit ans. — De quinze à seize ans, suivant Béclard, l'apophyse coracoïde se réunit au corps de l'os, nous l'avons trouvée souvent séparée à un âge plus avancé. Fig. 10, pl. XVIII, omoplate d'un sujet de dix-sept ans : *f*, ligne qui sépare encore l'apophyse coracoïde du corps de l'os; L L', épiphyses de l'apophyse coracoïde, elles sont volumineuses et séparées par un large espace cartilagineux *n*. L'une, L, recouvre le sommet de l'épiphyse à la manière d'un capuchon ; l'autre, L', se développe un peu plus en arrière, vers la base de l'apophyse, et recouvre la ligne articulaire du coracoïde avec le corps de l'os. Ces deux épiphyses ne s'unissent jamais entre elles.

C'est un peu avant cette époque que commence l'ossification

de l'acromion, mais c'est seulement alors qu'on peut bien se rendre compte de la marche qu'elle a suivie. Le cartilage qui représente l'acromion se trouve envahi par l'ossification sur deux points, M, M' (fig. 11, pl. XVIII) : le premier, M, correspond à la base ; le second, M', au sommet. Le dépôt de la matière osseuse se fait par des granulations en nombre variable; d'abord isolées, elles finissent par se réunir deux à deux. Le point M', une fois constitué, se soude au point M, puis en dernier lieu la pièce qui en résulte se soude définitivement avec l'épine de l'omoplate. Nous avons trouvé plusieurs fois sur des adultes l'acromion encore séparé du corps de l'os.

La cavité glénoïde est transformée en surface concave par l'ossification d'une lame O (fig. 10, pl. XVIII), épaisse de 3 millimètres vers les bords et très-mince vers son centre, représentant assez exactement les plaques épiphysaires des corps vertébraux.

A cet âge aussi les bordures cartilagineuses commencent à s'ossifier, le bord spinal (fig. 10, pl. XVIII) offre une série de grains osseux ; l'angle inférieur C, présente un point P, peu volumineux et caché au milieu du cartilage. Enfin, le bord postérieur de l'épine (fig. 12, pl. XVIII) a aussi dans sa bordure cartilagineuse de nombreux grains osseux, *g, g.*

Cinq pièces forment la cavité glénoïde de l'omoplate :

1° Les deux points primitifs du corps de l'os.
2° L'apophyse coracoïde (pour une faible partie).
3° Le sous-coracoïdien.
4° La plaque génoïdienne, ou épiphysaire.

Vingt à vingt-cinq ans. — Dans ce laps de temps, les marges cartilagineuses deviennent de vraies épiphyses ; le bord spinal et l'angle inférieur sont entourés d'un encadrement osseux (P P', fig. 12, pl. XVIII). L'épiphyse de l'acromion se soude avec l'épine, celle de l'apophyse coracoïde avec cette apophyse, la marge épiphysaire de la cavité glénoïde avec le corps de l'os.

Vingt-cinq à vingt-huit ans. — C'est seulement alors sur bien des sujets qu'a lieu la soudure des épiphyses marginales.

RÉSUMÉ.

A. Un centre primitif composé de trois points :

1° Écaille.
2° Épine.
3° Apophyse coracoïde (regardée à tort comme une épiphyse).

B. Centres secondaires ou épiphysaires, comprenant de neuf à dix points principaux :

1° Les épiphyses de l'apophyse coracoïde.
2° Le sous-coracoïdien.
3° La plaque glénoïdienne.
4° Les points de l'acromion.
5° Les marges épiphysaires.

§ III. — Humérus.

Vie intra-utérine.

Deuxième mois.— Vers le trente-cinquième jour, au milieu de la diaphyse de l'humérus, que l'on peut rendre d'une transparence parfaite à l'aide de la glycérine, on aperçoit déjà un point opaque.

Fig. 1 (pl. XIX). — Membre supérieur d'un fœtus de quarante-cinq jours, représenté de grandeur naturelle. La figure 2 (pl. XIX) est le même membre grossi huit fois. Au milieu de la diaphyse cartilagineuse, en B, un point opaque, cylindrique, offrant, à un grossissement considérable, tous les caractères du tissu osseux.

Quelques anatomistes ont avancé que ce cylindre, origine du corps de l'os, s'ossifiait par deux points séparés, deux sortes de gouttières s'unissant par leurs bords. Nous n'avons rien vu de semblable. Le petit cylindre de matière osseuse B nous a toujours paru, sous le microscope, formé d'un point unique ;

et chez les embryons de poulet et de grenouille, où nous avons pu suivre son développement pour ainsi dire heure par heure, nous l'avons toujours vu commencer par un petit réseau osseux, s'étendant de proche en proche au milieu du cartilage.

Le plus grand diamètre de la partie ossifiée est, chez l'homme, de 2 millimètres à l'âge qui nous occupe.

Peu à peu, le cylindre primitif devient opaque et s'allonge vers les extrémités de l'humérus. A deux mois, la partie ossifiée de l'humérus a 1 centimètre. C'est un petit cylindre osseux occupant déjà la majeure partie de l'organe, et entouré d'une couche mince de cartilage.

Troisième mois. — La partie ossifiée de l'humérus atteint de 15 à 20 millimètres. Fig. 3 (pl. XIX), partie ossifiée de la diaphyse de l'humérus. Ce petit axe, osseux, rétréci vers son milieu, s'élargit vers ses extrémités. Si l'on en fait une coupe longitudinale, on reconnaît qu'il y a déjà du tissu spongieux aux extrémités, et un canal filiforme au niveau du rétrécissement, canal dû à la résorption du tissu osseux primitivement formé.

Quatrième mois. — Longueur totale de l'humérus, de 30 à 35 millimètres.

Cinquième mois. — Longueur totale de l'humérus, de 40 à 45 millimètres. La partie ossifiée (fig. 4, pl. XIX) a une longueur moyenne de 26 millimètres. Les deux extrémités sont légèrement dilatées; l'inférieure, *c*, plus aplatie que la supérieure, *d*, a déjà sur sa face postérieure une dépression, origine de la cavité olécrânienne.

Huitième mois. — La partie ossifiée a maintenant 4 centimètres de longueur (fig. 5, pl. XIX). La cavité olécrânienne F est représentée par une dépression très-marquée. La cavité qui reçoit l'apophyse coronoïde du cubitus n'est pas encore indiquée. A cet âge, la diaphyse humérale n'est pas tordue sur son axe; elle est parfaitement rectiligne. La torsion se produit plus tardivement; elle résulte de dépôts osseux qui se font plus dans certains points que dans d'autres. On peut dire qu'en général toutes les diaphyses sont à cet âge extrêmement mousses ; dans la suite, elles offriront des saillies, des arêtes, de petits enfoncements. Ces inégalités ne sont pas produites par des tractions, par des frottements, qui se répètent à la surface du corps de l'os, mais bien par des dépôts de couches osseuses à la surface de la diaphyse, dépôts qu'on pourrait appeler sédimentaires. On rencontre des os de jeunes sujets sur lesquels, après la macération, on voit la majeure partie des insertions musculaires dessinées sur la diaphyse par des dépôts de couches osseuses qui se terminent là où finit l'insertion musculaire.

Neuvième mois. — A la naissance (fig. 7, pl. XIX), la diaphyse A a acquis par rapport aux épiphyses E, G, un volume énorme. Elle conservera cette proportion tout le reste de la vie. Longueur totale de l'humérus, de 65 à 80 millimètres. L'épiphyse E offre toutes les saillies et toutes les anfractuosités d'une tête humérale d'adulte, elle s'articule avec la diaphyse par emboîtement réciproque. L'épiphyse G est aussi parfaite que si elle était entièrement ossifiée ; elle s'articule avec la diaphyse comme la précédente.

Quand on enlève le cartilage épiphysaire, il persiste sur l'extrémité diaphysaire qui lui correspond, une petite lame osseuse excessivement mince et très-dense, beaucoup plus dense qu'aucune autre partie du tissu osseux entièrement développé. Là où se forme le tissu osseux, il a d'abord une très-grande densité, ce qui nous explique pourquoi, sur les limites de l'ossification, on trouve toujours au microscope une ligne confuse. Aussi chez les rachitiques, comme le dépôt calcaire est moins abondant, la ligne est moins confuse et laisse mieux voir les phénomènes de l'ossification.

Vie extra-utérine.

Première année. — C'est pendant la première année que se complète la forme de la diaphyse, dans la suite elle acquerra bien quelques nouvelles aspérités, quelques nouveaux enfoncements, mais jusqu'à la soudure des épiphyses elle ne changera pas sensiblement de forme. Figure 6 (pl. XIX), diaphyse d'un sujet de quatre mois ; c'est surtout sa partie S qui a été modifiée. En effet, jusque-là nous avons constaté que la partie supérieure de la diaphyse est une surface à peu près plane, qui primitivement même avait été concave, et de plus, que la portion qui supportait cette surface était parfaitement arrondie. A l'âge qui nous occupe, la face supérieure S, forme une saillie convexe reçue dans l'épiphyse cartilagineuse. Cette saillie est portée en dedans par un élargissement qui a une grande analogie avec le col du fémur à cet âge. L'extrémité inférieure présente sur sa face postérieure la cavité de réception de l'olécrâne F, encore incomplète en bas. Vers le milieu de la première année, les apprêts de l'ossification se font (fig. 8, pl. XIX) dans le cartilage qui termine l'humérus à ses extrémités, on aperçoit au milieu des masses cartilagineuses E, G, des granules osseux très-petits répandus sur différents points ; sur la coupe représentée par la figure, ils ont laissé de petites cavités qu'ils remplissaient entièrement ; sur la même coupe, B désigne le canal médullaire, il occupe la partie moyenne de la diaphyse.

Deuxième année. — Les grains osseux que nous avons vus se montrer, en quelque sorte, disséminés dans la masse cartilagineuse, se groupent sur trois points à l'extrémité supérieure.

Troisième année. — A trois ans (fig. 9, pl. XIX), les trois points qui se sont formés dans l'extrémité supérieure de l'humérus sont disposés comme il suit : 1° le plus volumineux, *a*, occupe la tête de l'os; 2° le moyen, *b*, la grosse tubérosité ; 3° le plus petit, *c* (fig. 13, pl. XIX), la petite tubérosité.

La figure 13 est une coupe transversale de l'épiphyse supérieure de l'humérus. Les trois points que nous venons de décrire y sont très-marqués. Nous devons signaler entre eux l'existence d'une multitude de granules osseux qui ne tardent pas à combler l'espace cartilagineux situé entre les trois points *a*, *b*, *c*. Ces trois points sont limités assez bien par les lignes qui représentent le col anatomique et la gouttière bicipitale (voy. fig. 10, pl. XIX, E). Les points sont d'abord recouverts entièrement par le cartilage ; bientôt au niveau de leurs parties les plus saillantes, le cartilage se ramollit et disparaît par la macération ; on aperçoit alors au fond de chaque trou les rugosités du point osseux (fig. 10, pl. XIX). La tête de l'humérus peut être assimilée dans son ossification à la tête du fémur, seulement les points épiphysaires de la tête humérale sont extrêmement rapprochés, tandis que ceux de la tête fémorale sont très-écartés.

L'ossification est bien moins avancée dans l'épiphyse inférieure : des granules très-nombreux, *f f' f"* (fig. 9, pl. XIX), sont épars dans la masse cartilagineuse, puis s'accumulent sur plusieurs points ; à l'âge qui nous occupe, un point *h*, assez volumineux, s'est déjà formé vers le côté interne du condyle. Cet état de l'épiphyse restera stationnaire pendant longtemps.

Sixième année. — Longueur de l'humérus, de 18 à 20 centimètres. Les points de l'épiphyse supérieure sont en partie soudés entre eux, la petite tubérosité est soudée par sa partie supérieure avec la tête et la grosse tubérosité, une ligne cartilagineuse très-marquée sépare encore la grosse tubérosité de la tête (fig. 11, pl. XIX, *a*, *b*).

Quelques mois après, la grosse tubérosité s'unit à la tête par sa partie supérieure, de telle sorte que les trois points épiphysaires de la partie supérieure de l'humérus forment une sorte de trépied (fig. 1, pl. XX), dont les branches *a*, *b*, *c*,

embrassent la saillie de l'extrémité supérieure de la diaphyse :
l, m, n, désignent les lignes de soudure des trois pièces. Dans
l'épiphyse inférieure (fig. 12, pl. XIX), le point *h* du condyle
a envahi presque toute l'étendue de celui-ci ; il n'est pas encore
apparu d'autres points.

Douzième année. — La figure 2 (pl. XX) est l'humérus d'un
sujet de douze ans environ ; la diaphyse est vue ici par sa face
antérieure, les épiphyses ont été écartées à dessein. La face
supérieure de la diaphyse offre une saillie F très-prononcée,
reçue dans la cavité formée par l'union des trois pièces de
l'épiphyse E. De plus, cette surface de la diaphyse présente une
série d'empreintes qui font, avec les saillies correspondantes
de l'épiphyse, une articulation par emboîtement réciproque ;
l'extrémité inférieure de la diaphyse s'articule de la même façon avec l'épiphyse inférieure. La cavité qui reçoit l'apophyse
coronoïde du cubitus est formée et limitée en bas par la marge
osseuse qui correspond à l'épiphyse. La cavité olécrânienne
est limitée en bas de la même façon. L'épiphyse inférieure
(fig. 2 *bis*) est encore en majeure partie cartilagineuse. Cependant il s'y est formé un nouveau point osseux *e*, dans l'épitrochlée ; des granules *f, f', f''*, indiquent les points osseux de la
trochlée et l'extension que doit prendre le point *h* du condyle.
La figure montre également, à distance, les rapports qui existent entre cette épiphyse et la diaphyse ; l'épiphyse embrasse
non-seulement la partie inférieure de l'os, mais elle remonte
encore de quelques millimètres sur ses parties latérales.

De quinze à dix-sept ans. — L'époque où l'épiphyse inférieure complète son ossification varie avec les sujets : chez
les uns, dès quatorze ans ; chez d'autres, plus tard. Dans
le cartilage de la trochlée, on voit deux points osseux très-
voisins l'un de l'autre : l'un (fig. 14, pl. XIX) à l'endroit
saillant de la trochlée ; l'autre, *f'*, un peu plus en dedans. Dans
l'épicondyle, au milieu du cartilage, il y a aussi un point d'ossification *p ;* le point du condyle a acquis tout son développe-

ment. Quant à l'épiphyse supérieure, les trois pièces se sont fondues en une seule, et constituent une calotte osseuse E qui coiffe la saillie pyramidale de la face supérieure de la diaphyse.

Vingtième année. — De dix-neuf à vingt ans, les points de l'épiphyse inférieure s'étendent en tous sens et absorbent tout le cartilage où ils sont nés. Le condyle et la trochlée se soudent entre eux (fig. 15, pl. XIX, T). L'épicondyle p et l'épitrochlée e ont leur entier développement ; ils restent isolés quelquefois toute la vie. L'épiphyse E de la partie supérieure ne fait que s'accroître un peu en volume.

De vingt-quatre à vingt-six ans. — La dernière phase du développement de l'humérus consiste dans la soudure de ses épiphyses ; elle débute par la partie inférieure de l'os. Les points de l'épiphyse, après s'être soudés entre eux, le condyle avec la trochlée, l'épicondyle avec le condyle, se soudent définitivement à la diaphyse. L'épitrochlée, quelquefois même à vingt-cinq ans, est encore isolée ; le plus souvent on ne voit plus de trace de primitive séparation ; elle se réunit ordinairement à la diaphyse sans se souder avec la trochlée. La réunion de l'épiphyse supérieure est plus tardive ; elle se soude d'abord par son centre avec le point culminant de la diaphyse, et pendant longtemps on trouve encore tout autour une lame cartilagineuse indiquant la séparation primitive.

Enfin, dans la période de vingt-cinq à vingt-six ans, la soudure est complète entre cette épiphyse et la diaphyse. Chez les femmes, toutes les épiphyses se soudent plus rapidement que chez les hommes.

RÉSUMÉ.

Un centre primitif.

Deux centres secondaires. { 1° Épiphyse supérieure, trois points.
{ 2° Epiphyse inférieure, cinq points.

On a essayé de formuler par des lois les époques d'union des épiphyses ; Bérard (1) a énoncé la loi suivante :

(1) *Mémoire sur le rapport qui existe entre la direction des conduits nourri-*

Des deux extrémités d'un os long, c'est toujours celle vers laquelle se dirige le conduit nourricier qui se soude la première avec le corps de l'os.

A l'humérus, les vaisseaux sanguins se dirigent vers l'extrémité inférieure de l'os, et l'on voit qu'aussi c'est l'épiphyse inférieure qui se soude la première.

Guerétin a pensé que cette disposition devait influer sur la consolidation des fractures. Bérard lui-même établissait, comme résultat de son expérience personnelle que le cal manque fréquemment dans les fractures de la portion de diaphyse opposée à la direction de l'artère nourricière ; mais d'après les faits réunis par M. Guerétin (1) et ceux réunis par Varris (2), cités par M. Malgaigne (3), il semblerait résulter que le nombre de pseudarthroses est le même pour les deux extrémités.

M. Arthaud a aussi formulé une loi sur le développement des épiphyses. Pour lui :

Les épiphyses qui répondent aux articulations ginglymoïdales s'ossifient beaucoup plus tôt que celles des articulations orbiculaires.

Cette loi ne nous paraît pas vérifiée pour le développement des épiphyses humérales ; en effet, ce sont ici celles qui correspondent à l'articulation orbiculaire, qu'on a vues apparaître et se développer les premières, l'autre, au contraire, ne s'est ossifiée que tardivement.

ciers des os longs et l'ordre suivant lequel les épiphyses se soudent (*Archiv. gén. de méd.*, févr. 1835).

(1) *Presse médicale*, 1837, p. 45.

(2) *On the occurence of the non union ofter fracture* (*the American Journal*, januar 1842).

(3) *Anatom. chirurg.*, t. I, p. 201.

§ IV. — Cubitus.

Vie intra-utérine.

Deuxième mois. — La longueur totale de l'os est de 5 millimètres environ (fig. 1, pl. XIX). La figure 2 (pl. XIX) représente en C le point d'ossification de la diaphyse du cubitus.

Troisième mois. — L'ossification fait des progrès rapides dans la diaphyse cubitale. A trois mois (fig. 3, pl. XX), la diaphyse est un petit cylindre osseux ; sa longueur ne diffère pas sensiblement alors de la portion ossifiée de la diaphyse humérale.

Longueur moyenne de la partie ossifiée du cubitus, 17 millimètres.

Quatrième et cinquième mois. — Longueur totale de l'os à quatre mois, de 30 à 35 millimètres ; longueur de la partie ossifiée, 25 millimètres : elle atteint, par conséquent, presque les proportions qu'elle doit garder désormais avec les épiphyses. Sa forme se dessine déjà, ce n'est plus un cylindre dont les extrémités étaient identiques ; c'est maintenant (fig. 4, pl. XX) un petit os dont l'extrémité supérieure *a*, renflée, est taillée obliquement. L'extrémité inférieure *b* est toujours cylindrique.

Huitième mois. — Longueur totale de l'os, 45 millimètres ; longueur de la partie ossifiée, 35 millimètres. Il suffit de comparer les dimensions que nous venons d'énoncer, pour reconnaître que les épiphyses sont réduites maintenant à un très-petit volume. La diaphyse (fig. 5, pl. XX) s'est légèrement incurvée ; la forme de l'extrémité supérieure *a* s'est très-accusée ; sa face supérieure est divisée en deux facettes : l'une, oblique, antérieure, constituera le fond de la cavité sigmoïde du cubitus et en avant l'apophyse coronoïde ; l'autre, postérieure, est légèrement convexe comme la précédente, avec laquelle elle concourt en avant à former la cavité sigmoïde, en arrière, elle est surtout destinée à l'olécrâne. En dehors du point où s'unissent ces deux facettes, il s'en développe une troisième qui est l'origine de la petite cavité sigmoïde.

Neuvième mois. — A la naissance, le cubitus n'a pas subi de changements notables.

Longueur totale, de 55 à 60 millimètres. Fig. 6 (pl. XX) : *c*, diaphyse, *d*, appendice cartilagineux supérieur ; *g*, appendice cartilagineux inférieur.

Vie extra-utérine.

Première année. — Durant la première année, il ne se fait aucun dépôt de matière calcaire dans les appendices cartilagineux du cubitus : sur la figure 7 (pl. XX), des coupes montrent, en effet, que dans les cartilages *d*, *g*, il n'y a pas même de granules osseux. Nous devons faire remarquer ici qu'à la même époque, dans les cartilages épiphysaires de l'humérus, il y avait déjà des granulations osseuses.

Troisième année. — La figure 9 (pl. XX) est un cubitus de trois ans. Longueur totale, de 10 à 12 centimètres : c'est la diaphyse qui constitue la majeure partie de l'os. La figure 8 (pl. XX) est le même cubitus dépouillé de ses cartilages extrêmes. Les deux facettes *c*, *f*, de l'extrémité supérieure ont formé la cavité sigmoïde, l'apophyse coronoïde et la majeure partie de l'olécrâne. C'est l'accroissement en largeur de l'extrémité supérieure, qui donne à l'os sa forme de courbure à concavité antérieure ; l'extrémité inférieure *b* a gardé sa disposition à peu près cylindrique, contrairement à la supérieure : ce sera ici surtout l'épiphyse qui donnera la forme de l'extrémité de l'os.

Sixième année. — La figure 10 (pl. XX) montre à l'aide de coupes verticales l'état des appendices cartilagineux *d*, *g*, du cubitus à six ans ; ni l'un ni l'autre n'ont encore de point osseux. Cependant dans l'inférieur *g*, en observant attentivement la pièce, nous avons aperçu quelques grains osseux.

Dixième année. — De neuf à dix ans les grains osseux apparus précédemment dans l'épiphyse inférieure s'amoncellent vers deux points principaux très-rapprochés et même souvent si rapprochés, qu'on peut dire qu'il n'en forment qu'un seul. La figure 11 (pl. XX) montre la plaque osseuse *h* qui résulte de la fusion des deux points que nous venons de décrire. L'un d'eux se dirige vers l'apophyse styloïde, à laquelle il est plus spécialement destiné. L'appendice cartilagineux supérieur qui forme le sommet de l'apophyse coronoïde et une partie de l'olécrâne n'a pas encore d'ossification.

De quatorze à dix-huit ans. — C'est, en général, pendant cette période de temps que le point osseux de l'olécrâne apparaît (fig. 12, pl. XX, *d*), après avoir, en très-peu de temps, envahi tout le cartilage et formé une plaque volumineuse qui reste souvent isolée très-longtemps, soit par traumatisme, soit par arrêt de développement. La lame osseuse qui doit envahir le cartilage *f* est un peu plus tardive. Inférieurement, le point *h* a pris une grande extension.

De vingt à vingt-cinq ans. — La soudure des épiphyses s'effectue ici plus rapidement qu'à l'humérus. En général, l'épiphyse supérieure commence à se souder vers vingt ans, l'inférieure un peu plus tard, de vingt-deux à vingt-quatre ans ; d'autres fois, la soudure de ces pièces est plus précoce.

La loi de Bérard est vérifiée pour cet os.

RÉSUMÉ.

Un centre primitif.
Deux centres secondaires, comprenant chacun deux points.

§ V. — Radius.

Vie intra-utérine.

Deuxième mois. — Comme celle du cubitus, l'ossification de la diaphyse du radius commence vers quarante jours. On voit d'abord, au milieu de la diaphyse, un obscurcissement qui devient rapidement plus foncé et s'étend de proche en proche vers les extrémités de l'os (fig. 1, pl. XIX, et fig. 2, pl. XIX) : D, portion ossifiée de la diaphyse radiale.

Troisième mois. — Longueur de la partie ossifiée, 1 centimètre environ (fig. 13, pl. XX) : c'est un petit cylindre osseux sans aucune inégalité. Un peu plus tard (fig. 14, pl. XX), la diaphyse s'est non-seulement allongée, mais elle s'est encore élargie vers sa partie inférieure. Cet élargissement des extrémités des os longs se fait d'une façon très-remarquable : autour de chaque extrémité se dépose une couche de tissu osseux, mince, dense, formant une sorte de bracelet facile à détacher, surtout sur des pièces macérées. On le voit bien quand on a laissé le périoste en place et que celui-ci est devenu transparent par la dessiccation. Ce petit anneau se moule exactement sur la circonférence de l'extrémité diaphysaire. Nous avons vu précédemment que sur les limites de l'ossification il se forme une couche de tissu osseux très-dense destinée à produire l'accroissement en longueur. L'accroissement en épaisseur vers l'extrémité de la diaphyse se fait par le petit bracelet que nous venons de décrire d'une façon analogue.

Quatrième mois. — A quatre mois, la diaphyse a atteint une longueur de 16 millimètres, ses extrémités s'accusent, mais elle n'offre encore aucun caractère bien tranché.

Septième mois. — Longueur de la diaphyse dépouillée de cartilage, 33 millimètres (fig. 15, pl. XX) : elle a une forme qui maintenant la distingue des autres diaphyses.

L'extrémité inférieure *l'* s'est élargie et épaissie, l'extrémité supérieure *l* est arrondie et fait présager la future cupule ; un épaississement, dû à plusieurs couches superposées, marque déjà la place de l'apophyse bicipitale qui sera complétée par une lame épiphysaire.

Neuvième mois. — A la naissance (fig. 16, pl. XX) :

> Longueur du radius............ de 45 à 50 millim.
> Longueur de la diaphyse........ de 43 à 48 —

Le radius présente la forme qu'il conservera dans la suite. L'épiphyse supérieure *a*, l'inférieure *b*, sont cartilagineuses. La tubérosité bicipitale est aussi recouverte d'une couche cartilagineuse.

Vie extra-utérine.

Première année. — Pas de changement dans les épiphyses (fig. 17, pl. XX, *a*, *b*).

Troisième et quatrième années. — A trois ans, le radius atteint 9 à 10 centimètres de longueur; les épiphyses *a*, *b* (fig. 19, pl. XX), sont toujours cartilagineuses; leur volume est relativement très-petit; la diaphyse à elle seule atteint 8 à 9 centimètres. Si ces extrémités *l*, *l'* (fig. 18, pl. XX), étaient lisses et concaves, au lieu d'être convexes, on croirait avoir un radius complet; c'est pour dire que les épiphyses ajoutent peu de chose à la forme de cet os, et ne font guère qu'en régulariser les extrémités et les transformer en surfaces articulaires.

Les surfaces correspondantes des épiphyses sont comme celles des autres os, concaves et comme creusées par les progrès de la diaphyse.

Cinquième année. — C'est pendant la cinquième année que commence l'ossification dans l'épiphyse inférieure (longueur du radius, de 10 à 12 centimètres). Au milieu de celle-ci, apparaît un point osseux; quelquefois deux granules qui se soudent rapidement l'un à l'autre et constituent une plaque qui s'étale vers les bords de l'épiphyse.

Sixième année. — L'ossification des épiphyses a fait de notables progrès; l'inférieure *m* (fig. 20, pl. XX) est une pièce osseuse d'environ 14 millimètres dans son grand diamètre. Elle est plus épaisse vers sa partie externe, où elle s'allonge

14

pour donner l'apophyse styloïde du radius. L'épiphyse supérieure, comme le montre la coupe, est presque entièrement cartilagineuse. Au centre, plusieurs grains osseux se sont réunis, et ont donné naissance à un point osseux central p.

Dixième année. — A dix ans (fig. 21, pl. XX), l'épiphyse inférieure est presque entièrement envahie par le point osseux m; la supérieure est moins avancée. Si l'on étudie son point osseux par la face supérieure quand le cartilage est devenu transparent par la dessiccation, il se présente sous la forme d'une plaque circulaire d'un centimètre de diamètre déjà légèrement concave à son centre. Le centre de cette rondelle osseuse ne coïncide pas avec le centre de la face supérieure de la tête diaphysaire ; à cet âge elle est portée surtout en dehors et en arrière sur la partie de la tête de la diaphyse qui s'avance de ce côté.

Mais ce qu'il y a surtout de remarquable dans le développement de cette épiphyse, c'est la façon dont la nature procède pour former la concavité qu'elle doit offrir plus tard à un point si remarquable. Elle emploie dans ce but un grand nombre de pièces accessoires dont nous ne considérons que deux pour simplifier la description, les deux que nous présente la coupe de la figure 21. Au-dessous de la plaque principale r, qui est complétement plane de chaque côté, se voient deux pièces accessoires s, s, obliquement placées ; elles ont la forme d'un triangle dont la base tournée en dehors envahit en s'élargissant le cartilage resté intact et forme ainsi le rebord de la cupule radiale.

Les points accessoires qui achèvent ainsi la concavité de la cupule sont multiples, et leur ensemble constitue une couronne osseuse taillée en biseau qui s'insinue sous le disque médian et finit par se confondre avec lui.

De quatorze à dix-huit ans. — Il faut signaler ici l'accroissement des points épiphysaires qui ont acquis la presque totalité de leur développement (fig. 22, pl. XX, m, m), et l'apparition, sur la tubérosité bicipitale, d'une petite lamelle épiphysaire o (fig. 23, pl. XX), qui se soude rapidement avec la tubérosité.

De vingt-quatre à vingt-cinq ans. — C'est alors un peu avant ou après, suivant les sujets, que se soudent les épiphyses du radius : d'abord la supérieure, puis l'inférieure quelques mois ou même un an plus tard.

RÉSUMÉ.

Un centre primitif.

Trois secondaires, dont un pour chaque extrémité et un pour la tubérosité bicipitale.

§ VI. — Os du carpe.

L'ossification des os du carpe est décrite par Vésale et Coiter (1), ces anatomistes, surtout le dernier, regardaient l'os pisiforme comme un os sésamoïde à cause de sa forme, de sa petitesse et de son ossification tardive. Ce qui ramènerait alors à sept le nombre des os du carpe, et établirait une analogie plus complète entre le carpe et le tarse qui possède aussi un sésamoïde.

Riolan (2) objecta que le pisiforme ne pouvait être un sésamoïde parce qu'il est placé sur les os et non entre eux. Comme si ceux du pouce, du fémur, du calcanéum, etc., n'étaient pas placés d'une manière analogue ; quant aux observateurs qui ont trouvé neuf os carpiens, il est probable qu'ils ont rencontré un sésamoïde accidentel.

Vie intra-utérine.

Deuxième mois. — C'est vers trente-cinq à quarante jours que commencent, comme nous l'avons dit, les phénomènes préparatoires de l'ossification dans le membre supérieur, d'abord par l'humérus. Sous ce point de vue, il n'y a entre les diverses parties que de un à quelques jours de différence ; mais il faut remarquer que, tandis que les phénomènes de l'ossification succèdent d'une manière rapide à ce premier travail dans tous les

(1) *De ossibus infantis,* cap. x.

(2) *Enchir.,* lib., cap. xix.

os longs du membre, pour les os du carpe l'ossification est bien plus tardive.

Au deuxième mois, si l'on étudie par transparence un membre supérieur, on reconnaît à l'aide d'un très-faible grossissement que les os longs offrent au milieu de leur diaphyse un rétrécissement et une opacité (fig. 2, pl. XIX) ; les os du carpe, qui déjà sont parfaitement formés et non encore réunis en un seul cartilage, comme le croyaient les anciens observateurs, offrent également à leur centre un point plus obscur que tout le reste ; mais si l'on augmente le grossissement, on observera que dans les os longs l'opacité est produite par un réseau de tissu osseux, tandis que dans les os du carpe elle est due à la transformation des cellules embryonnaires en tissu cartilagineux plus dense et plus opaque.

A la naissance le carpe (fig. 1, pl. XXI, A) est entièrement cartilagineux ; son plus grand diamètre est de 15 à 20 millimètres.

Vie extra-utérine.

Béclard fixe la période de un à dix ans pour l'ossification des os du carpe, et n'accorde à chacun qu'un point d'ossification. C'est dans le courant de la troisième année que commence, en réalité, l'apparition des points osseux dans le carpe. L'ossification débute par les os de la seconde rangée.

Au centre du grand os paraît d'abord un petit point osseux qui, s'étendant rapidement, prend la forme ovalaire et acquiert, à la fin de la troisième année, un diamètre de 9 à 10 millimètres (fig. 2, pl. XXI, C). Quelques jours après, au milieu de l'os crochu, on en voit un semblable, *e* (fig. 2, pl. XXI). Avant d'envahir les deux autres pièces de la seconde rangée, l'ossification se manifeste dans la première, d'abord dans le scaphoïde, puis dans le semi-lunaire, et enfin dans le pyramidal.

Le scaphoïde est formé par deux petits points arrondis *b, b* (fig. 2, pl. XXI), très-rapprochés. Entre ces deux points, M. Serres en admet un troisième plus tardif, et fait correspondre chacun de ces trois points d'ossification à l'une des trois facettes de l'os. Selon cet auteur, le semi-lunaire s'ossifie aussi par deux points osseux fort près l'un de l'autre, mais très-isolés.

Sur la figure 2 (pl. XXI), le semi-lunaire et le pyramidal ont, vers leur centre, une obscurité, surtout marquée en *a* sur le pyramidal. Elle indique l'apparition de la matière osseuse dans ces os.

L'apophyse de l'os crochu nous a paru formée par des granules osseux indépendants du point central.

Le trapèze et le trapézoïde s'ossifient vers la fin de la quatrième année et quelquefois même à cinq ans.

Le pisiforme, que nous rattachons aux os sésamoïdes, s'ossifie tardivement par un point qui apparaît vers quinze à seize ans, rarement dès dix ans.

Les os du carpe n'ont point d'épiphyse.

RÉSUMÉ.

Un centre primitif pour chaque os du carpe ; ceux du scaphoïde comprennent deux points, trois d'après Serres.

Semi-lunaires, deux points.
Os crochu, un point, plus des grains osseux accessoires.

§ VII. — Os du métacarpe.

Celse, Rufus (1), Pline, regardaient le métacarpe comme composé de cinq os. Galien en décrit quatre seulement, considérant le premier métacarpien comme la première phalange du pouce. Après lui, Vésale, Sylvius, Ambroise Paré, Riolan, Diemerbroeck, Th. Bartholin, Albinus, Heister, Winslow, Dio-

______
(1) *In onomasiis partium hominis.*

nis, Bertin, Sandifort, le décrivent comme un os à part, voisin des métacarpiens ou comme une phalange.

A notre époque plusieurs anatomistes sont revenus à l'opinion de Celse et décrivent cet os comme un métacarpien. — L'étude de son développement démontre évidemment qu'il doit être rangé parmi les phalanges.

Vie intra-utérine.

Dans les premiers temps de la vie embryonnaire, les métacarpiens et les phalanges subissent les mêmes phases dans leur ossification.

La figure 2 (pl. XIX) représente, en r, l'état de l'ossification à quarante-cinq jours. A la fin du troisième mois, le point r s'est considérablement épaissi et allongé.

Celui de l'index a......................	$3^{mm},5$
— du medius........................	$3^{mm},5$
— de l'annulaire.....................	3 millim.
— de l'auriculaire....................	$2^{mm},5$ à 3 millim.

Celui qui a été regardé comme le métacarpien du pouce, r, a environ les mêmes dimensions que les premières phalanges.

Vie extra-utérine.

A deux ans et demi, un point épiphysaire se manifeste dans l'appendice cartilagineux inférieur des métacarpiens.

Phalanges. — L'ossification des premières phalanges suit celle des métacarpiens, elle se fait d'une manière symétrique par rapport au médius où elle débute, puis l'indicateur et l'annulaire, et ainsi de suite. — Les secondes suivent les premières dans le même ordre (voy. fig. 2, pl. XIX, S, V). De même pour les troisièmes, où elle débute par le rebord unguéal (fig. 1, pl. XXI).

En un mot, l'ossification se fait, pour les métacarpiens et les phalanges, d'une manière symétrique de haut en bas.

La figure 1 (pl. XXI) représente exactement l'état de l'ossification de la main à la naissance.

Au milieu de la troisième année, quelquefois plus tôt, dans les têtes cartilagineuses des quatre premiers métacarpiens apparaît un point osseux graniforme qui grandit bientôt et constitue une pièce osseuse sphéroïdale de tissu spongieux.

La figure 2 (pl. XXI) représente la coupe verticale du métacarpien de l'index à la fin de la troisième année : d désigne la pièce épiphysaire que nous venons de décrire.

Les épiphyses des phalanges ne commencent guère à s'ossifier qu'à trois ans. « Alors, dit M. Serres, on rencontre, dans la partie moyenne du cartilage qui termine l'extrémité supérieure de chaque doigt, deux points d'ossification, l'un d'un côté, l'autre de l'autre : ces deux points se réunissent avec assez de promptitude, ce qui donne lieu à une ligne osseuse, allongée transversalement, qui règne dans la moitié du cartilage. L'ossification se développe successivement des premières phalanges aux secondes, et en dernier lieu sur les troisièmes, par deux points isolés sur toutes. Quelquefois il y a trois points d'ossification pour former la cavité articulaire de la première phalange du pouce et sur celle de la seconde du gros orteil. »

La figure 2 (pl XXI, g, g) désigne les deux points d'ossification décrits par M. Serres sur la seconde phalange du pouce, et sur la première et la seconde phalange de l'index, l'extrémité supérieure des troisièmes phalanges n'a pas encore d'ossification. Ce qu'on a décrit comme le métacarpien du pouce offre, comme les phalanges supérieures, un point épiphysaire, f, tandis que les vrais métacarpiens le présentent à leur extrémité inférieure. Au point de vue du développement, cet os doit donc être regardé comme une phalange ; il en est de même au point de vue de la forme (voy. également fig. 3, pl. XXI, f).

C'est par l'index que commence l'apparition des épiphyses

des métacarpiens; c'est par la première phalange du pouce que commence l'apparition des épiphyses des phalanges.

Quelques semaines après leur ossification, les deux points épiphysaires de la première phalange du pouce se réunissent entre eux et forment une petite plaque osseuse *f* (fig. 2, pl. **XXI**), très-légèrement concave à sa partie supérieure. Puis vient la soudure des points épiphysaires des premières phalanges des autres doigts, puis celle des points épiphysaires des secondes phalanges, et, enfin, la soudure des points épiphysaires des troisièmes.

En avançant en âge, les épiphyses des métacarpiens deviennent des condyles, qui, vers seize à dix-sept ans (fig. 3, pl. **XXI**, *d*), sont encore articulés avec le corps de l'os. Celles des phalanges sont alors (fig. 3, pl. **XXI**, *f*, *g*, *h*) de petites plaques concaves supérieurement articulées aussi avec le corps de la phalange.

Vers dix-huit ans commence la soudure des épiphyses des phalanges; elle est en général terminée à dix-neuf ans. Celles des métacarpiens se réunissent définitivement vers vingt ans.

CHAPITRE VI.

DU MEMBRE INFÉRIEUR.

§ I. — Os iliaque.

SYNONYMIE. — *Os innominé*, Oribase. — *Coxal*, Celse.

C'est dans Galien (1) qu'on trouve la première description des trois pièces du coxal, il leur donne les noms d'*ilion*, d'*ischion* et de *pecten*. L'ilion fut appelé aussi depuis, *amplum*.

Parmi ceux qui étudièrent le coxal à l'époque de la nais-

(1) *Liber de ossibus*, cap. **xx**.

sance, nous citerons : Ingrassias, qui signala la marge épiphysaire de l'ilion, Sylvius, Coiter, Amb. Paré et Riolan (1). Un peu plus tard vinrent Eysson, Kerckringe, Baget (2), qui aux points épiphysaires déjà connus ajouta celui de l'épine sciatique. Albinus compléta l'étude de l'iliaque par la découverte de l'os intercalaire, improprement appelé depuis os marsupial.

Vie intra-utérine.

Deuxième mois. — A quarante-cinq jours environ, un point d'ossification se manifeste dans le cartilage de l'ilion, au-dessus de la cavité cotyloïde vers le milieu de la fosse iliaque, ce point alors a à peu près le volume d'une tête d'épingle. A la fin du deuxième mois, parfois seulement pendant le troisième mois, le point osseux de l'ilion, qui déjà a pris une grande extension, présente déjà la forme qu'il doit garder très-longtemps, son plus grand diamètre atteint alors de 4 à 5 millimètres.

La figure 4 (pl. XXI) représente le coxal d'un fœtus de deux mois et demi environ. L'ilion A présente à sa partie supérieure une marge cartilagineuse très-épaisse, le reste de l'organe est également cartilagineux.

Troisième mois. — L'ischion se montre généralement pendant le troisième mois, rarement dans le quatrième. A la fin du troisième mois, c'est un petit osselet de 4 millimètres de haut sur 3 de large, situé entre la tubérosité et l'épine sciatique. En dehors, il est enfoui dans le cartilage, en dedans sa surface est libre et affleure le cartilage. Fig. 5 (pl. XXI), coxal d'un fœtus du commencement du quatrième mois : A, point osseux de l'ilion ; B, point osseux de l'ischion. Le reste de l'organe est cartilagineux.

Quatrième mois. — C'est ordinairement à la fin du quatrième mois, quelquefois même à cinq mois, que paraît le point

(1) *Enchirid. anat.*, lib. I, cap. xxx.
(2) *Ostéolog.*, 1731, p. 168.

du pubis à l'angle de réunion de la branche horizontale et de la branche verticale, sa forme est celle d'un granule osseux d'environ 2 millimètres. Il proémine vers l'angle interne et supérieur du trou ovale.

Cinquième mois. — La figure 6 (pl. XXI) est l'os iliaque d'un fœtus de quatre mois et demi à cinq mois, vu par sa face interne : A, ilion ; B, ischion ; C, pubis. Ces trois pièces sont enchatonnées dans le cartilage qui les a précédées.

Neuvième mois. — Jusqu'à la naissance, rien de nouveau ne se manifeste dans l'os iliaque, les diverses pièces osseuses s'allongent, s'épaississent et se rapprochent ainsi les unes des autres. La figure 7 (pl. XXI) est l'os iliaque d'un fœtus à la naissance. L'ilion nous paraît comme encadré par une bordure cartilagineuse, sa partie inférieure A se voit dans le fond de la cavité cotyloïde sous forme d'un gros point circulaire ; au-dessous de lui s'en trouve deux autres, B C, vers la partie inférieure de la même cavité : l'un, E, est l'extrémité externe du pubis ; l'autre, B, l'extrémité supérieure de l'ischion. C'est par l'accroissement successif de ces trois points que s'ossifiera la plus grande partie de la cavité cotyloïde.

Cette figure réfute d'elle-même l'opinion des anciens, qui voulaient que l'ischion seul concourût à former la cavité cotyloïde.

A l'âge qui nous occupe, l'ischion B est ossifié jusqu'à la tubérosité ischiatique. Le pubis C vient jusqu'à la branche descendante qui, ainsi que la branche montante, ne forme alors qu'un seul cartilage.

Les trois points fondamentaux (*ossicula*) sont enchatonnés dans une gangue cartilagineuse, qui représente exactement la forme définitive de l'os ; tout son pourtour, y compris les saillies, se continue avec les plaques cartilagineuses intermédiaires aux trois pièces.

L'épaisseur de ces plaques est en raison inverse du développement des points osseux.

Vie extra-utérine.

Première année. — Fig. 8 (pl. XXI), ensemble des points d'ossification de l'os coxal dépouillés de leurs cartilages et placés à distance dans leurs rapports respectifs : A, ilion vu par sa face externe. Sauf quelques rugosités et les épiphyses qui se développeront plus tard, sa forme est celle de l'os adulte. Sa surface articulaire inférieure qui concourt à former la cavité cotyloïde, possède deux facettes : l'une, antéro-externe, est large, légèrement excavée à son centre, elle formera la partie la plus élevée de la cavité cotyloïde ; l'autre facette, plus inférieure et comme subdivisée par une petite saillie verticale, offre une de ses subdivisions à l'ischion B, et l'autre à la pièce intermédiaire au pubis et à l'ilion (os cotyloïdien). L'ischion B, primitivement ovalaire, devient rapidement piriforme ; sa grosse extrémité tournée en haut offre sur sa face externe une éminence k, origine de la lèvre externe de la cavité cotyloïde (on sait que c'est la plus volumineuse), en dedans de cette saillie, une dépression qui formera la plus grande partie de l'arrière-fond de la cavité cotyloïde. Enfin le bord supérieur de la tête de l'ischion présente une surface articulaire subdivisée en trois facettes qui s'articuleront avec l'ilion, le pubis et l'os cotyloïdien.

Le pubis C se développe dans le principe vers l'angle supérieur interne du trou sous-pubien, de là, il se porte dans deux directions, pour constituer les deux branches horizontale et verticale ; la branche horizontale est terminée par une surface qui constituera avec l'os cotyloïdien un tiers de la cavité cotyloïde ; ici c'est surtout la lame épiphysaire venant de l'os cotyloïdien, et passant sur la face pubienne, qui constituera la lèvre interne de la cavité cotyloïde.

On peut suivre sur la branche horizontale du pubis une ligne oblique, suivant laquelle se dépose une série de grains osseux destinés à compléter l'échancrure sous-pubienne. La branche descendante du pubis a la forme d'un petit bec dirigé vers la branche montante de l'ischion.

Deuxième année. — La figure 9 (pl. XXI) représente un os iliaque d'un peu plus d'un an, vu par sa face interne. Les différentes pièces osseuses ont été désarticulées pour montrer la disposition des cartilages qui les séparent et la façon dont chaque pièce est reçue dans le cartilage : A, ilion ; B, ischion ; C, pubis. Les trois têtes de ces os s'agencent dans trois cavités de réception du cartilage intermédiaire, que l'on désigne sous le nom de *cartilage en Y*. Ce cartilage comprend : la tubérosité ilio-pectinéale, l'épine antérieure et inférieure de l'os iliaque, l'épine ischiatique, le fond de la cavité cotyloïde. Le pubis et l'ischion sont séparés par un large intervalle cartilagineux.

Ce serait à six ans, d'après Béclard, que le pubis et l'ischion se réuniraient. Cette réunion a lieu bien plus tard, car nous les avons plusieurs fois trouvés séparés à douze ans et même à quatorze.

Neuvième année. — A cette époque, les pièces qui composent le fond de la cavité cotyloïde ne sont plus séparées que par un cartilage très-mince ; dès cette époque, commence l'apparition des points d'ossification secondaires ou épiphysaires, d'abord dans le cartilage en Y.

Douzième année. — De douze à treize ans, l'ischion, qui a atteint l'ilion, se soude avec lui, d'abord par sa face interne, puis en dernier lieu par sa face externe ; il reste au niveau de la soudure de ces pièces une ligne convexe qui persiste toute la vie.

A l'intérieur de la cavité cotyloïde, quand on a enlevé le cartilage d'incrustation, on trouve encore, entre l'ilion et l'ischion (fig. 10, pl. XXI), une ligne cartilagineuse *h*. La réunion du pubis est plus tardive ; entre cet os et l'ilion, vers le bord supérieur de la cavité cotyloïde, se trouve un intervalle cartilagineux alors envahi par un os intercalaire *d*. Cet os, que nous proposons d'appeler *os cotyloïdien*, est placé entre les trois pièces principales du coxal. M. Serres le regarde comme l'analogue de l'os marsupial des didelphes. Sa face supérieure, triangulaire, est placée entre l'ilion et le pubis ; elle concourt à former l'éminence ilio-pectinée. Sa face externe, également triangulaire, correspond à la tête du fémur ; elle est légèrement concave, double une partie de la cavité cotyloïde et forme la lèvre interne de la cavité cotyloïde.

La découverte de l'os cotyloïdien, comme nous l'avons déjà dit, est due à **B. S. Albinus**. Voici la description qu'il en donne (1) : « *Cartilago ad postremum inter ilium et ischion,* » *itemque inter ilium et pubis, osseum frustum insigne seor-* » *sim efficit, epiphysi simillimum, sed cum duobus ossibus* » *interjectum sit, ad utrumque pertinentis.* » Il dit encore dans un autre passage : « *At in acetabulo, antequam confluant,* » *solent inter ea frustula ossea separata oriri, imprimis qua* » *ilium pertinet ad pubis, et qua ad ischion* (2). »

Sur la figure 10, *i* désigne la ligne étroite qui sépare encore le pubis de l'ilion ; *g*, ligne cartilagineuse qui sépare les branches du pubis et de l'ischion ; enfin, dans l'épais cartilage qui recouvre l'ischion, *b*, point épiphysaire origine de la large plaque qui doit recouvrir cette région.

C'est à seize ans que Béclard fixe le développement des épiphyses dans le cartilage qui forme le pourtour de l'os.

Nous avons dit que le coxal était entouré d'une marge cartilagineuse, plus épaisse sur certains points où se font des insertions musculaires et ligamenteuses. Les trois points primitifs commencent par envahir certains points de cette marge, et séparent ainsi le cartilage marginal en un certain nombre de segments. C'est après cette séparation ou segmentation que commencent les dépôts secondaires de matière osseuse, en

---

(1) *Icones ossium fœtus humani,* etc., p. 156-157.
(2) *Ibid.,* p. 38.

commençant surtout là où les insertions musculaires sont les plus nombreuses.

Si l'on range dans la catégorie des épiphyses le point cunéiforme, que nous désignons sous le nom d'*os cotyloïdien*, c'est de neuf à dix ans que l'on doit rapporter l'apparition des premiers points épiphysaires dans le cartilage qui correspond à l'éminence ilio-pectinée.

Le point de la tubérosité sciatique, d'abord granuleux, s'étale en une plaque osseuse qui absorbe en peu de temps tout le cartilage de la tubérosité.

A seize ans, dans la marge cartilagineuse qui occupe la crête iliaque, se manifestent des granules osseux qui s'assemblent essentiellement sur deux points. En même temps apparaissent des points d'ossification dans l'épine iliaque antérieure et inférieure, dans l'angle du pubis, dans l'épine sciatique, dans la lame cartilagineuse qui sépare l'ilion de l'ischion au fond de la cavité cotyloïde ; ces derniers se confondent rapidement avec les pièces auxquelles ils servent d'intermédiaires.

De vingt à vingt-deux ans.—La fig. 1 (pl. XXII) réduite de moitié, montre les détails suivants : 1° Toute trace de la pièce cotyloïdienne est disparue, les petites lames osseuses qui doublaient les lèvres de la cavité cotyloïde sont soudées. 2° Sur la crête iliaque, deux larges et épaisses épiphyses : l'une, *a*, s'avance pour former l'épine iliaque antérieure et supérieure ; l'autre, *d*, forme l'épine iliaque postérieure et supérieure. Le point d'interruption des deux diaphyses est au point de flexion de l'S que représente la crête iliaque. 3° L'épine iliaque antérieure et inférieure a une épiphyse *c* volumineuse et arrondie. 4° L'angle du pubis (fig. 2, pl. XXII) montre une plaque épiphysaire *f*, composée de deux branches qui se portent l'une sur la branche horizontale du pubis, l'autre sur la verticale. Cette épiphyse s'étend quelquefois jusqu'à l'extrémité supérieure de l'épiphyse ischiatique ; on a détaché l'épiphyse du côté droit et dessiné à part *k*, la surface articulaire du pubis où s'engrène l'épiphyse *f.* 5° La plus large et la plus épaisse des épiphyses du coxal est l'épiphyse ischiatique *b* ; elle s'étend depuis la petite échancrure sciatique jusqu'à l'extrémité supérieure de la branche montante de l'ischion. 6° L'épine sciatique porte aussi une épiphyse *e* proportionnellement volumineuse. Le coxal présente quelquefois un point épiphysaire qui forme l'épine du pubis. Ce point, ordinairement lenticulaire ou pisiforme, est de dimensions variables et plus fréquent chez la femme que chez l'homme. Sur l'os iliaque d'une femme nous en avons trouvé un qui avait 3 millimètres ; il se soude d'abord avec l'épiphyse *f* (fig. 2, pl. XXI), puis en dernier lieu avec le pubis. Béclard pensait que cette épiphyse était l'analogue de l'os marsupial des didelphes.

Si l'on admet les observations de Cuvier touchant l'existence de l'os cotyloïdien chez les didelphes, indépendamment de l'os qui soutient leur bourse, il paraît évident que l'épine du pubis, qui se développe par un point ordinairement isolé, est l'analogue de l'os marsupial. De plus, l'os cotyloïdien n'a rien de l'os marsupial, il en diffère par sa forme, sa position et ses rapports.

L'os marsupial est situé, en effet, vers le tiers interne de la branche horizontale du pubis sur sa partie supérieure, au-dessus du bord interne du trou sous-pubien, au point où, chez l'homme, se trouve l'épine pubienne.

En réunissant les observations de Cuvier, celles de Béclard et y joignant les considérations précédentes, si l'on *veut absolument* trouver chez l'homme un rudiment d'os marsupial, c'est l'épine du pubis qu'il faut prendre.

De dix-huit à vingt ans, la réunion de toutes les épiphyses de l'os iliaque s'effectue, sauf, cependant, celles de la crête iliaque, qui ne se soudent que de vingt à vingt-cinq ans.

Les épiphyses se soudent dans l'ordre suivant :

1° Os cotyloïdien et les lames qui doublent la cavité cotyloïde, vers quinze ans ;

2° L'épine sciatique et l'épine iliaque antérieure et inférieure, vers dix-huit ans;

3° L'angle du pubis et la tubérosité de l'ischion, vers vingt ans;

4° Les plaques de la crête iliaque, de vingt-quatre à vingt-six ans.

RÉSUMÉ.

Trois centres primitifs... { Ilion. / Ischion. / Pubis.

Trois centres secondaires. { Un pour la crête iliaque, comprenant deux points. / Un pour la région cotyloïdienne, trois points. / Un pour la région ischio-pubienne, deux points.

§ II. — Fémur.

Vie intra-utérine.

Deuxième mois. —Le fémur s'ossifie le premier parmi les os des membres, quelques jours même avant l'humérus. Vers quarante-cinq jours (fig. 3, pl. XXII), il a une longueur d'environ 8 millimètres; sa majeure partie est cartilagineuse, et sa forme diffère assez peu de celle d'un fémur adulte. Au centre, vers le point rétréci de la diaphyse, on voit par transparence un point opaque B (fig. 4, pl. XXII; grossissement, 8 diamètres) ayant de 2 à 3 millimètres, atteignant même parfois, d'après Béclard, 6 millimètres; à un plus fort grossissement, la partie ossifiée forme une sorte de réseau.

A deux mois, le point osseux diaphysaire, déjà plus épais aux extrémités qu'au centre, aurait, d'après Béclard, une longueur d'environ 16 millimètres. Ce chiffre nous paraît un peu élevé, car la diaphyse que nous avons représentée fig. 5, pl. XXII, d'un fœtus de deux mois et demi n'a encore que 13 millimètres. Les deux extrémités se sont élargies, et son milieu offre un rétrécissement prononcé. A la fin du troisième mois, la diaphyse a atteint 22 millimètres; sa forme bicône est très-prononcée ; ses extrémités présentent des surfaces concaves dans lesquelles sont reçus les cartilages extrêmes.

Quatrième mois. — Au milieu du quatrième mois, la diaphyse fémorale a, d'après Béclard, 32 millimètres. Cette moyenne est un peu forte ; c'est tout au plus si alors la longueur de la partie ossifiée atteint 28 à 30 millimètres. Longueur totale de l'os, de 35 à 40 millimètres.

Cinquième mois. — Au milieu du cinquième mois, la longueur de la diaphyse est en moyenne de 4 centimètres.

FIG. 6 (pl. XXII). — Diaphyse vue par sa face antérieure. A sa partie supérieure, on voit déjà un rudiment de col ; c'est une petite saillie en forme de bec, dont la face libre est très-légèrement convexe. Sur la face postérieure de l'os, on aperçoit une facette se continuant avec la face supérieure : c'est l'origine de la base du petit trochanter. Le petit bec que nous venons de signaler n'est que la partie du col qui correspond au petit trochanter. Au fur et à mesure que la diaphyse s'allonge vers l'extrémité supérieure, le bec rudiment du col s'élargit par couches superposées et repousse la tête en dedans ; la face inférieure, comme la supérieure, est convexe.

Sixième mois. — Longueur de la diaphyse, de 49 à 50 millimètres.

Septième mois. — A sept mois (fig. 10 et 11, pl. XXII), la diaphyse s'est un peu allongée, la base du petit trochanter s'est élargie et épaissie. Longueur moyenne de la diaphyse, de 5 à 6 centimètres ; longueur totale de l'os, de 7 à 8 centimètres.

La figure 9 (fémur vu par sa face antérieure) présente deux appendices cartilagineux T G. Le supérieur, T, comprend la tête du fémur, le grand et le petit trochanter (voy. fig. 10, le même fémur vu par sa face postérieure). Les trois saillies que nous venons d'énumérer sont parfaitement liées entre elles, de telle sorte qu'à cet âge l'appendice supérieur ne forme qu'un seul tout cartilagineux qui se segmentera plus tard. L'appendice inférieur, G, vu successivement par ses deux faces, offre exactement la forme des condyles osseux. La figure 11 est une coupe verticale de l'autre fémur du même sujet. La diaphyse présente un petit canal vers son milieu, et du tissu spongieux à ses extrémités; dans les appendices E G, il n'y a encore rien d'osseux.

Neuvième mois. — Longueur de la partie ossifiée, de 70 à 75 millimètres; longueur totale de l'os (du grand trochanter à l'extrémité du condyle externe), de 85 à 90 millimètres.

La diaphyse (fig. 7, pl. XXII) présente à sa partie supérieure en dedans une saillie S, qui est la partie ossifiée du col; la face supérieure est convexe. Inférieurement, la diaphyse s'est élargie et la face inférieure présente en O une légère dépression plus marquée sur la face postérieure. Ce sillon divise la face inférieure en deux moitiés latérales formant deux saillies convexes : c'est l'origine des deux condyles.

Les appendices cartilagineux commencent à s'ossifier quinze ou vingt jours avant la naissance : d'abord dans l'inférieur, au milieu du cartilage vers l'espace intercondylien, sur la ligne médiane, se manifestent quelques grains osseux presque imperceptibles; ces grains osseux se multiplient rapidement, et constituent vers cette époque (quinze jours avant la naissance) un point osseux d'environ 2 à 3 millimètres, résultant de l'agglomération des granules (fig. 12, pl. XXII *h*). L'appendice cartilagineux supérieur E n'offre encore à l'œil nu aucune trace d'ossification.

Vie extra-utérine.

Première année. — On voit quelques jours après la naissance (longueur du fémur, 10 centimètres), fig. 13, pl. XXII, dans l'appendice inférieur une série de granules osseux *f, l,* entourant le point osseux H, qui a pris déjà une notable extension; les granules se dirigent de chaque côté vers les condyles. Dans l'appendice supérieur l'ossification se montre en deux endroits, *a*, *b*, dans la tête du fémur et le grand trochanter. Le point *b* apparaît à peu près au centre de la tête fémorale.

Deuxième année. — La diaphyse du fémur atteint vers dix-huit mois une longueur moyenne de 14 à 15 centimètres ; vu par sa face postérieure (fig. 8, pl. XXII), il offre un col déjà volumineux (2 centimètres environ), portant sur sa face interne, en *l*, une éminence *m* creusée dans le sens de sa longueur : c'est la base du petit trochanter. Au-dessus de cette dernière est une surface inégale rugueuse, destinée à former la base du grand trochanter. La partie inférieure de la diaphyse est élargie et sa face inférieure est divisée en deux moitiés latérales par un sillon antéro-postérieur *o* assez profond : c'est l'origine de l'espace intercondylien. Jusqu'à cet âge la diaphyse a été entièrement lisse, elle offre maintenant vers son tiers supérieur une série de petits mamelons osseux encore peu saillants, qui sont l'origine de la ligne âpre. Les appendices cartilagineux, fig. 3 et 4, pl. XXIII, le même fémur vu par ses deux faces) sont criblés d'une série de pertuis au fond desquels on aperçoit du tissu osseux. Ces pertuis sont surtout prononcés sur la face postérieure de l'épiphyse G.

La tête du fémur *a*, est reliée au grand trochanter *c*, par une lame cartilagineuse mince, échancrée et criblée de trous, indiquant que sur certains points le tissu osseux l'a déjà envahie. Le petit trochanter *b* est déjà séparé du grand trochanter. La lame cartilagineuse qui l'unissait au grand trochanter a été envahie par le tissu osseux. Nous avons fait remarquer plus haut que les trois saillies de l'extrémité supérieure du fémur ne formaient qu'un seul appendice cartilagineux. Nous voyons déjà sur la figure 3 qu'il s'est segmenté en deux parties, dont l'une comprend la tête et le grand trochanter, et l'autre le petit trochanter.

Cette première division s'est effectuée par l'élongation du col. Le grand trochanter va s'isoler, de même, de la tête par l'augmentation de volume et de longueur du col. Sur la coupe verticale du même fémur (fig. 1 et 2, pl. XXIII), dans l'appendice supérieur, on trouve pour la tête un point osseux volumineux *a*, entouré d'une série de petites cavernes contenant des grains osseux. Le point primitif est situé derrière l'enfoncement où s'insère le ligament rond. Les grains osseux sont surtout accumulés vers la partie la plus élevée. Dans le grand trochanter, l'ossification n'est encore marquée que par des grains osseux. Le petit trochanter est entièrement cartilagineux. Dans l'appendice inférieur, on trouve un point osseux *g*, volumineux, ovalaire, rugueux ; autour de lui, des granules osseux, destinés à former les saillies condyliennes, sont disséminés en grand nombre.

Troisième année. — C'est à la fin de la troisième année, en général, quelquefois seulement à trois ans et demi, que s'ossifie le grand trochanter.

Quatrième année. — Au commencement de la quatrième année (fig. 5, pl. XXIII), l'épiphyse inférieure G, est en grande partie ossifiée, il n'y a plus de cartilagineux que les portions saillantes des condyles. Au tissu granulaire qui composait primitivement le point G, a succédé du tissu spongieux. On doit remarquer aussi que l'articulation de l'épiphyse avec la diaphyse est une articulation par emboîtement réciproque des mieux marquées. A la partie supérieure, nous trouvons l'épiphyse *d* de la tête presque entièrement ossifiée, elle s'articule avec le col par une suture dentée. La masse cartilagineuse du grand trochanter est alors envahie par trois points d'ossification, dont un volumineux *e*, et deux autres plus petits *e' e''*, presque réunis ensemble. Le plus antérieur est destiné à former la saillie antérieure du grand trochanter ; le moyen, la saillie moyenne ; le postérieur, la saillie postérieure ; par leur réunion, ils formeront l'impression digitale. Les points *e' e''* se soudent d'abord entre eux, et plus tard, vers cinq à six ans, avec le point *e*.

Treizième année. — C'est à treize ans, quelquefois seulement à quatorze, que le petit trochanter commence à s'ossifier ;

c'est alors un noyau osseux, convexe en dehors, reposant sur une large base par une surface plane ; le noyau est situé au milieu du cartilage, qui jusque-là a tenu lieu du petit trochanter.

Seizième année. — Le fémur a toutes ses épiphyses, vers seize ans (fig. 6, pl. XXIII) : *d*, épiphyse de la tête, elle a la forme d'une demi-sphère, coiffant l'extrémité du col, une lame cartilagineuse, mince, la sépare de la diaphyse ; *c*, grand trochanter, une lame cartilagineuse, semblable à celle que nous venons de décrire, est interposée entre lui et la diaphyse ; *f*, plaque épiphysaire du petit trochanter. Inférieurement les condyles sont formés par une énorme épiphyse *g* séparée du corps de l'os par une lame cartilagineuse. La figure 7 (pl. XXIII) et la figure 1 (pl. XXIV) sont des coupes d'un fémur de seize ans à dix-sept ; *d*, épiphyse de la tête, en son point de soudure ; il y a encore du cartilage non envahi ; *e*, grand trochanter enveloppé d'une couche cartilagineuse ; *g*, épiphyse inférieure (fig. 1, pl. XXIV). La figure 2 (pl. XXIV) représente à distance les épiphyses du fémur : **D**, diaphyse ; *d*, épiphyse de la tête ; elle s'articule avec une surface mamelonnée qui termine le col ; *e*, grand trochanter s'articulant avec une surface également rugueuse ; de plus la diaphyse présente en dehors une saillie *h* très-marquée, sorte d'arrêt contre lequel s'appuie le grand trochanter, et qui l'*empêche de se luxer en dehors*. L'endroit où cette saillie s'unit avec l'épiphyse *e* constitue une des lignes d'insertion musculaire du grand trochanter. Les autres lignes d'insertion sont formées par l'union des points de l'épiphyse entre eux : *f*, épiphyse du petit trochanter ; *g*, épiphyse inférieure : sur la *ligne médiane* (1), sa face supérieure nous présente une saillie, qui est reçue dans un sillon correspondant, de la diaphyse **D**. Cette éminence est

____

(1) Ligne médiane doit s'entendre ici par rapport à un plan antéro-postérieur qui, passant par l'axe du membre, le diviserait en deux parties présentant un certain degré de symétrie.

donnée par le point d'ossification médian. De chaque côté sont deux enfoncements qui reçoivent les deux saillies correspondantes de la diaphyse.

Dès dix-huit ans, les épiphyses supérieures se réunissent souvent au corps de l'os. C'est généralement le grand trochanter qui se soude le premier, de dix-huit à vingt ans ; le petit trochanter est un peu plus tardif. De vingt à vingt-deux ans, l'épiphyse de la tête se réunit au col, souvent il persiste une ligne de séparation sur le pourtour de cette épiphyse quoiqu'elle soit soudée vers le centre ; de vingt-deux à vingt-quatre ans, quelquefois auparavant, surtout chez les femmes, l'épiphyse inférieure se réunit au corps de l'os.

Quand les soudures ont eu lieu, les lignes de séparation restent encore marquées à l'extérieur et même à l'intérieur par une lame de tissu compacte qui se trouve au milieu du tissu spongieux.

Nous savons qu'à l'humérus, dans les premiers temps, les trois saillies du cartilage épiphysaire supérieur sont très-rapprochées, et qu'elles s'éloignent par les progrès du développement. De même, pour le fémur, les trois saillies s'écartent avec l'âge, mais beaucoup plus que pour l'humérus, en sorte que la distance entre les pièces des extrémités supérieures de ces deux os est d'autant plus marquée que le développement est plus avancé.

RÉSUMÉ.

Un centre primitif pour la diaphyse.
Un centre secondaire pour chaque extrémité, comprenant :

Le supérieur, cinq points.
L'inférieur, un point et des granules accessoires nombreux.

Nous étudierons le développement de la rotule avec les os sésamoïdes.

§ III. — Tibia.

Vie intra-utérine.

Deuxième mois. — De Baer a observé que le tibia était le premier os qui s'ossifiait chez le poulet (1). Chez l'homme, le tibia commence à s'ossifier peu de temps après le fémur, du quarantième au quarante-cinquième jour, très-peu de temps après le péroné.

La figure 3 (planche XXII) représente un tibia d'environ un mois et demi : longueur de la partie ossifiée, de 2 à 3 millimètres ; figure 4 (planche XXII), le même tibia grossi. En C, on voit le point osseux qui doit envahir la diaphyse.

A deux mois : longueur totale du tibia, de 1^c,5 à 2 centim.

A trois mois (fig. 3, pl. XXIV), la partie ossifiée a de 12 à 13 millimètres ; c'est un petit cylindre semblable à toutes les diaphyses de cet âge.

A quatre mois : longueur totale du tibia, de 25 à 30 millimètres.

A cinq mois (fig. 4, pl. XXIV), la partie ossifiée atteint 35 millimètres ; sa forme n'est plus cylindrique, sa tête est élargie, surtout d'un côté. Le corps de la diaphyse tend déjà à devenir prismatique ; inférieurement, le développement est beaucoup moins marqué qu'à la partie supérieure.

Neuvième mois. — A la naissance : longueur de la partie ossifiée, de 55 à 60 millimètres ; longueur totale de l'organe, de 70 à 75 millimètres. La figure 6 (pl. XXIV) est un tibia de neuf mois : *a*, appendice cartilagineux supérieur ; il se prolonge sur la face antérieure de la diaphyse sous forme d'une languette triangulaire ; *b*, appendice cartilagineux inférieur, comprenant la surface articulaire et la malléole. — Fig. 7

---

(1) Au commencement du neuvième jour (*Histoire du développement des animaux*, p. 106).

(pl. XXIV), coupe verticale du même tibia dans les appendices *a b*: il n'y a aucun travail d'ossification. La diaphyse, sauf le tiers moyen, est entièrement spongieuse.

Vie extra-utérine.

Première année. — Vers six mois, quelquefois seulement vers douze à quatorze mois, on distingue, dans l'appendice cartilagineux supérieur, un amas de granules osseux vers le centre, sur la ligne médiane. Ces granules constituent rapidement un point arrondi A (fig. 8, pl. XXIV); ce point, essentiellement médian, se trouve vers la partie inférieure de l'appendice; dans le reste de la masse cartilagineuse, on voit encore, vers les points qui correspondent aux cavités articulaires, des granules osseux en grand nombre. L'appendice inférieur *b* n'offre encore aucun préparatif d'ossification. Fig. 5 (pl. XXIV), état de la diaphyse tibiale, quelque temps après la naissance.

Deuxième année. — C'est à dix-huit mois qu'apparaît le point osseux qui doit former l'épiphyse inférieure. Fig 9 (pl. XXIV), tibia d'un sujet de deux ans à épiphyse supérieure. Sa face antérieure est criblée de pertuis semblables à ceux que nous avons décrits; *b*, appendice inférieur; il offre également des pertuis. Fig. 10 (pl. XXIV), coupe verticale du même tibia: A, point osseux de l'appendice supérieur, entouré de grains osseux disséminés, qui vont concourir à la formation des cavités articulaires; B, point osseux de l'appendice inférieur; il occupe déjà toute la portion horizontale de l'appendice. On distingue, dans la malléole, de petites cavernes renfermant des grains osseux, qui vont concourir, avec le point principal B, à l'ossification de cette partie. Béclard a vu une fois un point spécial pour la malléole interne; ce point se réunit promptement à l'épiphyse principale. Nous ne l'avons pas observé; cependant il nous paraît possible et dû à un groupement isolé des grains accessoires que nous avons signalés.

Dans la languette cartilagineuse qui prolonge en bas l'appendice cartilagineux *a* (fig. 9, pl. XXIV) et forme la tubérosité antérieure du tibia, apparaît, vers huit ou dix ans, un point d'ossification décrit avec un air de doute par Béclard. Son apparition est quelquefois plus tardive et ne se fait que vers douze ou quatorze ans. Ce point envahit avec rapidité le cartilage qui lui est destiné, se porte vers la plaque épiphysaire supérieure et se soude définitivement avec elle.

La figure 11 (pl. XXIV) est la coupe verticale, vue de profil, d'un tibia de quatorze à quinze ans. L'épiphyse supérieure A est volumineuse, entièrement ossifiée et séparée du tibia par une lame mince de cartilage. L'épiphyse antérieure E, qui représente la tubérosité antérieure, offre encore, à sa partie inférieure, un espace cartilagineux; elle est séparée de la précédente et du tibia par une lame cartilagineuse très-mince. L'épiphyse inférieure B est entièrement ossifiée; elle comprend toute la malléole interne et la surface articulaire, en d'autres termes, toute l'extrémité inférieure. La figure 12 (pl. XXIV) représente une diaphyse tibiale avec toutes ses épiphyses à distance. La diaphyse D offre, sur sa face antérieure, une surface rugueuse sur laquelle s'articule l'épiphyse E, qui forme la tubérosité antérieure. La face supérieure de la diaphyse est en partie convexe, déprimée vers sa partie moyenne. La face inférieure de la diaphyse porte quatre lignes saillantes, séparées par quatre dépressions. Les quatre saillies viennent aboutir au centre de la surface en un point concave. L'épiphyse supérieure A est une plaque épaisse de près d'un centimètre, concave inférieurement, présentant supérieurement deux saillies qui forment les éminences de la surface articulaire supérieure. L'épiphyse E est une plaque moins épaisse, convexe par sa face tibiale, rugueuse par sa surface articulaire. L'épiphyse B offre, par sa face supérieure, des saillies et des enfoncements correspondant aux enfoncements et aux saillies de la diaphyse.

A dix-huit ans, l'épiphyse inférieure se soude au corps de l'os ; la supérieure ne se réunit que vers vingt ans, et souvent même, à vingt-quatre ans elle n'est pas encore entièrement soudée.

RÉSUMÉ.

Un centre primitif pour la diaphyse.
Deux centres secondaires, l'un comprenant deux points, l'autre un point.

§ IV. — Péroné.

Vie intra-utérine.

Le péroné, dans les premiers mois de la vie intra-utérine, parcourt les mêmes phases de développement que le fémur et le tibia (fig. 3 et 4, pl. XXII, D). Le péroné commence à s'ossifier quelques jours après le tibia. A quarante-cinq jours, il possède, comme ce dernier, vers le milieu de sa longueur, un point osseux D (fig. 4) à peine sensible à l'œil nu.

A deux mois, le péroné a 13 millimètres de longueur.

A trois mois : longueur totale, de 20 à 25 millimètres ; longueur de la partie ossifiée, de 15 à 18 millimètres (fig. 1, pl. XXV).

L'inspection seule de la figure suffit pour montrer que la diaphyse est alors un cylindre parfait.

A quatre mois : longueur totale du péroné, de 30 à 35 millimètres ; longueur de la partie ossifiée, de 25 à 28 millimètres. Jusqu'à la naissance, le péroné n'offre rien à noter.

Neuvième mois.—La longueur totale du péroné varie entre 70 et 75 millimètres. La diaphyse, à elle seule, a de 5 à 6 centimètres de longueur (fig. 2, pl. XXV) ; c'est une tige en grande partie cylindrique, légèrement élargie à ses deux extrémités. Les épiphyses sont toujours cartilagineuses.

Vie extra-utérine.

Première année.— La figure 3 (pl. XXV) est le péroné d'un enfant de quelques mois ; après la naissance, la diaphyse commence à prendre la forme prismatique. Dans leur intérieur, les épiphyses a, b, n'ont encore aucune trace d'ossification.

Deuxième année. — L'ossification des épiphyses du péroné commence à s'opérer vers dix-huit à vingt mois ; cette ossification est quelquefois retardée jusqu'à la fin de la troisième année.

Un grain osseux apparaît au centre du cartilage, dans l'épiphyse inférieure d'abord (voy. fig. 4, pl. XXV).

Ce grain osseux s'étale peu à peu en tous sens. Dans l'épiphyse supérieure *a*, la coupe montre l'absence complète d'ossification.

Cinquième année. — De quatre ans et demi à cinq ans, on distingue quelques granules osseux au milieu de l'épiphyse supérieure. Ce n'est que vers cinq ans et demi à six ans que le point est entièrement formé.

La figure 5 (pl. XXV) est le péroné d'un enfant de huit à neuf ans. Des arêtes et des enfoncements se sont formés sur la diaphyse, qui, à partir de ce moment, est complétement prismatique. L'épiphyse inférieure *m* est une masse osseuse quadrilatère à angles mousses ; la malléole externe est encore, en grande partie, cartilagineuse. Supérieurement, le point épiphysaire *p* est une masse ovalaire au milieu d'un épais cartilage.

Ce n'est qu'après la vingtième année que les épiphyses du péroné se réunissent au corps de l'os. D'abord, l'inférieure, de vingt à vingt-deux ans, puis la supérieure, de vingt-deux à vingt-trois ans. Jusqu'à vingt-cinq ans, et quelquefois même jusqu'à vingt-huit, une ligne très-marquée indique leur séparation primitive.

§ **V.** — **Tarse**.

Coiter et Riolan ont reconnu que le premier point d'ossification du pied apparaît dans le calcanéum; Sylvius, A. Paré, décrivirent les épiphyses des métatarsiens avec beaucoup de soin; Albinus découvrit l'épiphyse du calcanéum; Béclard et M. Serres ont complété l'étude de l'ossification du pied.

Vie intra-utérine.

Le tarse s'ossifie tardivement, quoique ses os soient bien limités dès trente-cinq jours; il reste cartilagineux jusqu'au quatrième mois.

A quarante-cinq jours, au moment où l'ossification commence dans les autres os du pied, les cellules embryonnaires des os du tarse subissent vers le centre de chaque os la transformation cartilagineuse, transformation qui produit en ces points une légère opacité semblable à celle que donne un commencement d'ossification. La figure 4 (pl. XXII) montre clairement cette transformation. C'est à partir de cette époque que le tarse devient opaque.

Quatrième mois. — Dimension des os du tarse à quatre mois :

GRAND DIAMÈTRE.

Calcanéum, 7 à 8 millim.
Astragale, 5 à 6 millim.
Cuboïde, 5 millim.
Scaphoïde, 4 millim.
Premier ou grand cunéiforme, 2 millim.
Deuxième ou petit cunéiforme, 2 millim.
Troisième ou moyen cunéiforme, 3 millim.

Le premier point d'ossification paraît dans le calcanéum à quatre mois et demi.

La figure 6 (pl. XXV) est le pied d'un fœtus de cinq mois à peine : *a*, point osseux du calcanéum, il a déjà 4 millimètres de diamètre ; libre en dehors, enfoncé dans le cartilage en dedans, ce point débute vers la partie moyenne du calcanéum, au-dessous de l'apophyse calcanéenne supérieure. Un mois après, vers six mois, il se développe un point osseux dans l'astragale au centre du cartilage, au-dessous de la gouttière transversale. Jusqu'à neuf mois, rien de plus à signaler.

Vie extra-utérine.

Première année. — A la naissance, l'ossification commence au milieu du cuboïde et du grand cunéiforme, de telle sorte que quelques jours après la naissance on trouve (fig. 7, pl XXV) : 1° dans le calcanéum, un point osseux *a*, ayant environ 12 millimètres de longueur, occupant la partie moyenne et inférieure de l'organe ; sa face externe est quadrilatère et légèrement convexe, ses faces supérieure et inférieure offrent des concavités qui doivent engendrer les dépressions de l'os adulte ; 2° dans l'astragale, dont la figure nous donne une coupe horizontale, un point ovalaire *b* ; 3° dans le cuboïde, coupé transversalement, un point arrondi *h*, formé de grains osseux encore mal liés entre eux ; 4° dans le grand ou premier cunéiforme, en son milieu, un point *g* ; 5° le scaphoïde et les deux autres cunéiformes n'ont encore rien d'osseux.

Ces points osseux ne sont pas encore revêtus de lame compacte et présentent des surfaces rugueuses qui ne deviendront unies que lorsqu'elles auront atteint la surface libre. Ainsi le point *a* du calcanéum, qui a une face libre, est revêtu d'une lame compacte sur cette face.

Il faut aller maintenant jusqu'à quatre ans et demi, quelquefois même jusqu'à cinq ans et demi, pour trouver le scaphoïde en voie d'ossification. Fig. 8 (pl. XXV), coupe horizontale d'un scaphoïde de cinq ans : il présente deux points osseux *e*, *f*, d'environ 5 millimètres, placés de chaque côté de l'axe du scaphoïde ; ils apparaissent en même temps, et se soudent quelques jours après leur ossification. Comme trace de leur primitive séparation, il reste une ligne verticale qui ne tarde pas à s'effacer. Les points osseux des deux derniers cunéiformes apparaissent à quatre ans, ils envahissent rapidement tout le cartilage. De neuf à dix ans (fig. 11, pl. XXV) (coupe verticale antéro-postérieure de l'astragale et du calcanéum), le calcanéum présente en arrière une sorte de calotte cartilagineuse, épaisse sur certains points de 3 à 4 millimètres. En avant, il offre également un revêtement cartilagineux. Sur la même figure, l'astragale porte un revêtement cartilagineux qui, contrairement à celui de la face postérieure du calcanéum, sera envahi par le corps de l'os ; les cinq autres os (fig. 12, pl. XXV) sont encadrés complétement par une lame de cartilage qui disparaîtra en partie par les progrès du développement.

Vers dix ans, au point le plus convexe de la calotte cartilagineuse qui recouvre la face postérieure du calcanéum, apparaît un point osseux qui s'étend rapidement dans toute la masse cartilagineuse ; un autre point osseux se développe un peu plus tard dans le tubercule calcanéen externe, resté jusque-là cartilagineux.

A quatorze ans, ces deux points épiphysaires ont acquis leur entier développement. Fig. 13 et 14 (pl. XXV), calcanéum vu par ses faces interne et externe : O, épiphyse d'insertion du tendon d'Achille ; o, épiphyse du tubercule calcanéen externe ; elle est reliée à l'épiphyse O par une lame de cartilage q ; l'épiphyse du tubercule calcanéen externe commence à se souder la première vers seize ans ; l'épiphyse de la face postérieure se réunit d'abord par sa partie inférieure, la supérieure reste un peu plus longtemps séparée ; sur des squelettes de vingt-deux à vingt-quatre ans, nous avons encore des traces de séparation. L'épiphyse O du tubercule calcanéen externe reste quelquefois isolée ; ce qui l'a fait considérer par quelques auteurs comme un os sésamoïde. Nous signalerons ici sa grande analogie avec l'os pisiforme du carpe.

RÉSUMÉ.

Un centre primitif pour chaque os du tarse ; celui du scaphoïde comprenant deux points.

Un centre épiphysaire comprenant deux points pour le calcanéum.

§ VI. — Métatarse.

Ici, comme à la main, nous regardons l'os du gros orteil qui correspond aux métatarsiens comme une phalange.

Vie intra-utérine.

Deuxième mois. — L'ossification débute au pied par les métatarsiens ; elle commence vers quarante à quarante-cinq jours (fig. 3 et 4, pl. XXII). On distingue au milieu de chaque métatarsien un point d'ossification *r*. L'évolution de ces points se fait exactement comme dans les métacarpiens.

Quatrième mois. — Longueur totale du deuxième métatarsien, 1 centimètre ; longueur de la partie ossifiée, 5 millimètres.

Cinquième mois. — La figure 6 (pl. XXV) nous donne l'état de l'ossification et les dimensions des métatarsiens à cet âge.

Neuvième mois. — La longueur du deuxième métatarsien à la naissance varie entre 21 et 23 millimètres ; la partie ossifiée atteint en général de 14 à 16 millimètres.

Vie extra-utérine.

Première année. — La figure 7 (pl. XXV) représente la série des métatarsiens quelques mois après la naissance.

Deuxième année. — Dans l'appendice cartilagineux antérieur de chaque métatarsien se développe un point osseux qui, vers dix à douze ans (fig. 12, pl. XXV), a totalement absorbé l'appendice antérieur ; il forme une petite tête *n* séparée de la diaphyse par une lame de cartilage. Sur la figure, on représente un métatarsien entier où l'épiphyse est totalement enveloppée de cartilage. De dix-huit à dix-neuf ans, les épiphyses des métatarsiens se réunissent au corps de l'os toutes à peu près en même temps. Il est à remarquer que les auteurs qui regardent comme un métatarsien la première phalange du pouce ont observé que l'épiphyse de cette phalange se réunit au corps de l'os une année avant l'épiphyse des métatarsiens.

§ VII. — Phalanges.

Vie intra-utérine.

A quarante-cinq jours (fig. 3 et 4, pl. XXII), on trouve un point d'ossification r' dans toutes les premières phalanges, un point d'ossification S dans toutes les secondes phalanges, mais marqué surtout dans celle du pouce. Béclard pensait que les phalanges du cinquième doigt ne s'ossifiaient qu'à trois mois. Nous avons vu du tissu osseux dès quarante-cinq jours dans la première phalange du petit doigt. Dès le principe, le volume des points osseux suit l'ordre numérique des orteils. Les phalangines s'ossifient vers quatre mois ; celle du cinquième orteil ne s'ossifie souvent qu'après la naissance (voy. fig. 6, pl. XXV, pied d'un fœtus de cinq mois). Les troisièmes phalanges commencent à s'ossifier par l'extrémité antérieure, puis de là l'ossification s'étend vers l'extrémité postérieure, laissant toujours un appendice cartilagineux qui se transforme en épiphyse.

Dimensions des phalanges du gros orteil à quatre mois et demi :

Première phalange..... { Longueur totale, 9 millim.
Longueur de la partie ossifiée, 5 millim.

Deuxième phalange.... { Longueur totale, 5 millim.
Longueur de la partie ossifiée, 2 à 3 millim.

Troisième phalange..... { Longueur totale, 4 millim.
Longueur de la partie ossifiée, 1 à 2 millim.

Les dernières phalanges des orteils sont en progression décroissante du premier au cinquième.

Neuvième mois. — Tous les points osseux diaphysaires des phalanges sont apparus.

Dimensions des phalanges du troisième orteil :

Première phalange........ Longueur totale, 9 à 12 millim.
Deuxième phalange....... Longueur totale, 5 à 6   —
Troisième phalange....... Longueur totale, 3 à 4   —

Vie extra-utérine.

Sixième année. — Les points épiphysaires des phalanges commencent à s'ossifier vers six ans. Dans l'appendice cartilagineux postérieur de la première phalange (premier métatarsien de certains auteurs) du gros orteil, on aperçoit deux points osseux qui, à la fin de la sixième année (fig. 8, pl. XXV, i, i), sont déjà assez volumineux. Ces deux points sont situés de chaque côté de l'axe du doigt. Dans la deuxième phalange, déjà deux grains osseux, i' i', très-petits, indiquent la présence des futurs points d'ossification. Les deux points que nous venons de décrire se réunissent d'abord entre eux, et vers dix à douze ans (fig. 12, pl. XXV) forment des plaques k, l, m, concaves par leur face postérieure, séparées du reste de l'os par une lame de cartilage. (Voyez également, fig. 10, pl. XXV, le même orteil entier ; les mêmes lettres indiquent les mêmes pièces que sur la figure précédente.) Enfin les épiphyses des phalanges se réunissent au corps de l'os, quelques-unes dès l'âge de seize ans, les autres de dix-huit à vingt-deux ans.

En général, pour les métatarsiens et les phalanges, l'ossification procède du gros orteil au cinquième.

RÉSUMÉ.

MÉTATARSIENS.

Un centre primitif, un centre secondaire.

PHALANGES.

Un centre primitif, un centre secondaire comprenant deux points.

16

CHAPITRE VII.

DES OS SÉSAMOÏDES.

Les os sésamoïdes s'ossifient tardivement. Ce ne sont pas, à proprement parler, des os du squelette ; pour la plupart, ce sont des ossifications accessoires tenant à des conditions mécaniques. On les trouve surtout dans les tendons là où ils subissent des angles de réflexion.

1° Au pouce, au gros orteil, il y en a ordinairement deux, rarement un seul.

2° Un à la jonction du métacarpe et du doigt auriculaire.

3° Un sur la face externe de l'os du métacarpe dans le tendon de l'adducteur de l'index.

4° Un sur la face externe du condyle externe du fémur.

5° Chez des hommes de quarante ans et des vieillards on en a rencontré un sur le condyle interne du fémur.

6° Vésale, Rioland, Bartholin, Drake, etc., en ont trouvé deux à l'origine des jumeaux. Fallope et Cowper n'en ont trouvé qu'un pour le jumeau externe.

7° Cheselden affirme en avoir rencontré un dans le tendon du plantaire grêle.

8° Sabatier en place un dans le tendon du jambier postérieur au point où il s'insère au scaphoïde.

9° Un sous l'os cuboïde du tarse dans le tendon du long péronier latéral.

10° Schulzius (1) dit qu'il en a vu un à l'extrémité des apophyses transverses de la première lombaire. D'après sa description, nous pensons qu'il a pris pour tel l'épiphyse de cette apophyse.

11° La rotule est le type des os sésamoïdes. Il y a dix os

____

(1) *Comm. litter. Universal.* A. 1731, p. 33.

sésamoïdes qu'on peut regarder comme constants ; quant aux autres, il suffit de dire que Vésale en comptait quarante-huit, et qu'on en a encore ajouté depuis.

Rotule.

Tous les os sésamoïdes s'ossifient de la même manière, il nous suffira donc de décrire ici l'ossification de la rotule.

Vie intra-utérine.

Du plus loin qu'on puisse étudier le squelette cartilagineux, on distingue toujours la rotule au milieu du tendon du droit antérieur (fig. 4, pl. XXII).

Vie extra-utérine.

A la naissance (fig. 8, pl. XXIII), la rotule est cartilagineuse et parfaitement lisse, c'est tout à fait une petite graine de sésame enveloppée du tendon du droit antérieur ; leur liaison est si intime qu'on ne peut les séparer.

Vers cinq ans, le travail d'ossification débute au milieu du cartilage de la rotule, par une série de granules disséminés ; peu après (fig. 9, pl. XXIII), on trouve un point osseux r, déjà volumineux, entouré d'un cortége de granules osseux épars dans la masse cartilagineuse ; c'est probablement un groupement accidentel de quelques-uns de ces granules qui a fait décrire à Rudophi plusieurs points d'ossification pour la rotule.

A dix-huit ans, la rotule est entièrement osseuse.

Les autres os sésamoïdes commencent à s'ossifier plus tardivement que la rotule.

PLANCHE XXVI.

SQUELETTE NATUREL D'UN FŒTUS DE LA FIN DU QUATRIÈME MOIS.

A, fontanelle supérieure.
B, fontanelle postérieure.
C, fontanelle latérale antérieure.
D, fontanelle latérale postérieure.
a, maxillaire inférieure.
b, maxillaire supérieur.
c, malaire.
d. nasal.
e, frontal.
f, pariétal.
g, sphénoïde.
h, temporal (écaille).
h', cercle du tympan.
i, occipital (écaille).
i', occipital (condyle).
j, colonne vertébrale.
k, clavicule.

l, omoplate.
m, humérus.
n, radius.
o, cubitus.
p, carpe.
q, métacarpe.
1, 2, 3, phalanges des doigts.
r, côtes.
t, sternum.
s, os iliaque.
u, fémur.
v, rotule.
x, péroné.
y, tibia.
z, tarse.
w, métatarse.
1, 2, 3, phalanges.

QUATRIÈME PARTIE.

OSSIFICATION DES CARTILAGES DITS PERMANENTS.

Tous les cartilages ont pour limite l'ossification, et à ce point de vue peuvent être classés comme il suit :

CARTILAGES TRANSITOIRES.

1° Ceux qui s'ossifient dès leur apparition.
2° Ceux qui s'ossifient avant l'âge adulte.

CARTILAGES PERMANENTS.

Ceux qui ne s'ossifient que vers le milieu ou vers la fin de la vie ; ainsi les cartilages du larynx, les cerceaux cartilagineux de la trachée, les cartilages costaux, etc.

CHAPITRE PREMIER.

OSSIFICATION DES CARTILAGES DU LARYNX.

On compte généralement comme cartilages du larynx, le *thyroïde*, le *cricoïde*, *deux aryténoïdes*, *deux cartilages de Santorini*, *deux cartilages de Wrisberg*, l'*épiglotte*.

§ I. — Thyroïde ou scutiforme.

Ce cartilage est regardé par la plupart des anatomistes comme formé par deux lames s'unissant immédiatement en avant sur la ligne médiane, et décrivant un angle aigu ouvert en arrière. Nous avons démontré depuis longtemps (1) que les

(1) Cavasse, *Thèse sur les fractures traumatiques du larynx.* Paris, 1833. – Sappey, *Anatomie descriptive.* — Luschka, *Anatomie des Menschen in rücksicht*

deux lames latérales de ce cartilage s'unissent par l'intermédiaire d'un cartilage médian parfaitement circonscrit (fig. 1, 2, pl. XV, A, A), nous l'appelons *cartilage vocal*. On l'aperçoit parfaitement en regardant le cartilage thyroïde par transparence. Cette lame est très-marquée chez les jeunes sujets (fig. 1, pl. XV, A′) ; chez les adultes dont le cartilage ne présente pas encore de point d'ossification, elle est peut-être un peu moins apparente. Elle est placée sur le milieu de la hauteur moyenne du thyroïde. Sa forme est losangique à angles latéraux très-obtus, à angles supérieur et inférieur très-aigus, de manière à lui donner la forme d'une aiguille de boussole. Quelquefois, au lieu de se terminer en haut et en bas par des angles aigus, elle se prolonge sous forme de bandelette, ce qui fait que dans ce cas les lames latérales sont entièrement séparées l'une de l'autre. Si l'on réunit les quatre angles par deux lignes diagonales, le point d'intersection de ces lignes représente exactement le milieu du cartilage vocal, lequel milieu est aussi celui du thyroïde. Enfin, si avec une aiguille on le traverse au point d'intersection de ces lignes, on tombe exactement sur le point presque mathématique où converge en avant le bord libre de chaque corde vocale inférieure. Sa face antérieure est un peu déprimée, à peu près plane ; il en est de même de la postérieure, ce qui provient de ce qu'elle est moins épaisse que les deux lames du thyroïde dans lesquelles elle est enclavée. Ses bords s'unissent avec celles-ci comme les os du crâne entre eux. Sa couleur tranche sur celle des lames latérales, elle est moins opaque et ressemblant assez bien à celle de la cornée. Elle est plus élastique, plus flexible, moins dure que les deux autres, propriétés que l'on rend évidentes par une section transversale.

C'est sur cette lame, et non sur le cartilage thyroïde, que s'insèrent les cordes vocales. Sa grande flexibilité, son élas-

auf die Bedürfnisse der praktischen Heilkunde, erst. Band. Der Hals. S. 253. Tübingen, 1862.

ticité beaucoup plus grande que celle du cartilage thyroïde, nous paraissent expliquer le caractère du timbre de la voix des enfants. Son ossification par un point distinct change complétement ses propriétés physiques et entraîne des modifications dans la production de la voix.

.C'est parce qu'ils ont ignoré l'existence de cette lame et surtout le changement radical qui s'opère chez l'adulte, d'un cartilage très-flexible en une lame osseuse, que les physiologistes ont fait tant d'hypothèses dénuées de fondement, pour expliquer le changement si complet et si rapide du timbre de la voix. Pour nous, le changement physiologique trouve son explication dans le changement anatomique. Au point de vue pathologique, le cartilage vocal nous explique ce fait jusque-là resté une énigme ; pourquoi les fractures du larynx n'ont jamais lieu sur la ligne médiane, comme l'a fait remarquer M. Cavasse, mais à l'union du cartilage vocal avec les lames du thyroïde. Vers le milieu de la vie, un peu plus tôt chez l'homme que chez la femme, l'ossification commence à se montrer dans les cartilages du larynx. Cette ossification des cartilages du larynx et celle de la trachée étaient connues des anatomistes les plus anciens. Riolan disait que chez certaines personnes il était transformé en os et était cause qu'on ne pouvait les étrangler au gibet.

C'est le cartilage thyroïde qui subit le premier l'ossification, il présente pour chaque moitié latérale deux centres principaux et un pour le cartilage vocal qui les sépare. Dans la corne inférieure, vers le milieu à peu près, apparaît un point osseux B (fig. 3, pl. XV), qui s'allonge bientôt et gagne ainsi la base de la corne supérieure (fig. 4, B) ; en même temps, vers le bord inférieur de la lame cartilagineuse, apparaît un nouveau point C (fig. 4), et dans le cartilage vocal se montre aussi un point osseux A (fig. 5), qui ne tarde pas à l'envahir tout entier et à prendre sa forme. Peu après, vers le milieu de la corne supérieure, on distingue sur le cartilage un point D (fig. 5) ; à la même époque (fig. 5), sur le tubercule laryngé apparaît aussi un point osseux E. Les quatre points osseux, B, C, D, E, constituent ce que nous appelons le *centre d'os-sification postérieur*.

Un peu plus tard (fig. 6), aux deux points inférieurs B et C, déjà soudés, viennent s'ajouter les deux points supérieurs D et E, de telle sorte que tout le bord postérieur du cartilage thy-roïde est envahi par une bordure osseuse. Quelquefois, au centre postérieur formé par ces différentes pièces, vient s'adjoindre un cinquième point osseux F (fig. 6), situé au sommet de la corne supérieure. Nous avons vu même deux points semblables et superposés.

Sur des sujets encore plus avancés en âge (fig. 7), un point G vient s'ajouter à la partie inférieure de la pièce osseuse du cartilage vocal ; ces deux points, soudés sur la figure, for-ment, avec un nouveau point C, le *centre antérieur* d'ossi-fication. Ce centre osseux a alors l'aspect d'un T renversé.

Bientôt, du centre postérieur part une aiguille verticale M (fig. 7).

Plus tard (fig. 8), la pièce G du centre antérieur, en s'éten-dant, gagne latéralement la pièce C du centre postérieur et se soude avec elle ; de telle sorte qu'à cet âge tout le bord infé-rieur du cartilage thyroïde est formé d'une marge osseuse. Comprenant également les cornes inférieures B, B, son bord supérieur présente cinq lames verticales (fig. 9) ; les deux postérieures constituent les cornes supérieures D, D ; les deux moyennes M, M, viennent rejoindre le point K (fig. 9) (le point K n'est pas encore apparu sur la figure 8) ; l'antérieur A va jusqu'à l'échancrure du cartilage. Nous avons alors dans le cartilage une sorte de charpente ossifiée.

De quarante-cinq à cinquante ans, l'ossification s'est éten-due. Sur la figure 10, qui est un thyroïde vu par sa face posté-rieure, la pièce moyenne A est reliée aux pièces K par un arc osseux qui consolide le bord supérieur du cartilage ; la pièce moyenne. K se trouve de même reliée supérieurement par un arc osseux aux parties latérales déjà ossifiées depuis longtemps. Mais, entre les diverses pièces unies ainsi entre elles par le bord supérieur devenu osseux, se trouvent encadrés des îlots cartilagineux O, O, P, P, qui forment comme quatre petites fenêtres.

Enfin, vers soixante ans, souvent plus tard encore, tout le cartilage s'évanouit, et nous avons l'*os thyroïde* (fig. 11), formé de tissu osseux, très-résistant, très-dense, mais un peu moins épais vers les parties moyennes de ces faces, là où le cartilage a disparu en dernier lieu.

EN RÉSUMÉ.

Le cartilage thyroïde offre deux centres d'ossification latéraux et un médian.

Chacun des latéraux comprend quatre points principaux, quelquefois six.

Le médian a également quatre points, dont deux manquent quelquefois.

De plus, pour chaque centre, signalons des points accessoires en nombre variable.

§ II. — Cricoïde.

Ce cartilage s'ossifie peu de temps après le précédent. La figure 12 (pl. XV) représente le cricoïde d'un sujet de vingt-cinq ans, il est encore cartilagineux ; mais généralement, quelques années après, il apparaît (fig. 13, pl. XV) vers son bord supérieur, au-dessus des facettes articulaires latérales, deux points osseux B B, de forme pyramidale. Leur sommet regarde en dedans et en arrière.

En même temps, on voit encore, sur le même bord et en dedans des éminences articulaires, deux autres points D D. Sur des sujets âgés de trente à trente-cinq ans, nous trouvons (fig. 14) les points B B, soudés par leur partie inférieure avec la partie supérieure des points D D. Un petit espace cartilagineux existe encore entre eux, en dehors. Sur la ligne médiane sont des granules intermédiaires C et E, dont les supérieurs E ont déjà formé des points osseux unissant les deux pièces latérales.

Sur la figure 15 (cricoïde d'un sujet de quarante ans), les points C et E ont formé deux larges ponts unissant les pièces latérales. Ces ponts sont séparés l'un de l'autre par un intervalle cartilagineux. Sur ce même cricoïde, au milieu de l'arc antérieur, jusque-là resté cartilagineux, est apparu un point osseux lenticulaire A.

Vers cinquante ans, l'arc postérieur (fig. 16) est presque entièrement osseux. Les lettres S S, sur cette figure et la précédente (fig. 15), et la suivante (fig. 17), indiquent le point de réunion des pièces B B et D D.

Sur le bord supérieur de l'arc antérieur, de chaque côté du point médian A, sont montrés des granules osseux *a a*.

De cinquante-cinq à soixante ans, l'ossification de l'arc postérieur se complète (fig. 17). Le bord supérieur de l'arc antérieur est ossifié par la jonction des points A, *a a*.

Enfin, de soixante à soixante-dix ans, l'ossification du cricoïde devient entière, ce n'est plus qu'un anneau osseux.

RÉSUMÉ.

Deux centres, l'un comprenant l'arc antérieur composé de trois points principaux, c'est le plus tardif ; l'autre, comprenant l'arc postérieur composé de six points principaux, c'est le plus précoce.

§ III. — Aryténoïde.

Fig. 19 (pl. XV). — Aryténoïdes cartilagineux d'un sujet adulte.

A peu près vers l'époque d'ossification du cartilage thyroïde, un point d'ossification A (fig. 20, pl. XV) apparaît dans l'un des angles de la base de l'aryténoïde.

Ce point envahit graduellement tout le cartilage (voy. les fig. 21 et 22), et, vers soixante à soixante-cinq ans, le cartilage est devenu un os complet (fig. 23).

§ IV. — Cartilage de Santorini.

Synonymie. — *Capitula imposterum arytænoidium,* Santorini (1).

Les cartilages de Santorini se rencontrent, chez les enfants et les adultes, assez lâchement unis avec les aryténoïdes; cependant, quelquefois même à ces périodes de la vie, ils sont presque confondus avec eux.

Ces petites têtes cartilagineuses sont spéciales à l'homme, du moins c'était l'opinion de Santorini, qui ne les trouva jamais sur la plupart des animaux domestiques qu'il disséqua.

Avant de s'ossifier, ils commencent généralement par se souder avec les aryténoïdes; une ligne claire, que l'on aperçoit en regardant l'organe par transparence, est la trace de leur primitive séparation. Ensuite, un point osseux B (fig. 22, pl. XV) se développe au milieu de leur substance et ne tarde pas à l'envahir complétement. Ce point se soude, en dernier lieu, avec l'os aryténoïdien comme une sorte d'épiphyse.

CHAPITRE II.

OSSIFICATION DES ARCEAUX CARTILAGINEUX DE LA TRACHÉE-ARTÈRE.

Vers quarante à quarante-cinq ans, les granules osseux commencent à se montrer sur la face antérieure des anneaux, peu

(1) *Observationes anat.,* cap. V: De larynge. Lugduni Bat., 1739, p. 97.

à peu ces granules s'étendent en tous sens, et vers cinquante à cinquante-cinq ans, ils forment des plaques osseuses A, B, C (fig. 1, pl. XVI), les unes ne remplissant pas encore tout le cartilage (A), les autres complétant entièrement l'anneau (B, C), les bronches s'ossifient aussi, mais plus tardivement.

On voit sur la figure 1 que c'est surtout vers l'extrémité inférieure que l'ossification est la moins avancée, et que c'est vers le tiers supérieur, en laissant de côté le premier anneau, qu'elle est la plus étendue.

Sur un sujet plus âgé, la trachée est formée de demi-cercles osseux unis entre eux par des ligaments, et transformés en anneaux par un lien fibreux allant d'une extrémité de l'arc à l'autre.

CHAPITRE III.

OSSIFICATION DES CARTILAGES COSTAUX.

L'ossification des cartilages costaux est normale chez plusieurs mammifères, notamment chez les fourmiliers et les cétacés, on la rencontre aussi chez les oiseaux, les sauriens et les chéloniens. Les cartilages costaux s'ossifient de deux manières différentes, soit à l'extérieur, par des lames osseuses qui se forment entre les cartilages et le périchondre, comme dans l'accroissement des os en épaisseur, soit à l'intérieur, par des points petits, graniformes, plus ou moins nombreux. Vers l'âge de vingt-cinq ans, l'ossification de la première pièce du sternum est achevée ainsi que la surface destinée à l'articulation de la clavicule ; le premier cartilage continu avec le sternum a environ un pouce de long et donne attache, par la partie supérieure de son extrémité sternale, à la partie infé-

rieure du ligament cartilagineux de l'articulation sterno-cla-
viculaire.

Vers l'âge de trente ans, le premier cartilage costal s'ossifie à la surface plutôt aux parties supérieure et antérieure
que dans les autres parties de sa circonférence; plutôt aux
extrémités que dans la partie moyenne. A l'âge de trente ans,
il est en grande partie enveloppé par un étui osseux ; à l'âge
de soixante à soixante-dix ans, il est rare qu'il ne soit pas complétement enveloppé d'un cylindre osseux compacte, et réduit
lui-même à la moitié de son épaisseur ; cet étui, formé d'une
substance beaucoup plus compacte que celle des autres os du
squelette, est assez souvent divisé en deux moitiés, l'une cos-
tale et l'autre sternale.

Les autres cartilages costo-sternaux commencent à s'ossifier suivant le même mode. Vers l'âge de quarante ans, l'ossification extérieure commence par la face antérieure et par
les bords, soit aux extrémités, soit sur divers points de la longueur.

Elle a manifestement son siége entre le périchondre et
le cartilage. Elle est d'abord sous la forme de plaques irrégu-
lières et disséminées. Les plaques, ordinairement très-com-
pactes, s'étendent et se confondent, et dans les vieillards elles
forment des étuis qui n'occupent ordinairement pas toute
la longueur et toute la circonférence du cartilage, et dans
lesquelles on trouve le cartilage plus ou moins aminci, suivant
l'épaississement de l'étui osseux.

L'autre mode d'ossification coïncide avec le premier. Il
consiste dans la formation de divers points osseux dans l'épaisseur des cartilages. Cette ossification intérieure, qui commence
plus tard que la première, ne s'étend jamais beaucoup et ne
donne lieu qu'à la formation de points graniformes plus ou
moins nombreux. C'est sans doute au premier mode d'ossification activée par une excitation traumatique, qu'il faut rapporter le mode de réunion des ruptures des cartilages costaux.

Les cartilages des côtes asternales s'ossifient plus tard et moins complétement que les autres.

Chez la femme, les cartilages costaux ne commencent à s'ossifier qu'à soixante ans environ, et il n'y a presque que les premiers qui éprouvent ce changement, encore ne l'éprouvent-ils pas aussi rapidement et aussi complétement que chez l'homme.

Fig. 8 (pl. XVII) (elle a été réduite de moitié) : G, sternum ; C, L, clavicules ; I, J, points d'ossification du premier cartilage costal ; J, points d'ossification du quatrième cartilage qui s'articule avec le sternum ; K, points d'ossification qui se sont développés à la soudure des cartilages costaux entre eux.

APPENDICE.

CHAPITRE PREMIER.

ARTICULATIONS TRANSITOIRES.

Les pièces osseuses d'un même os, et surtout celles qui doivent rester longtemps séparées, comme les trois pièces de l'os iliaque, les os du sternum, etc., sont non-seulement enchâssées dans le cartilage qu'elles envahissent, mais encore unies entre elles par de véritables ligaments.

Clopton Havers (1), examinant les propriétés du périoste, reconnut que les épiphyses sont unies aux diaphyses par un périoste épaissi :

« Periosteum etiam aliquem præstat in conjungendis ossibus,
» eorumque epiphysibus, quamdiu nempe substantia epiphy-
» sium, est cartilaginosa nec minus in conjungendis iis, quæ
» per suturas. »

Rhuysch (2) prétendit même que le périoste seul maintenait les épiphyses :

« Epiphysis ablato vel exeso periosteo sponte cadant. »

MM. Rognetta (3) et Guérétin (4) ont montré également que le périoste jouait un rôle très-important dans l'union de l'épiphyse à la diaphyse.

A notre point de vue, toutes les fois que les pièces d'un même os restent quelque temps sans se souder, on a une véritable articulation avec ses faisceaux ligamenteux, épais, nacrés, très-résistants.

(1) *Osteologia nova*, p. 32.
(2) Dans Platner, *Dissertatio de epiphysibus*, p. 19.
(3) *Mémoire sur la divulsion des épiphyses* (*Gazette médicale*, 1834).
(4) *Recherches sur le décollement des épiphyses* (*Presse médicale*, 1837).

Les auteurs que nous avons cités considèrent les moyens d'union des articulations transitoires comme étant surtout le périoste.

Pour nous, ce qui résulte d'observations attentives, il y a autre chose que le périoste. Tandis que celui-ci représente une membrane à peu près uniforme, les moyens d'union dont nous parlons, indépendamment de leur épaisseur relativement considérable, sont disposés en faisceaux, se portant toujours d'un point d'ossification à l'autre.

Ce fait est surtout très-marqué là où il se réunit plusieurs pièces osseuses (cavité cotyloïde), et si cette disposition fasciculée n'a pas été bien vue, cela tient à ce que l'on a souvent confondu les ligaments des articulations transitoires avec les ligaments des articulations permanentes.

Comme exemple, nous allons examiner successivement les moyens d'union des deux pièces du maxillaire inférieur, des pièces du sternum, de l'omoplate et de l'os iliaque.

§ I. — Maxillaire inférieur.

Enfant de six mois après la naissance.

Surfaces en contact. — De la part de chaque branche, deux facettes à peu près ovalaires, légèrement concaves vers le milieu et convexes sur les bords.

Moyens d'union. — Un ligament antérieur lâche, qui recouvre la saillie de la symphyse et s'insère à son pourtour tout en étant dépendant du périoste voisin ; un ligament inférieur épais ; supérieurement, la gencive et surtout le tissu fibreux sous-gingival, qui se prolonge en arrière et en bas presque jusqu'à moitié de la face postérieure du maxillaire.

Le principal moyen d'union est un véritable ligament interosseux, épais, verticalement placé entre les deux surfaces en contact, auxquelles il adhère fortement et auxquelles il permet de légers glissements, il est plus épais en avant qu'en arrière, il dépasse inférieurement les surfaces en contact et s'étale sur les branches du maxillaire.

Sur des sujets adultes, la symphyse est disparue, mais le tissu ligamenteux persiste surtout en avant, où la réunion a été plus tardive.

§ II. — Sternum.

Les articulations des pièces du sternum, en raison de la multiplicité et de la disposition des points d'ossification, sont variables et très-nombreuses.

Moyens d'union. — Ce sont un ligament antérieur et un ligament postérieur.

L'antérieur est d'abord difficile à apercevoir, ce n'est que quand on a enlevé les fibres ligamenteuses des articulations chondro-sternales qu'on aperçoit des fibres propres, dont la plupart ont une direction verticale : ce sont les plus superficielles ; d'autres affectent différentes directions déterminées par la position des pièces qu'elles sont destinées à réunir. Il y a donc des fibres communes et des fibres propres. Le ligament commun est une bandelette fibreuse s'étendant de la première articulation à la dernière, recouvrant les articulations longitudinales et s'élargissant pour recouvrir les articulations transversales. Des fibres moins épaisses continuent ce ligament sur l'appendice xiphoïde, et lorsque celui-ci est bifurqué, elles donnent naissance à un ligament interosseux.

A la face postérieure, nous trouvons une bandelette longitudinale, qui occupe toute la face postérieure du sternum. Cette bande est composée de fibres bien distinctes. On peut la séparer en plusieurs couches formées de fibres d'autant plus longues qu'elles sont plus superficielles. Les fibres les plus profondes ont des directions très-variables comme pour la face antérieure.

La première pièce du sternum s'unit avec la seconde par un

mode d'articulation ordinairement permanente , articulation sur laquelle plusieurs observateurs avaient déjà appelé l'attention, mais que M. Maisonneuve (1) a étudiée avec beaucoup de soin.

Cette articulation , relativement aux articulations permanentes, se rapproche beaucoup des symphyses ; elle établit une transition entre les articulations permanentes et celles dont nous nous occupons en ce moment.

En avant, l'union s'établit par un ligament propre très-épais qui de la première pièce se porte à la seconde ; un certain nombre de ces fibres constitue l'origine du ligament commun antérieur.

Postérieurement, cette union est surtout établie par le ligament commun.

L'articulation de l'appendice xiphoïde avec le corps reste plus longtemps que les articulations moyennes, mais elle disparaît plus vite que celle de la première pièce.

§ III. — Omoplate.

Pour bien comprendre les articulations transitoires de l'omoplate, il faut la considérer comme composée de trois os transitoires : acromion, caracoïde et écaille.

Du bourrelet glénoïdien se détachent des fibres rayonnantes qui se portent, en divergeant, vers l'écaille, vers l'apophyse coracoïde et la base de l'acromion. Toute la surface de l'apophyse coracoïde est enveloppée d'une épaisse couche de tissu fibreux qui, 1° en dedans, s'étale, en rayonnant, dans la fosse sousscapulaire. Les fibres les plus antérieures se perdent successivement dans le bourrelet, et les postérieures vont jusqu'au bord supérieur de l'écaille pour former, comme nous l'indiquerons bientôt, une partie du ligament coracoïdien. 2° En dehors, les fibres moyennes se portent vers la base de l'acromion, les

____

(1) *Annales de l'anatomie et de la physiologie pathologiques.* Paris, 1843.

postérieures jusque vers le bord supérieur de l'omoplate et s'a-
dossent au niveau de l'échancrure coracoïdienne avec les fibres
antérieures, et forment ainsi le ligament coracoïdien percé
pour l'artère ; les antérieures atteignent le bourrelet glénoïdien,
quelques-unes vont même jusqu'à la fosse sous-épineuse. Nous
venons de voir comment les fibres les plus postérieures forment
le ligament coracoïdien en s'adossant ; les fibres les plus antérieures, au point de réunion de celles qui s'étalent sur les faces
externes et internes, forment ordinairement une petite arcade
fibreuse qui de la voûte coracoïdienne se porte sur le bourrelet
glénoïdien.

L'acromion est uni à l'apophyse coracoïde par un ligament
acromio-coracoïdien très-fort, décrit par tous les auteurs à l'occasion des articulations permanentes, et qui est plutôt un ligament d'articulation transitoire.

L'épiphyse acromiale se réunit au corps par des fibres ligamenteuses supérieures et inférieures, très-fortes, que l'on a
confondues à tort avec les ligaments acromio-claviculaires.

§ IV. — Os iliaque.

L'os iliaque présente au plus haut degré de développement
les ligaments transitoires.

Articulation ilio-pubienne. — Comme moyen d'union, nous
avons ici une véritable capsule fibreuse qui présente sur divers
points des faisceaux de renforcement. Cette capsule fibreuse,
née de toute la circonférence de la branche horizontale du pubis,
s'épanouit en une sorte de cône creux par lequel elle embrasse
l'articulation ; elle envoie des fibres en haut et en dedans, qui
vont en rayonnant depuis l'épine iliaque antéro-supérieure jusqu'à l'épine ischiatique : les unes s'étalent en gerbe fibreuse
sur toute la fosse iliaque interne ; les autres s'étalent sur la face
interne, au-dessous du détroit supérieur, et vont s'entrecroiser
avec les fibres qui proviennent de la symphyse sacro-iliaque.

Les fibres inférieures naissent de la partie la plus interne du trou sous-pubien, constituent là un fort ligament qui tapisse toute la surface de la gouttière sous-pubienne et vient également s'épanouir sur la partie la plus élevée de l'ischion. Les fibres les plus externes se confondent avec les supérieures et vont se porter à la partie la plus interne de la cavité cotyloïde en formant une partie du bourrelet cotyloïdien. Cette capsule présente, indépendamment des fibres décrites supérieurement, trois renforcements : le premier est un gros faisceau ligamenteux qui longe le bord supérieur du pubis ; — le deuxième, qui est antérieur, se porte de l'épine pubienne au bourrelet cotyloïdien ; — enfin le troisième faisceau va de la face postérieure du pubis jusqu'au delà de l'éminence ilio-pectinée.

Articulation ischio-pubienne. — Les moyens d'union sont représentés ici par une bande fibreuse qui entoure la branche pubienne et la branche ischiatique, surtout en avant et en dedans.

Articulation ilio-ischiatique. — Elle présente trois ligaments propres : l'un, très-fort, s'étend de la partie la plus élevée de la grande échancrure sciatique à l'épine du même nom ; — les deux autres n'ont jamais été décrits séparément ; on les a toujours considérés comme des dépendances du bourrelet cotyloïdien. L'antérieur est un faisceau fibreux qui prend son origine en haut, à la partie inférieure de l'os ilion ; l'autre n'est que le très-fort prolongement antérieur de la capsule fibreuse ilio-pubienne ; il vient s'insérer à un tubercule de l'arrière-fond de la cavité cotyloïde ; enfin, quelques fibres profondes se confondent avec les fibres inférieures de la capsule ilio-pubienne. Le postérieur, né du bourrelet cotyloïdien, en haut et en arrière, se porte jusqu'à la grande tubérosité de l'ischion, en tapissant, sous forme de bandelette nacrée, la coulisse dans laquelle glisse le tendon de l'obturateur interne.

Ligament sous-pubien. — Nous avons vu que les lames fibreuses précédemment décrites se prolongent surtout sur les faces antérieure et postérieure des os pubis et ischion. Ces lames sont séparées par toute l'épaisseur de l'os, et là où il n'y a pas d'os, elles se confondent en une membrane fibreuse qui constitue le ligament sous-pubien.

Nous aurions pu décrire une infinité d'autres ligaments d'articulations transitoires ; nous nous sommes contenté de signaler les principaux.

Formulons, en terminant, les propositions suivantes :

1° Les différentes pièces qui résultent des points osseux primitifs ou complémentaires, avant de se souder, forment des articulations transitoires dont les moyens d'union sont de véritables ligaments.

2° Pendant leur état cartilagineux et tant que le cartilage est essentiellement prédominant, les ligaments des articulations transitoires ne sont point développés, ou commencent seulement à se développer.

3° Après la soudure des pièces, les ligaments persistent et s'accroissent notablement, même dans l'âge le plus avancé.

4° Toutes les articulations permanentes, quelle que soit leur variété, trouvent leurs représentants rudimentaires dans les articulations transitoires.

5° Au voisinage des échancrures, se détachent de ces faisceaux ligamenteux de nombreuses fibres qui les convertissent en trous ou en canaux.

6° Les ligaments de ces articulations transitoires sont d'autant plus prononcés que les pièces qui concourent à la formation du même os restent plus longtemps séparées.

CHAPITRE II.

ANOMALIES.

Dans tout ce qui précède, nous avons exposé le développement du squelette dans son état le plus normal ; mais, comme dans nos nombreuses recherches, nous avons souvent rencontré des développements qui s'écartaient de la règle, nous avons cru, pour tirer parti de ces observations, devoir donner quelques considérations sur les anomalies.

Les lois qui président au développement du squelette, entravées dans leur marche, peuvent pécher par excès ou par défaut.

Nous avons cherché à déterminer dans quel sens la nature formatrice avait été détournée de sa marche régulière.

§ I. — Colonne vertébrale.

Nous ne signalerons comme arrêt de développement du squelette de la colonne que le spina bifida.

Toute cause qui maintient écartées les plaques carrées quand elles se dirigent en arrière pour former le canal vertébral produit le spina bifida. Telles sont les hernies, l'absence de la moelle, la présence d'une collection de liquide dans les enveloppes.

Dans certains cas, la non-ossification d'une partie de l'arc latéral produit également une sorte de spina bifida ; mais, dans ce cas, les deux arcs latéraux rudimentaires sont unis par un ligament.

La division des corps vertébraux est très-rare, on la rencontre exclusivement aux extrémités de la colonne ; elle est produite par un déplacement des granules ou par une cause mécanique.

§ II. — Crâne.

Les plus fréquentes anomalies qu'on rencontre dans le crâne sont : 1° persistance de la suture interfrontale ; 2° permanence des fontanelles. (La plus commune est la fronto-pariétale.) Ces anomalies sont dues à des arrêts dans la marche de l'ossification.

Dans les cas de hernies de l'encéphale ou d'absence d'encéphale, le crâne est largement ouvert dans le sens des sutures de sa voûte. Les os de celles-ci se sont écartés pour livrer passage à l'organe hernié, ou bien la voûte est complétement absente.

On sait que la voûte du crâne se développe, d'une façon analogue aux arcs des vertèbres, par des lames qui naissent d'abord sur les côtés de la base et vont se rejoindre au-dessus de l'encéphale en se moulant sur lui.

Si l'encéphale est, par une action quelconque, dévié de sa position, il fait obstacle à la réunion des lames crâniennes, qui restent ainsi à distance.

Dans les cas d'absence d'encéphale, les os existent tous, mais à l'état rudimentaire et déjetés latéralement.

On trouve la persistance des deux pièces principales de l'écaille de l'occipital ;

L'écaille du temporal ramassée sur elle-même.

Comme excès de développement de l'ossification, nous signalerons la présence des os wormiens. Nous considérons, en effet, les os wormiens comme dus à un excès de développement, parce que, dans l'état normal, l'activité formatrice se renferme dans un seul centre d'ossification, tandis que pour les produire elle agit sur deux ou plusieurs points.

§ III. — Face.

On trouve une seule cavité orbitaire, quand le bourgeon médian, qui descend de la voûte du crâne pour séparer les orbites, s'est arrêté dans son développement. Dans ce cas, les os propres du nez n'occupent point leur place habituelle.

Aux maxillaires, on rencontre la persistance de la fente qui sépare la pièce incisive de la faciale et de la palatine (bec-de-lièvre compliqué) ; quelquefois, comme conséquence, atrophie de la voûte palatine, du cartilage de la cloison et du vomer.

On rencontre aussi les pièces incisives articulées entre elles portées en avant, et le reste des maxillaires restant en arrière ; disposition qui existe normalement chez certains poissons.

Il suffit de se rappeler ce que nous avons dit au sujet de l'ossification du maxillaire supérieur pour comprendre ces altérations de développement.

§ IV. — Thorax.

Citons les trous et les fentes du sternum.

Supposez que, dans les cas où le corps du sternum s'ossifie par des points symétriquement placés de chaque côté de la ligne médiane (fig. 12, pl. XVI), il y ait un arrêt de développement qui empêche la soudure des points ; on pourra avoir alors sur le corps sternal une fente ou un trou.

L'absence d'une ou plusieurs côtes est due à l'arrêt de développement du tubercule costiforme. Comme excès de développement, nous citerons les côtes supplémentaires dues à une hypertrophie des granules costiformes des vertèbres avec non-soudure de ces points.

§ V. — Membres.

Arrêts de développement. — On sait que, dans les membres, le développement commence par la main et le pied successivement jusqu'à la racine du membre. Il peut y avoir des arrêts de développement dans les différents stades : ou il n'y aura que la main ou le pied se détachant directement du tronc, ou la main et le pied appendus à l'aide de l'avant-bras et de la jambe. Un autre arrêt de développement consiste dans un volume proportionnellement moindre de ces parties.

Excès de développement. — Dans la palette qui doit donner la main (voy. pl. I, fig. 15 et 16, *e e' e''*), les doigts sont précédés par la formation d'une anse vasculaire.

Chaque anse vasculaire étant formée par le concours de deux artères, il peut se faire que chacune d'elles reste isolée au lieu de s'unir à sa congénère ; cet isolement produira un excès de segmentation, et, au lieu d'un vrai doigt, on aura deux rudiments de doigts (voyez les fig. 7 et 8, pl. XXVIII).

Quant à la soudure ou à la fusion des parties qui doivent être séparées, que ce soient deux membres ou deux individus qui soient soudés ou fusionnés suivant divers points de leur surface, nous pensons, avec M. Coste, que toutes les fois que deux êtres, ou deux parties d'un même être, se développent dans un sens tel, que les points de l'un tendent à occuper les mêmes points de l'espace que les points de l'autre, il doit y avoir nécessairement fusion, ou simplement soudure, suivant le nombre de points communs des deux parties.

Pour nous, deux fœtus, dont les squelettes sont soudés ou fusionnés suivant certains points, auraient fourni deux êtres distincts, s'ils n'avaient pas, en se développant, dû occuper les mêmes points de l'espace.

Nous ne pouvons admettre que ce sont les deux moitiés d'un même fœtus qui se sont mal soudées et se sont trop développées. Nous ne pouvons admettre que la nature ne soit jamais plus parfaite que quand elle s'arrête dans sa marche ; qu'un tout soit formé de deux parties qui, quand elles sont entravées dans leur développement, sont aussi parfaites dans bien des points que le tout lui-même.

Nous avons fait représenter un fœtus qui réunissait, sinon toutes les anomalies que nous avons décrites, au moins un assez grand nombre d'entre elles. Il offrait même de l'intérêt à un autre point de vue que celui du squelette.

Voici son observation :

La planche XXVII représente (fig. 1 et 2) un fœtus d'environ sept mois. Longueur totale, 32 centimètres.

La tête n'offre, à l'extérieur, rien de particulier.

Le cou et les bras sont également normaux.

CRANE.

Diamètre antéro-postérieur......................	9 centim.
Diamètre vertical postérieur.....................	9c,5

TRONC.

Longueur du tronc, de la septième vertèbre cervicale à la symphyse du pubis.....................	11 centim.

Examiné par sa face antérieure, le tronc nous présente une différence dans les deux épaules. L'épaule droite est plus élevée que l'épaule gauche. Au lieu de se trouver sur la même ligne horizontale, elles ont une obliquité inclinée à gauche. Au-dessous, le thorax est porté plus à gauche qu'à droite. La pointe du sternum est déviée à gauche. Plus bas, on ne trouve aucune trace de cordon ombilical. En descendant, suivant la ligne médiane, on ne rencontre aucune trace d'organes génitaux. Latéralement, à droite, vers le tiers inférieur du tronc, est une vaste poche B. D'abord rétrécie à son origine, elle se continue visiblement avec la peau de l'abdomen par sa coloration et son épaisseur ; bientôt elle s'élargit au point d'acquérir 11 centimètres de diamètre transversal. A 1 centimètre de l'abdomen, elle change de coloration, et se transforme en une membrane mince, transparente, éminemment séreuse.

Cette poche continue de s'évaser, arrive enfin sur la face libre du placenta où elle est accolée.

Sur la figure, on a retranché la partie de la poche qui tenait au placenta.

Si l'on soulève le tablier séreux qui constitue la paroi antérieure de la poche, on trouve une vaste cavité divisée en deux cavités secondaires, une externe, la plus vaste, une interne, moins vaste.

L'interne présente l'aspect d'une vulve de femme adulte.

C'est un vrai *cloaque !*

Nous trouvons, sur la ligne médiane, la partie supérieure d'un bourrelet, qui est la commissure des grandes lèvres. Au-dessous, séparé par un intervalle d'un centimètre, un tubercule *a*, très-volumineux proportionnellement; c'est le clitoris. Immédiatement au-dessous, un pertuis de 5 millimètres; c'est le méat urinaire, qui là est un trou borgne. Plus bas, un espace de 2 centimètres, lisse, qui le sépare d'une ouverture très-large *c* ; cette ouverture est le vagin. Enfin, vers la partie inférieure de celui-ci, un pertuis *b*, de 5 millimètres, l'anus.

Sur les parties latérales, les grandes lèvres, contenant un bulbe; en dedans, les petites lèvres, à l'état rudimentaire; les corps caverneux du clitoris à découvert.

Enfin, dans la grande poche, l'intestin grêle adhère, par des replis mésentériques, à la face intérieure de la poche et vient se terminer à la partie inférieure du cloaque dans son large espace, qui n'est autre qu'un gros intestin dont la partie rectale non cloisonnée, en avant, est ouverte dans le vagin.

En outre, cette poche contient l'estomac, la rate et un foie volumineux *d*, attaché à la partie antérieure de la poche par son ligament suspenseur.

Le diaphragme les sépare du thorax. Dans l'abdomen on trouve encore les reins. Les deux uretères se dilatent au point où il devrait y avoir une vessie et se terminent chacun en un cul-de-sac ne communiquant pas avec son congénère. Ce qui devrait représenter l'utérus, la vessie, l'urèthre, est une masse fibro-cellulaire qu'on peut facilement avec le doigt séparer en deux couches : 1° l'une étant une vessie oblitérée ; 2° l'autre, les organes génitaux internes.

Du côté droit, on ne trouve pas même un vestige de membre inférieur ; là, rien qui fasse sentir l'os iliaque. A gauche, on sent un os iliaque qui paraît bien conformé ; au-dessous, un membre inférieur, qui a une longueur de 11^c,5, y compris le pied. Ce membre inférieur nous offre une cuisse, une jambe et un pied.

La face antérieure de la cuisse, du genou et de la jambe regarde en dehors. Il en est de même de la face supérieure du pied.

Ce membre, sur sa face antérieure, devenue externe, porte une dépression longitudinale, qui le sépare en deux moitiés latérales, elle est très-marquée au niveau du genou. Elle disparaît insensiblement vers la partie inférieure de la jambe ; il n'y en a plus de trace au tarse.

Les doigts sont groupés en trois faisceaux, dont deux sont bifides.

Le premier faisceau f est entièrement libre et isolé, il prend naissance sur le tarse, et s'élève sous forme d'un Y, au-dessus de la fente qui sépare le pouce des deux derniers métatarsiens, qui sont dans l'état normal.

Vu en arrière, ce fœtus nous offre une ligne médiane déviée à gauche, l'épaule droite remontée et formant une saillie. Vers le milieu du dos, on trouve l'origine d'une vaste poche A, qui se porte du côté gauche, où elle déborde considérablement le tronc ; son aspect est celui d'une tumeur bilobée ayant une forme arrondie. Un liquide séro-sanguinolent qu'on voyait par transparence remplissait cette poche.

La surface intérieure de la poche était veloutée et avait un aspect muqueux. Elle offrait deux ouvertures, l'une vers son bord gauche, et l'autre à son extrémité supérieure. Ces deux ouvertures, séparées par un repli saillant, communiquaient avec l'intérieur du canal rachidien. La moelle épinière, à cet endroit, manquait complétement. Sa coloration est celle de la peau qui la revêt entièrement, elle se continue avec les téguments du dos, des lombes du côté gauche, de la fesse gauche et du membre inférieur de ce côté. Cette poche offre des plis et des enfoncements superficiels.

§ VI. — Squelette.

Le crâne a des fontanelles, *p*, très-larges, qui se prolongent entre les différents os.

A la face, on voit encore la suture *a*, qui sépare la pièce malaire de la faciale et de l'incisive.

La colonne vertébrale est fortement courbée, présentant une convexité à droite et une concavité à gauche. Elle a subi un mouvement de torsion sur son axe dans sa portion thoracique ; torsion telle, que la face antérieure du tronc s'est portée fortement à gauche.

La cavité thoracique a été entraînée dans ce sens, et les côtes droites sont presque rectilignes, sans angle antérieur, tandis que le postérieur est très-prononcé ; les côtes gauches présentent une courbure très-forte à l'angle antérieur, tandis qu'elles se sont redressées fortement au niveau de l'angle postérieur.

La courbure de la colonne vertébrale, qui, au niveau du thorax, présentait encore un quart de circonférence, a atteint, au niveau du bassin, une demi-circonférence. De plus, le sacrum et le coccyx ont glissé au-devant du bassin, de telle sorte que le sommet du coccyx se trouve correspondre à la partie supérieure de la symphyse pubienne.

La colonne vertébrale est ouverte en arrière, V (spina bifida), dans toute l'étendue de la région lombo-sacrée.

Les vertèbres supérieures du spina bifida sont réunies par l'extrémité postérieure de leurs lames.

Les os ilions C C sont verticaux, l'ischion et le pubis sont rapprochés au point d'effacer entièrement le trou ovale. La symphyse a une dimension verticale très-grande.

La tête du fémur est régulière, le col presque nul ; la cavité cotyloïde effacée, avec luxation iliaque complète ; par suite, rotation du membre inférieur telle, qu'il a décrit une demi-circonférence, de manière à ramener chaque péroné en dedans et à porter les genoux directement en arrière ; *rr*, rotule.

Les péronés G sont soudés suivant une ligne *g*.

Les deux pieds sont confondus par leur plan externe et leur face dorsale. La masse qui en résulte présente trois fragments, au bout desquels on voit cinq doigts, *j*, *j*, *k*, *l*, *l*. Les deux premiers sont rudimentaires, sans métatarsien et soudés par leur première phalange. Les deux derniers ont une sorte de métatarsien *m*.

Le tarse *n* ne peut être comparé à rien de normal.

Ajoutons que le périoste était très-mince et les os très-petits.

Les vertèbres qui composent le spina bifida sont d'autant plus ouvertes, et leurs points d'ossification d'autant plus rudimentaires, que leur position est plus inférieure.

Fig. 3. — Les points d'ossification des lames, quoique rudimentaires, sont cependant tous présents ; il en est de même pour la figure 4.

Sur la figure 5, du côté droit, les deux points latéraux antérieurs et postérieurs, *q*, *s* ne sont point encore totalement soudés. De l'autre côté, le point latéral antérieur *s* existe seul, les points transversaires manquent des deux côtés.

Fig. 6. — Sacrum. Les points du corps sont déviés de leur position normale. Les points osseux des parties latérales se sont soudés bien avant leur époque normale.

Quant aux causes de la réunion des membres inférieurs, on ne peut donner que des conjectures. Cependant on remarquera que les os iliaques portent les traces d'une compression même très-forte ; cette compression, qui a eu lieu probablement vers leur partie moyenne, a produit la fusion des bran-

ches de l'ischion et du pubis ; déjeté en arrière les os ilions ;
fait glisser en avant le sacrum, que le spina bifida avait privé
d'une grande partie de ses lames postérieures ; chassé de leur
cavité les fémurs et produit pour ceux-ci une luxation iliaque
complète. Or, cette luxation porte les bords externes en dedans, amène les péronés en contact, superpose les pieds et,
par conséquent, porte les péronés dans les mêmes points de
l'espace, suivant leurs bords contigus et, par suite, les force,
ainsi que les pieds qui sont superposés, à se fusionner et à
s'entraver mutuellement, en occupant dans leur développement les mêmes points de l'espace.

FIN.

www.ingramcontent.com/pod-product-compliance
Lightning Source LLC
LaVergne TN
LVHW021945030726
842523LV00001B/287